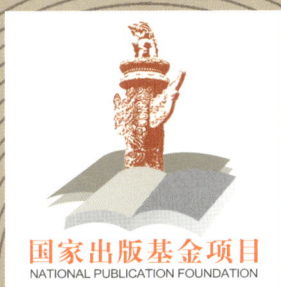

国家出版基金项目

NATIONAL PUBLICATION FOUNDATION

"十三五"国家重点出版物出版规划项目

当代三秦中医魂

——长安医学研究

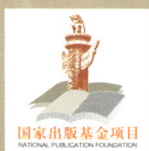

国家出版基金项目
NATIONAL PUBLICATION FOUNDATION

"十三五"国家重点出版物出版规划项目

当代三秦中医魂——长安医学研究

总主编 周永学

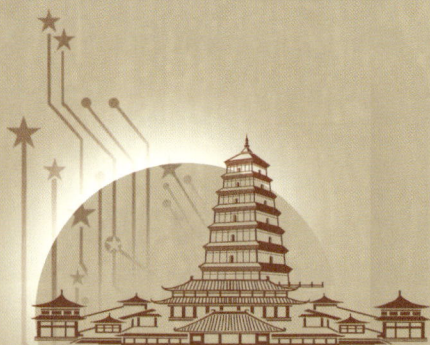

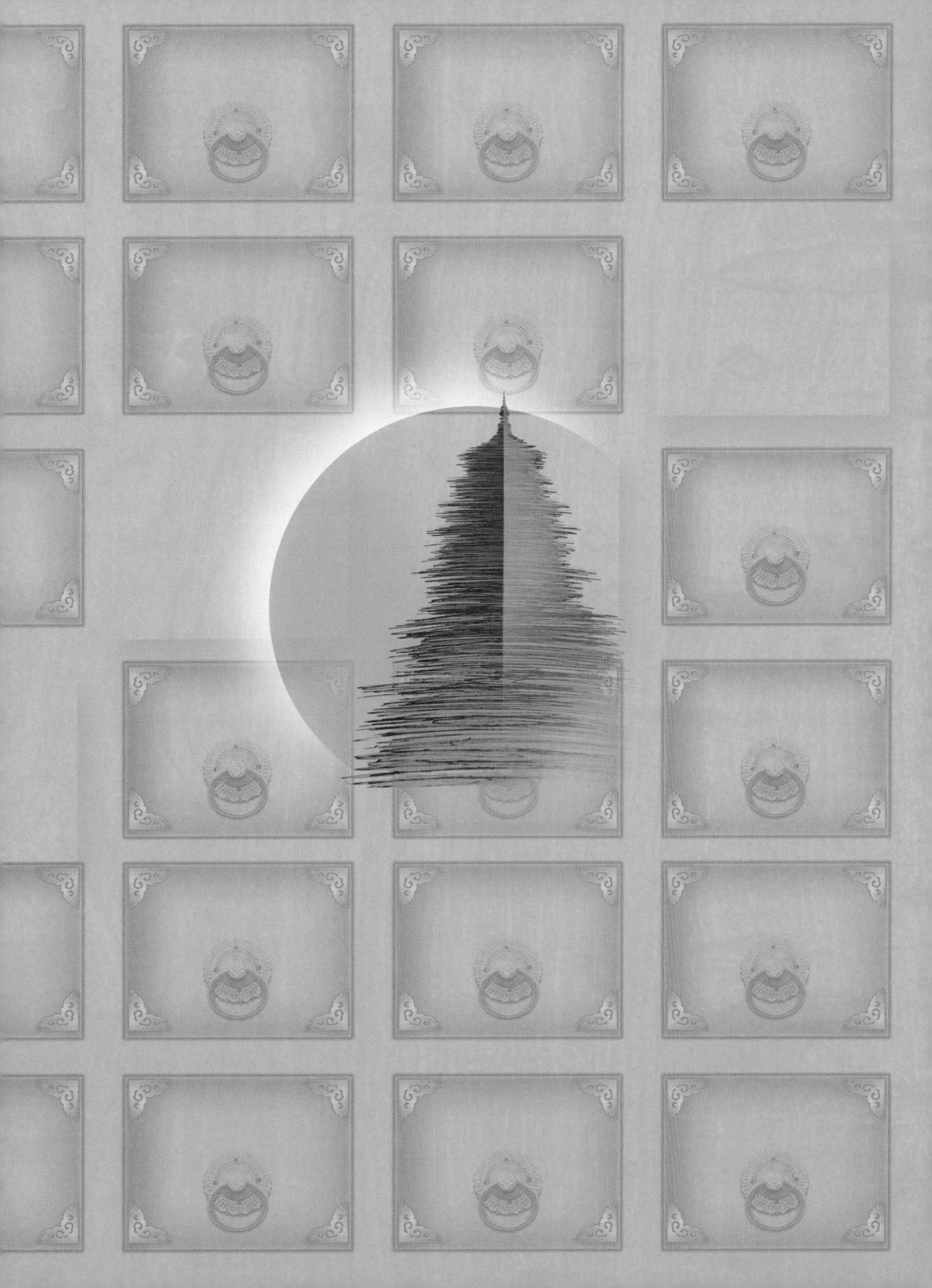

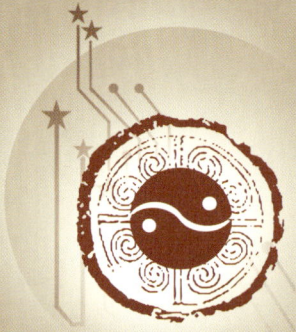

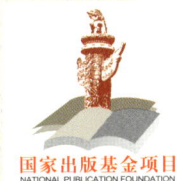

"十三五"
国家重点
出版物出版
规划项目

国家出版基金项目
NATIONAL PUBLICATION FOUNDATION

当代三秦中医魂——长安医学研究

总主编 周永学

长安醫學·

方技拾遗卷

主编 袁瑞华 王海芳

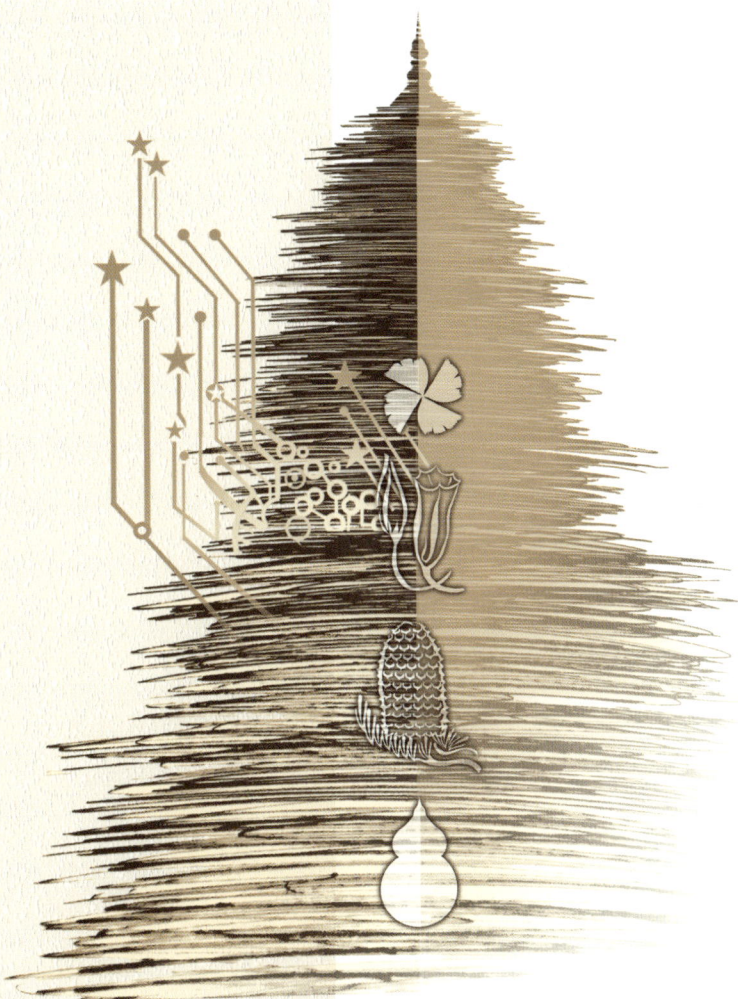

西安交通大学出版社
XI'AN JIAOTONG UNIVERSITY PRESS

图书在版编目(CIP)数据

长安医学.方技拾遗卷/袁瑞华,王海芳主编. --
西安:西安交通大学出版社,2024.6
　(当代三秦中医魂:长安医学研究)
　ISBN 978 - 7 - 5693 - 3315 - 2

　Ⅰ.①长… Ⅱ.①袁… ②王… Ⅲ.①中国医药学-
文集 Ⅳ.①R2 - 53

　中国国家版本馆 CIP 数据核字(2023)第 119737 号

CHANG'AN YIXUE · FANGJI SHIYI JUAN

书　　名	长安医学·方技拾遗卷
主　　编	袁瑞华　王海芳
责任编辑	秦金霞
责任校对	郭泉泉
责任印制	张春荣　刘　攀
装帧设计	程文卫　伍　胜

出版发行	西安交通大学出版社
	(西安市兴庆南路 1 号　邮政编码 710048)
网　　址	http://www.xjtupress.com
电　　话	(029)82668357　82667874(市场营销中心)
	(029)82668315(总编办)
传　　真	(029)82668280
印　　刷	中煤地西安地图制印有限公司

开　　本	889mm×1194mm　1/16　印张 21.5　字数 441 千字
版次印次	2024 年 6 月第 1 版　2024 年 6 月第 1 次印刷
书　　号	ISBN 978 - 7 - 5693 - 3315 - 2
定　　价	328.00 元

如发现印装质量问题,请与本社市场营销中心联系。
订购热线:(029)82665248　(029)82667874
投稿热线:(029)82668805

当代三秦中医魂——长安医学研究

丛书专家委员会

当代三秦中医魂——长安医学研究

丛书编撰委员会

总　主　编　周永学

编委会委员　（按姓氏笔画排序）

王　妮　　王　薇　　王宏才　　王郁金

王相东　　王海芳　　方东明　　朱媛媛

闫曙光　　孙宜孔　　苏　礼　　李耀辉

杨新杰　　辛智科　　宋小妹　　宋虎杰

张雨曲　　张晋冀　　张登本　　周小燕

周永学　　周梦菲　　赵　锋　　赵仁龙

袁瑞华　　康兴军　　梁宗锁　　焦振廉

《长安医学·方技拾遗卷》
编委会

主　　编　袁瑞华　王海芳

副主编　赵　锋　宋虎杰　李耀辉　张晋冀

编　　者　（按姓氏笔画排序）

于红林	马凤婷	马怀云	马建民	马绪斌　王　帅
王　杰	王　健	王　跃	王　琳	王东友　王加强
王圣德	王素文	王夏茵	王爱侠	王悦彤　毛水龙
卢芬萍	史　文	付小英	白健康	白新爱　冯　勇
兰　琛	兰　璞	权西仓	成含义	成　雅　成俊青
师小亚	朱　龙	朱　琳	朱梦龙	乔　燕　华　有
刘　松	刘海运	闫天房	闫醒刚	许　东　许德全
孙文军	严育斌	杜晓刚	李　永	李小旭　李元昌
李心吾	李全科	李建国	李居田	李俊龙　李福善
李德应	杨　蕾	杨洪波	杨晓希	肖　勤　肖学忠
肖朝磊	何　汇	何　锐	何春霞	何养宁　何富强
余平利	余亚兰	邸　寅	邹梅梅	沈保强　宋　毅
张　宇	张　玲	张文焕	张全锋	张志旭　张欣宇
陈　鑫	陈云山	陈贵斌	邵笠达	范增慧　岳宝森
周　岩	周宏波	郑光明	孟彦荣	赵　伦　赵月静
赵红军	赵建证	赵建茂	赵保元	郝　轩　胡天喜

胡军峰　段雨苇　姜吉安　姜朝霞　姚君锋　骆正德

党江华　倪沛瑶　高　原　高小龙　高海朝　郭　成

唐远福　剧嘉欣　职　媛　曹　宇　常　冰　康雅隆

梁　健　董国婵　董崇孝　韩世荣　程草草　童太平

雷菲菲　翟文炜　潘　超　霍涌波　穆可丰　穆　毅

魏少奔　魏苏雄

当代三秦中医魂——长安医学研究

丛书编辑委员会

总　策　划　刘夏丽

策划编辑　李　晶　秦金霞　张沛烨

丛书编辑　李　晶　秦金霞　张沛烨　赵文娟

　　　　　郭泉泉　张永利　张家源　肖　眉

序一

　　长安是中国历史上建都朝代最多、建都时间最长、影响力最大的都城,是举世闻名的世界四大文明古都之一。"九天阊阖开宫殿,万国衣冠拜冕旒",长安在其发展的鼎盛时期成为世界中心,吸引了大批的外国使节与朝拜者的到来。"一座城市的历史就是一个民族的历史",长安这座中国历史文化的首善之都,以世代传承的雍容儒雅、满腹经纶、博学智慧、大气恢宏成为中国历史的底片、中国文化的名片和中国精神的芯片。

　　周、秦、汉、隋、唐等13个王朝建都长安,一千多年的中国古代政治、经济、文化中心,使之成为中医药的重要发祥地。在这里,名医云集,名著荟萃,以《神农本草经》为典籍的中药学,以《黄帝内经》为根本的中医基础理论,以《千金方》《外台秘要》为框架的中医临床医学,以《针灸甲乙经》为鼻祖的针灸学无不诞生于此,长安医家通过长安名著创造了惠及千秋万代的中医药学,成为全人类宝贵的文化和医学财富。

　　长安医学是陕西省中医药的文化品牌,是陕西省的重要地理文化标识。深入开展长安医学的研究,是陕西建设中医药强省工作的组成部分,也是陕西中医药事业科学发展与中医药文化建设的重要内容之一。为了更好地总结陕西医学特色,梳理经典名方,发挥陕西丰富的药物资源优势,彰显中医药在疾病治疗中的优势,以周永学教授为总主编的编写团队,从长安医学起源与发展、长安医学传承与创新、长安医学学术流派、长安医学方技拾遗、陕西中草药5个方面将其汇集编著成册。通过这次全面、系统地继承历代各家学术理论、流派及学说,不但梳理出长安医学的发展脉络,弘扬了古代中医药先贤和现代名老中医专家学术思想与临床诊疗经验,而且挖掘出了许多疗效确切的民间诊疗技术和方药,摸清了长安医学的"家底",丰富并发展了中医药学理论体系,推进了中医药科学文化的传承弘扬和创新发展。

长安医学是身居长安的医家创造的医学学术体系,是中医药学的根脉,深入挖掘、研究整理长安医学,对深刻揭示中医药学的起源、发展有着不可替代的重要作用;大力弘扬、传承发展长安医学,对建设"健康陕西"、保障人民生命健康有着不可估量的重要意义。长安医学是先贤医家贡献给人类的宝贵遗产,也是陕西历史文化和医疗保健靓丽的名片。挖掘好、整理好长安医学,是建设文化大省和中医药强省的重要举措,是促进陕西中医药事业长足发展的重要动力。长安医学博大精深,长安医家层出不穷,长安名著汗牛充栋,"当代三秦中医魂——长安医学研究"丛书只是一个重要的开端,希望众多现代长安医家积极参与到长安医学研究整理和传承发展中来,为这项惠及亿万民众的神圣事业贡献力量,让长安医学这颗璀璨的明珠发出更加绚丽的光彩!

细观长安医学之博大精深,感慨中医药学之源远流长,欣然命笔,为之序。

于文明

中华中医药学会会长

国家中医药管理局原局长

2023 年 12 月

序

二

　　每次从西安咸阳国际机场去西安市区，都要经过渭河。我常常思索，这里曾是男女相聚、诗情画意的圣地，也是千军万马拼杀搏斗的战场……流淌了三千多年的渭水是孕育中华文明的摇篮。我曾作诗《观渭河》："浊浊渭水悠悠去，洼洼河滨坑坑畦。遥望苦寻近看疑，君子好逑浪漫地。山高月小风云幻，河淌水漫无踪迹。万般景色留不住，一派文明今古续。"

　　长安作为中华文明的重要发祥地之一，在中医药发展史上留下了浓墨重彩的一笔。从神农尝百草、岐黄论道，到皇甫谧《针灸甲乙经》、孙思邈《千金方》，历代诸多医家在秦地钻研医药、济世救人，著书立说、传育后学，承前启后、继承发扬中医药学。中医药学的形成、发展，很多都与古都长安和三秦大地关系密切。古代许多著名医药学经典著作在这里问世，许多医德高尚、医术精湛、出类拔萃的医学家、药学家或生于斯，或成于斯，或葬于斯，成为秦地长安的骄傲和自豪，也为伟大的祖国医药宝库增添了一颗颗光辉灿烂的明珠，丰富了中医药学的内涵，促进了人类文明的繁荣。因而，俗语称"秦地无闲草，长安多名医"，实可谓：三秦大地，名医荟萃，医籍如山；长安医学，底蕴深厚，源远流长。

　　中医药学是中华民族的伟大创造，在几千年的发展中积累了丰富的防治疾病和健康养生的理论、技术、知识和方法，为促进中华民族繁衍昌盛、维护人民身心健康做出了巨大贡献，对世界文化交流和医学进步产生了积极影响。习近平总书记指出："中医药学凝聚着深邃的哲学智慧和中华民族几千年的健康养生理念及实践经验，是中国古代科学的瑰宝，也是打开中华文明宝库的钥匙。"我们要全面理解习近平总书记讲话的深刻内涵，坚持中医药理论自信、实践自信与学术自信，推进中医药保护、传承与利用，弘扬中华优秀文化，不断丰富发展中医药理论与实践，提高防病治病能力，创新中医药医疗保健服务模式，满足人民不断增长的维护健康与医疗保健的需求。

"当代三秦中医魂——长安医学研究"丛书展示了中医药学在长安的起源与兴盛的历史画卷，全面总结了近现代陕西中医药传承与发展的学术贡献，简要介绍了陕西中医临床学术流派建设的主要成就，收集归纳了三秦各地民间"简便廉验"的内、外治法，重点阐释了陕西的道地药材与特色草药。该丛书内容丰富，资料翔实，充分体现了长安医学博大精深的地方特点，为长安医学流派的传承发展奠定了坚实的基础，是一套集思想性、科学性和资料性于一体的宝贵的中医药文献荟萃。希望陕西中医药工作者继续发扬长安医家的特色，传承弘扬长安医学的理论创新和临床经验，为促进陕西中医药事业发展做出新的贡献。也期盼全国同仁借鉴该丛书的思路和方法，梳理各地区的中医药传承发展脉络，总结区域中医药特色流派，丰富中医药学研究内容，促进学术繁荣发展，为健康中国建设做出更大的贡献。

书将付梓，先睹为快，谨呈上文，以之为序。

张伯礼

中国工程院院士

国医大师

天津中医药大学名誉校长

2023 年 7 月于天津

序

三

岁月如梭,光阴似箭。自1958年我到中国中医科学院从事中国医学史研究,一个甲子转瞬而过。虽年近百岁,但每当回顾我国几千年波澜壮阔的中医药发展史,总是心潮澎湃,难以平静。近日,看到陕西中医药大学周永学教授组织编写的"当代三秦中医魂——长安医学研究"丛书的书稿,深为中医药在陕西的起源、形成和传承发展而震撼!

陕西是中华民族先祖炎帝和黄帝部落兴盛统领的地域,是我国传统文化和中医药学的重要发祥地。历史上先后有周、秦、汉、唐等13个王朝建都于此,当时的长安不仅是我国的政治、经济、文化、科技的中心,也是医药贤士汇聚之地,他们行医于兹、传道于兹,创建并不断丰富了医药学说,留下了大量名垂千秋的医著,形成了相对完善的独具地域特色的医学理论体系。

中医学的基础理论奠基于陕西。轩辕黄帝与医祖岐伯长期活动于陕西,君臣讨论造就了《黄帝内经》这部医学经典,并最终在长安成书问世。《黄帝内经》总结了西汉以前我国医学的经验、方法和思想,对后世医学的发展产生了巨大影响,并将永远璀璨夺目、指人门径。后世在陕医家杨上善、王冰、王履等,又分别对《黄帝内经》进行了深入的整理编次和注释阐发,可以说是《黄帝内经》传承至今的历史功臣。此外,巢元方从病因病机和证候上、杜光庭从脉诊上对中医基础理论进行了补充和发挥,从而使中医学的基础理论更加丰富和完善。

中医学的药学体系创建于陕西。炎帝神农遍尝百草发现药性,《神农本草经》不仅收载了365种药物,还提出了"四气""五味""七情"以及君、臣、佐、使的药学理论,成为临床用药的指导思想。唐朝政府颁布了第一部国家药典《新修本草》,三原县尉陈藏器编撰《本草拾遗》,修订了《新修本草》的遗漏与不足。长安医家孟诜所著的《食疗本草》

被誉为世界上最早的食疗专著。清末医家孙沛撰有《神农本草经注论》，对临证选用药物有较高的参考价值。历经数代不断增益，中药学形成了比较完备的理论体系。

中医临床医学发展于陕西。隋唐时期，伟大的医药学家孙思邈撰写的《备急千金要方》与《千金翼方》，以及唐代著名医家王焘编撰的《外台秘要》，是我国最早的一批临床医学百科全书，影响远及海外。长安医僧蔺道人，撰写了我国第一部骨伤科专著《仙授理伤续断秘方》。明清时期，武之望所著的《济阴纲目》与《济阳纲目》，至今仍被视为中医妇科、男科的权威性著作。陈尧道所撰的《伤寒辨证》，是一部专研伤寒、温病的早期代表作。诸位医家的著书立说，为我国中医临床医学的发展做出了杰出贡献。

中医学的针灸范式成就于陕西。扁鹊曾行医于陕西，所撰《黄帝八十一难经》论述了经络腧穴、奇经八脉、十五络脉、针法宜忌等理论。《黄帝内经》则明确提出了十二经脉的名称和循行路线，论述了各经脉常见病证的诊断与治疗，为中医经络学奠定了重要基础。晋代，关陇士大夫皇甫谧撰著的《针灸甲乙经》是古代针灸学的扛鼎之作。隋唐年间，针灸医家甄权、甄立言绘制《明堂人形图》，后有中国最早的官修《明堂针灸图》及彩色《明堂三人图》。孙思邈的《备急千金要方》《千金翼方》和王焘的《外台秘要》，以及明代杨珣的《针灸集书》也为后世留下了大量珍贵的针灸学文献。

长安医学是发源和兴盛于陕西及其周边的传统医药学术体系，是陕西乃至全国历代医家医疗实践的经验积累和理论总结。长安医学传承到近现代，在陕西这块神奇的土地上得到了很好的发展，涌现出了黄竹斋、景莘农、曹汉三、麻瑞亭、米伯让、郭谦亨、张学文、郭诚杰、杜雨茂、雷忠义、杨震等一大批著名医家，他们在传承、创新和发展长安医学上做出了显著的成绩，使长安医学得以发扬光大。

"当代三秦中医魂——长安医学研究"丛书首次系统梳理了长安医学的发展脉络，探寻了历代名医的临床经验和理论创新，总结了长安医学的学术特征和学科优势。全套图书体系完备、特色鲜明，极具医学价值和文献价值，对弘扬中华优秀传统文化、发挥中医药原创优势、增强民族自信和文化自信、服务中外人文交流等均有重要的现实意义。作为从陕西咸阳走出来的中医人，我深深地为长安医学的宏伟壮丽而感叹和自豪，真诚地祝贺"当代三秦中医魂——长安医学研究"丛书出版发行，光耀杏林，造福世人！

是为序。

李经纬

中国中医科学院医史文献研究员
中华医学会医史学会原主任委员
2023 年 12 月

序

四

陕西位居华夏腹地,秦岭横亘,和合南北,中华龙脉,泽被天下。三秦大地黄土高原、关中平原和秦巴山区生态多样、文化繁荣。《尚书·禹贡》盛赞其为"厥土惟黄壤,厥田惟上上。"山高定有仙,地博蕴牙间。自古以来,三秦中医药文化源远流长,先贤垂范,医典辉煌,秦药道地,造福八方,铸就了岐伯、孙思邈、王焘等大医先贤,创立了《黄帝内经》《神农本草经》《千金方》等医学巨著,留下了黄帝陵、药王山、神农祠等宝贵的中医药文化遗产。

长安医学研究中心汇聚中国医学史研究学者以及中医基础理论与临床专家教授,组成"当代三秦中医魂——长安医学研究"丛书编写团队,整理揭示长安医学起源、发展、兴盛的辉煌历史,探索研究基础理论精髓与临床各科精华,挖掘汇总民间方技和草医草药与道地药材,归纳总结学术流派传承创新的学术成果。五载春秋编撰鸿篇五卷,洋洋大作囊括远古今朝。弘扬岐黄,阐发医理,彰显方技,名医荟萃,名著集锦,流派纷呈,雄辩恣肆,议论纵横。尽显长安医家百舸争流,洋溢长安医学功满桑梓。

吾成长于汉文化发祥之地,祖上业医,自幼耳濡目染,家传亲授。后又入陕西中医进修学校师资班及南京中医学院全国温病学师资班学习深造,深受三秦及全国诸先师名医亲炙,襄其诊、解吾惑,明至理、得三昧。业医教研七十余载,有所心得,惟须臾难忘点拨之恩。耄耋之际,观长安医学源远流长,骏发踔厉,功绩至伟;慨无数先贤穷研经典,旁涉百家,承前启后;看现代名家畅谈妙理,深揭精蕴,屡起沉疴。尊古崇古但不泥古,重学重思却每有发挥。其论敬尊四圣而有所悟,其法不离古风而有所化，其术循道守则常有所变，其传德艺双馨尤重于德。

《易经·系辞》云："形而上者谓之道，形而下者谓之器。"中医药学是形而上与形而下二合一之学问。中医药学之学习，上及天文，下及地理，中谙人是，需要"师父领进门"，更需要"修行在个人"。自身之体悟、名师之指点相辅相成，言传身教必不可少。《礼记·中庸》说："道也者，不可须臾离也。"清代明儒有言"文存则道存，道存则教存。""当代三秦中医魂——长安医学研究"丛书集大成，文载道，济人情，殷觉世，彰显三秦中医药之精华。不独收效于当时，尤将流泽于后世。

古语云"穷学富商"，学问之苦必焚膏继晷，为伊憔悴。然编撰团队，恒兀穷年，薄雅弘通，自始至终，乐在其中。读之曰文章，发根于学问。探之于经学，立道以明德。惟对中医之信念与情怀，对三秦医学之传承与弘扬之责任与使命然。鸿篇巨著，师古济今，功德无量，乐以为序！

国医大师

陕西中医药大学名誉校长

2023 年 6 月于秦都

总　序

　　长安医学是指发源和兴盛于陕西的中医药学术体系,是陕西历代著名医家及其传承者们杰出的医疗实践活动的经验积累和理论总结。长安处于我国的中心地带,地大物博,人杰地灵,是我国历史上13个王朝建都的地方,历史文化底蕴深厚,医药卫生先进发达。三秦大地药源丰富,长安历代名医辈出。医药科学在长期的疾病防治实践过程中,形成了独特的理论体系和传承发展的脉络。

　　长安医学是陕西省中医药的文化品牌,是陕西省的重要地理文化标识。深入开展长安医学研究,是陕西省建设中医药强省工作的组成部分,也是陕西中医药事业科学发展与中医药文化建设的重要内容之一。2018年,陕西省在《关于促进中医药传承创新发展的若干措施》中明确要求加快"长安医学"学术研究和传承发展,全面推进活态传承,深度挖掘汉唐经典名方等精华精髓,加强"秦药"药理研究和产品开发,积极"复活"经典名方。为了更好地总结陕西医学特色,梳理长安医学起源、兴盛与传承发展的脉络,发挥陕西丰富医药资源优势,彰显中医药在疾病预防和治疗中的特色,惠及三秦百姓,造福中华民族,我们于2018年承担了陕西省"长安医学起源发展和传承创新研究"的科研项目,启动了对长安医学的整理研究工作,并将研究成果以"当代三秦中医魂——长安医学研究"丛书的形式进行了总结。

　　本丛书共分5卷。全书从历史源流、传承与发展、中医临床学术流派、民间方技拾遗及陕西中草药等5个角度,系统梳理了长安医学的发展脉络,探寻历代名家先贤的临床经验,归纳长安古今医家的理论创新和临床特色,融合了流散于民间但疗效确切的医方、医技和陕西中草药,基本摸清了长安医学的"家底",总结出了长安医学的特色和优势。本丛书内容系统全面,特色鲜明,具有重要的社会价值、文化价值、科学价值和医学价值,充分显示出长安医学的源远流长,具有较高的思想性。本丛书对弘扬中华优秀传统文化、发挥中医药原创优势、增强民族自信和文化自信具有重要意义。

第一卷《长安医学·起源发展卷》论述了长安医学的概念、起源、形成、发达与昌盛的发展历史。先秦时期黄帝问道岐州医家岐伯,编著了《黄帝内经》,其奠定了中医药基础理论的起源。本卷按历史发展顺序,介绍了自远古至秦汉、魏、晋、隋唐,再到宋、元、明、清的长安医学发展情况,论述了长安医学的历史渊源和相关的经济、文化发展状况,尤其对各时期、各医家的特点、著作进行了分析研究,明确其对中医学传承与发展的贡献以及对长安医学形成和发展的巨大影响。

第二卷《长安医学·传承创新卷》着眼于近现代长安医学的传承与创新,内容主要包括清代以后至今长安医学在陕西的理论研究和创新、长安医家临床经验在陕西的传承和发展。本卷概括了近现代长安医学在中医药理论和临床上的重大创新,分析了著名医家的学术思想和诊疗特色,总结了被遴选命名的国医大师、全国名中医、全国老中医药专家学术经验继承工作指导老师、陕西省名老中医的临床经验,重点展现长安医学近百年来在陕西的传承和创新发展。

第三卷《长安医学·学术流派卷》主要介绍了国家中医药管理局审批的 2 个学术流派与陕西省遴选的 25 个学术流派的形成和发展。在已设立的学术流派传承工作室的基础上,对这些学术流派进行系统整理、评析、总结,重点推介这些临床学术流派经过几代人的研究总结所形成的学术思想和理论观点,以及对优势病种独具特色的临床诊疗经验,从中可以看出中医药人才成长成才的主要影响因素,并有助于我们加深对地域因素、家族传帮带在流派形成中重要作用的认识。

第四卷《长安医学·方技拾遗卷》从中医药在民间医生中的拓展应用以及民间疗效可靠的家传方与自创方、独特的制剂经验、外治法等方面进行搜集整理,从传承脉络、技术特点、临床应用等方面进行系统介绍,这些医术、技法确有疗效,全部与公知公用的不同。本卷还根据草医多用草药的特点,对太白草药独特的理论体系、证候分类及应用、组方等方面进行了详细介绍,充分彰显了民间中医和草药的诊疗特色,对民间中医药的传承创新、提高基层中医医疗服务水平有重要的推动作用。

第五卷《长安医学·中草药卷》以陕西丰富的药物资源为主,介绍了陕西范围内中草药的生长环境、资源特征、药材分布特点等内容,共收载常用中药 243 种,每味药材分别从正名、拼音、别名、来源、原植物形态、生境与分布、采收加工、药材性状、化学成分、药理作用、常用饮片、性味归经、功能主治、用法用量、注意事项等方面系统记述,多数附有原植物和药材(饮片)的照片。本卷内容翔实、体系规范、结构合理、循证为本,对"秦药"的进一步开发利用,推动长安医学传承发展具有重要意义。

长安医学历史悠久,内涵丰富,影响深远。它既是陕西医药发展史的主线,也是我国中医药学的根脉和重要组成部分。本丛书纵跨先秦至今的历史阶段,横涉古往今来的名医贤达,翻阅浩如烟海的经典名著,汇集三秦各地的医药方剂,种类复杂,范围宽广,资料收集困难重重,编写任务艰巨繁重,加之国家出版基金时间紧迫,编撰委员会水平有限,难免出现纰漏,敬请广大读者批评指正。

陕西中医药大学原校长

全国中医药高等学校教学名师

长安医学研究中心主任

2023 年 6 月

前言

　　中医药学凝聚着深邃的哲学智慧和中华民族几千年的健康养生理念及其实践经验,是中国古代科学的瑰宝,也是打开中华文明宝库的钥匙。中医药知识是中华民族的宝贵资源和文化精髓,是中医药传承发展的核心要素。深入研究和科学总结中医药学,对丰富世界医学事业、推进生命科学研究具有积极意义。

　　陕西名医云集,名典荟萃,人才辈出,中草药资源也十分丰富,是我国医学文化的主要发祥地。"长安医学"是陕西中医药的文化品牌,是陕西的重要地理文化标识。民间医药是我国中医药事业的重要组成部分,在古代是长安医学的主体,在现代也是长安医学的重要组成部分。陕西民间亦有俗语"秦地无闲草""太白山上无闲草,满山都是宝""认得作药用,不识任枯凋"。这也说明秦岭的一草一木都有其独特的药用价值,尤其是太白七药的开发和应用已引起了医学界的广泛关注。陕西民间中医、草医活跃,他们大多由师承而学习中医或草医,临床经验丰富,特色明显。为丰富中医药学术体系及治疗方法,本丛书特设了《长安医学·方技拾遗卷》,旨在全面收集、整理长安医学资料。

　　为更好地打造、传承、发展、宣传长安医学,本卷编写工作坚持依靠政府发掘资源、按照准入标准确定入选医家、严格按照编写入选标准筛选符合要求的民间中医药特色技术等原则,力求做到内容覆盖全省、尽量减少"沧海遗珠"的情况。

　　在本卷编写资料的收集与整理中,我们利用两年的时间,深入陕西省各设市区及部分所辖县区、乡镇,召开了10余次座谈会,现场走访200余次,对600余名民间中医和掌握特色技术的单位、企业、村落等进行走访、收集项目资料,请相关专家反复论证其真实性、安全性、有效性、独特性及文字的严谨性等,并在编写材料的收集、筛选、撰稿、修改、校对、定稿等一系列过程中,坚持全面掌握、反复沟通、尽最大力量查真查实,努力做到对编写工作的精益求精。对于收录的内容,我们以严谨的态度整理完毕后均请专家论证,对所涉及的荣誉、发表的文章、出版的专著及部分患者进行查实查真,最大限度地保证本书内容的真实性、可靠性。对代表性人物及技术持有人,随时与他们交流意见,敲定细节,最终成书。

《长安医学·方技拾遗卷》经过项目组及有关专家反复甄选,从 200 余位医家中选录了 90 位医家及其特色技术,按所治病种、治疗方法、中药特色、草医代表性医家等分为 10 章。第一章内科疾病,涵盖了心(脑)肺疾病、脾胃疾病、肝肾疾病、内科杂病,主要介绍了各位民间医家所持有的特色中草药通过特色技术治疗内科疾病,如于红林扶正消瘤丸治疗肺癌、赵红军大续命汤配合针灸治疗中风等,既继承了传统中医药精华,又创造性地将其注入与时俱进的气息;第二章外科疾病,主要介绍了民间医家在治疗皮肤病、烧烫伤、乳房疾病和其他外科疾病的特色;第三章骨伤疾病,主要介绍了骨折骨病、筋伤的治疗技术;第四章妇科疾病主要包含了月经病、不孕不育症及其他妇科杂病的治疗;第五章儿科疾病,介绍了医家在小儿肺系疾病、脾胃系疾病及其他疾病的特色技术;第六章五官疾病,则是展现了民间医家在治疗耳科疾病、咽喉科疾病的专长;第七章其他技术,将不符合上述分类的技术单列一章,介绍了 2 项特色技术在治疗疼痛、脾胃病、妇科病中的具体应用;第八章针灸,介绍了针法、灸法、推拿点穴的治疗方法;第九章中药特色,包含了中药炮制法、膏丹炼制法;第十章草医代表,介绍了 5 位草医的代表性医家,并附有他们部分传承人的简介及临床经验。我们通过调研,将 90 位具有一定传承背景、活态应用、技术特色明显、安全有效、影响力较大的优秀的民间医家收录书中,从医家简介、传承情况、临床经验、特色优势、典型病例 5 个方面系统全面地介绍了他们的学术思想、临床经验及医论医案,值得广大读者悉心研读与体会。

本卷的重点放在对民间中医、草医药特色技术的介绍,特点是将陕西省代表性民间中医、草医传承体系进行了梳理总结,本书的编写有以下几点需要说明:一是对各篇的标题(除第十章)采用的是医家姓名与持有的特色技术相结合,即姓名在前、技术在后的命名方式,且全卷章节(除第十章)内各篇文章以标题首字笔画排序。二是材料的收集本着自觉自愿的原则。三是民间中医、草医以特色技术作为生存发展的主要依靠,因此只要求提供 60% 左右的处方或针灸穴位等的内容。四是鼓励一人提供多项成熟技术。五是内服药物和外治疗法结合者,以主要技术为主进行编排。六是提供的典型病例中为保护患者隐私,隐去了患者的相关身份信息,对一些已故医家治疗的病例资料,因患者信息无法查证,故保持原貌,仅供参考。七是收录了一部分以事业单位为代表的特色方药技术,它们来自民间或个人,被贡献给单位,研发为院内中药制剂,疗效独特,在临床长期使用至今。八是在代表性人物介绍中,依据每个人的影响力和提供材料的完整性,每位人物的特点和篇幅不同。九是本卷所出现的所有处方为各医家临床经验,个别医家在治疗疑难病选方用药时,对药物的炮制和用量有独到的运用,仅供参考,请勿擅自模仿。

《长安医学·方技拾遗卷》主要收录了陕西省内众多民间医家所持有的中医药特色技术、诊疗经验等，从某种意义上来说，它是一本地方民间中医药特色专著，对于丰富中医药服务体系、完善中医药服务方法、保护和挖掘地方特色民间中医药具有重要的指导意义和深刻影响，同时也对促进中医药为人民健康事业发挥重要作用、对弘扬中医药文化具有一定的影响力。

本卷的撰写得到了陕西省中医药管理局领导的指导与大力支持，凝聚了诸多陕西省内中医药行业高等教育工作者与相关编写人员的集体智慧，体现了中医药人员求真务实、同心协力的工作作风，谨向相关单位与个人致以衷心的感谢！希望本卷的出版，能够对民间传统中医药知识的保护与挖掘和中医药学的传承与发展产生积极的推动作用。

需要说明的是，尽管参与本次编写的所有组织者与编写者竭尽心智、精益求精，但是本卷依然有一定的补充与完善空间，在此向因各种客观原因未能将其学术经验收录入本卷的民间医家表示诚挚歉意，敬请各位医学界学者以及本卷读者提出宝贵意见和建议，以便今后修订和提高。

陕西中医药大学真实世界临床研究院

2023 年 12 月

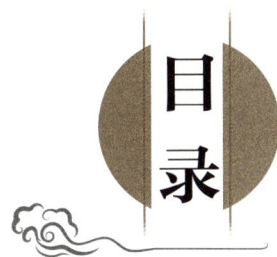

目录

第二章　外科疾病

長安醫學

第一章

内科疾病

第一节 心（脑）肺疾病

于红林于氏扶正消瘤丸治疗肺癌

医家简介

于红林,男,1968 年生,汉族。他祖籍河南长葛,后移居于陕西蒲城,自幼跟随父亲学习中医,1985 年起在蒲城随父行医,1996 年毕业于北京光明中医学院。于红林临床工作至今30 余年,主要从事肿瘤的中医治疗。

传承情况

于红林的祖父于涌泉在河南长葛从事中医内科疾病的诊疗,父亲于本忠跟随其父学习中医知识,之后又拜师于清代御医夏青云门下学习多年,先后在河南省巩义市中医院、开封市中医院工作。1960 年举家迁至陕西省渭南市蒲城县椿林乡汉村定居后,于本忠在汉村卫生室工作。1976 年,于本忠为杨虎城的夫人张惠兰治疗骨癌,其病历及治疗过程的详细记录保存至今。改革开放后,于本忠开设中医诊所,行医至今。于红林自幼受家庭熏陶,酷爱中医,随父学习,在继承祖辈经验的同时,兼顾学习其他中医人士的知识,其子女也都在中医医疗行业。于氏扶正消瘤丸为其家传治疗肺癌的秘方,经过于氏三代人的传承发展,组方不断完善,传承至今约有 100 年的历史。

临床经验

于红林通过长期临床观察总结出肺癌的主要病机为痰凝气滞,瘀阻络脉,瘀毒交结,日久形成肺部积块,属于本虚标实、虚实夹杂之证。于氏扶正消瘤丸具有益气扶正、散结消癥的功效,该方共有 20 余味药,包括黄芪、太子参、党参、茯苓、金银花、白花蛇舌草、麦冬、半夏、川贝母、重楼、生地黄、三七、莪术等。方中黄芪、太子参为君药,黄芪味甘,性微温,有补中益气之功,为补气要药;太子参味甘,性平,可补益肺脾、益气生津,二药合用,共奏益气扶正养阴之功。金银花味辛,性凉,能清热解毒;白花蛇舌草为"抗癌圣药",具有抗癌、解毒、散瘀、消痈的功效,主治各种癌症;党参益气补脾;茯苓健脾宁心,可助黄芪补中益气之功效,上四味共为臣药。麦冬味甘,性微寒,有养阴生津、润肺清心等功效;半夏燥湿化痰、和胃降逆;川贝母味苦、甘,性微寒,可清肺润燥、消痰散结;重楼可清热解毒、消肿止痛;生地黄清热凉血、养阴生津,可助麦冬之功;三七散瘀止血;莪术破血行气、消积止痛。诸药合用,共为佐药。全方以健脾益气扶正为主,兼以散结消癥。

用法:将上述中药磨成细粉,有些药物经过特殊的炮制可加工成粉,采用优质蜂蜜加工成蜜丸,每丸 20g 左右,每次 1 丸,每日 3 次,早、中、晚温开水冲服。服药期间,忌食绿豆、辛辣刺激食物,患感冒、急性胃肠炎时停药,妇女经期停药。

特色优势

于氏扶正消瘤丸传承百年,历经三代,主要功效为益气扶正、散结消癥,对于早期肺癌消瘤明显;对于后期转移扩散的患者,能够控制病情的发展,改善症状,减轻患者的痛苦,提高生存质量。

典型病例

王某,男。

初诊:2005 年 10 月 5 日。患者以间断气短、咳嗽 1 年为主诉就诊。刻下症见气短,咳嗽,咳白色黏痰,时有咯血,色暗红,胸闷纳呆,神疲乏力,偶有胸部刺痛,口唇紫暗,纳差,无食欲,夜眠一般,小便调,大便干。舌绛,苔薄黄,脉弦细。

【辅助检查】 CT 检查提示左肺癌。

【中医诊断】 肺岩(气血瘀滞,痰湿蕴肺证)。

【西医诊断】 肺癌。

【治法】 理气化滞,活血解毒,健脾化痰,养阴清肺。方选于氏扶正消瘤丸,每次 1 丸,每日 3 次,温开水送服。

二诊:6 个月后复诊,患者自诉症状较前好转,继续口服药物治疗。

三诊:1 年后再次复诊,患者症状明显改善。

刘海运刘氏倒痰丸治疗癫狂

医家简介

刘海运,男,1959 年生,汉族,陕西商洛人。他于 1976 年高中毕业后在村合作医疗站学习;1977 年就读于洛南县卫生学校(现为洛南县中等卫生职业学校),毕业后经推荐进入村合作医疗站工作,在站内拜四川老中医聂生寅为师,继承其师在精神类疾病中的诊疗经验,创制出刘氏倒痰丸,通过与传统的"下法""补法""清法"相结合,将其广泛应用于各种精神类疾病的治疗中。

传承情况

刘氏倒痰丸的创始人刘海运,常年扎根于洛南县基层卫生系统。其师聂生寅为四川人,后迁居陕西省商洛市洛南县,擅长治疗精神类疾病,他将所学倾囊相授于刘海运,为刘氏倒痰丸的创制奠定了基础。刘海运继承了聂生寅在精神类疾病中的诊疗经验,在此基础上,不断钻研,创制出特色鲜明的刘氏倒痰丸,将其用于治疗精神类疾病。第二代传承人刘平,幼承家学,勤于临床,将刘氏倒痰丸与现代医学治疗手段相结合,在临床中取得了显著疗效。

临床经验

刘氏倒痰丸立足于癫狂的病机,结合实际,配合当地中草药资源,应用于临床。该方由赤金、白矾、琥珀、郁金、苦丁香、朱砂等8味药物组成,并随症加减。主方适用于癫狂病之痰实证,在祛邪外达的基础上,根据辨证分型不同有所变化,适用于癫狂的不同证型。

特色优势

刘氏倒痰丸以重镇安神、行气化痰立法,通过与传统"下法""补法""清法"相结合,临床辨证,根据不同临床表现加减化裁,使得该方的治疗范围有所扩大,适用于癫狂的不同证型,对于临床上狂躁型精神类疾病的治疗具有一定的借鉴与参考价值。

典型病例

茜某,女。

初诊:患者以情志异常10余年为主诉就诊。刻下症见打人毁物,不分亲疏,脱衣露体,难以控制,全身燥热,大量饮水。舌红,苔黄,脉数。

【中医诊断】 癫狂病(痰火扰心证)。

【西医诊断】 躁狂症。

【治法】 刘氏导痰丸内服,每次1粒,每日1次。

坚持服药3个月后,患者症状改善,神志恢复正常。此后随访多年,患者已如常人正常生活。

李福善心脑安胶囊治疗中风后遗症

医家简介

李福善,男,1962年生,汉族,陕西渭南人。他于1985年至2009年跟随潼关县代字营镇留果卫生室李汉章(全国优秀乡医、潼关县名中医)学习中医理论;1993年参加成人高考,考入陕西中医学院(现为陕西中医药大学),1997年6月毕业并获优秀学员证书;至今在潼关县代字营镇瀵兴村留果卫生室工作。李福善在李汉章自创的心脑安胶囊治疗心脑血管疾病的临床经验基础上,将心脑安胶囊的治疗范围扩大到治疗积聚、面部色斑等,临床取得了确切疗效。

传承情况

心脑安胶囊的创始人为李汉章,李汉章少年时师从当地名中医贾镇安,熟读《黄帝内经》《伤寒杂病论》《医学心悟》《神农本草经》等中医典籍。他20岁起独立行医,擅长治疗中风、心悸、胸痹等心脑血管疾病。多年的临床经验以及社会环境的融合,使李汉章对心脑血管疾病的病因、病机和治疗有独特见解,遂于20世纪80年代自创心脑安胶囊。第二代传承人李福善在李汉章治疗心脑血管疾病的临床经验基础上,灵活运用心脑安胶囊。第三代传承人李渊源,主要致力于收集、总结和完善前人的临床治疗经验。

临床经验

中风后遗症的病机在于瘀血、膏脂壅滞脉络而致气血运行不畅、筋脉肌肤失养。临床多表现为半身不遂,患肢无力、肿胀或肌肉萎缩,舌强,吞咽困难,语言謇涩,口眼㖞斜等。而心脑安胶囊正是以此病机立方,符合中医辨证论治的原则。

心脑安胶囊由水蛭、鸡内金、血竭、人参、三七等8味中药组成,具有活血化瘀、益气通络之功效。方中水蛭乃食血之虫,咸苦直入血分,攻化血中之瘀,为君药;血竭、三七有化瘀止血、活血定痛之作用,共为臣药,与水蛭相须为用,既增加活血化瘀之作用,又可防水蛭攻血破血而致血溢脉外之弊,此三药合用,活血定痛之力更强,尤其适用于胸痹、心痛、中风肢体关节活动不灵及肿痛者;人参补益、固护元气,可助血运行;鸡内金化坚消积、固护脾胃。

特色优势

心脑安胶囊以活血化瘀、擅入血分之水蛭为君药,配伍其他活血化瘀、益气通络之品治疗中风后遗症,方药对证,临床应用40余年,具有一定的临床疗效。

典型病例

赵某某,男。

初诊:患者以左侧肢体活动障碍10个月余为主诉就诊。刻下症见语言欠流利,流涎,口角偏右,左侧半身不遂。舌淡红、边有紫斑,舌下脉络粗大迂曲,脉弦涩。体格检查示左上肢肌力0级,左下肢肌力1级。既往有高血压病史。

【辅助检查】 头颅 CT 提示脑出血 70mL。

【中医诊断】 中风中经络(气虚血瘀证)。

【西医诊断】 脑出血。

【治法】 心脑安胶囊,口服,每次 4～6 粒,每日 3 次。

二诊:2 个月后复诊,患者神志清,精神一般,对答切题,嘴角歪斜及流涎改善,可搀扶行走,活动欠灵活。

赵红军大续命汤配合针灸治疗中风

医家简介

赵红军,男,1970 年生,陕西渭南人。他于 1991 年开始行医,现任北京市中医传统技能传承工作室专家、西安正念堂中医不孕症研究所所长,曾连续 3 次被北京中医药大学聘为中医临床特聘专家,定期赴北京中医药大学国医堂出诊、带教研究生。赵红军临床擅长耳穴、针灸与中药(风药、膏方)相结合治疗中医内科、妇科疾病。

传承情况

孙曼之,男,1947 年生,汉族,陕西渭南人,渭南名医,中医主治医师。1968 年在当地中医师指点下,开始自学中医,从事临床工作 40 余年,于 2019 年去世,享年 72 岁。临床擅长应用风药,用"叶氏茯苓饮"治疗脾胃病与内科、妇科杂症。赵红军于 1989 年至 1991 年在陕西行知高级职业学校中医班就读两年,1991 年经时任授课老师苏礼引荐,拜师于孙曼之门下。1991 年 6 月至 9 月,赵红军在孙曼之诊所跟诊,学习把脉、问诊、书写病历、临床辨证方法和处方用药思路。1991 年 10 月至 2001 年 9 月,赵红军在渭南市合阳县行医,临床遇到疑难病例和问题时常向孙曼之请教学习。2001 年至 2007 年,赵红军不定期赴渭南跟诊孙曼之学习。近年来,赵红军共带教全国各地的学生数百名,其子女及儿媳也在他的影响下学习并从事中医临床工作。

临床经验

赵红军总结了多年跟师收获:①临证应整体辨证、宏观辨证;②将风药应用于治疗内科、妇科、皮肤科等各科杂症,大大拓展了风药的应用范围,提高了临床疗效;③不应将《伤寒论》条文和方证单独罗列出来学习应用,对于经方的应用也应因人、因地、因时制宜,不拘泥于成方,应灵活变通;④在治疗中风及其后遗症时应不囿于麻黄、桂枝辛温,恐其升高血压,或者导致出血,应辨证论治,巧妙使用大续命汤。

1.整体辨证与擅用风药

赵红军在临床上坚持全身辨证、整体辨证、体质辨证;擅长运用风药,结合临床实践,他将风药的功效总结为22种,即发散、升提、升阳、祛风、止痒、散寒、胜湿、行气、活血、止血、引经、解痉、通络、止痛、止泻、消肿、化痰、散结、开窍、醒神、发散郁热、疏肝解郁。

2.耳穴泻血疗法

赵红军擅长运用耳穴泻血疗法治疗发热、中风、痛证等。耳穴疗法的特点是耳穴泻血,即刺破耳穴皮肤达到退热、降压、消炎、止痛等目的。赵红军在临床实践中总结了十大耳穴泻血穴位,分别是耳尖、耳垂、风溪、外生殖器、肛门、痔核点、内耳、额、面颊、眼穴。以耳尖泻血为例,通常可以达到以下8种治疗作用:①退热;②降压;③消炎,如扁桃体炎、结膜炎等急性炎症;④止痛,如带状疱疹、急性扭伤引起的疼痛;⑤镇静安神,如情绪急躁、顽固性失眠等;⑥抗过敏、止痒;⑦醒脑明目;⑧美容,如祛斑、祛痘、祛红血丝、美白等。

耳穴泻血的具体操作手法:①了解病情,选择泻血部位,准备一次性采血针;②戴手套,搓热患者耳朵,以便泻血;③用棉签蘸取酒精,对耳朵进行常规消毒;④一手捏住耳郭,一手持泻血笔对准所选穴位按动按钮进行点刺,直至出血;⑤用手挤压出血部位,尽可能多地增加出血量,用干燥棉签擦拭干净,反复操作;⑥泻血后用干燥棉签按压出血部位,止血;⑦用棉签蘸取碘伏进行消毒;⑧取出采血针,用棉签蘸取酒精消毒泻血笔,放回原处,方便下次使用。

3.大续命汤

赵红军临床擅用大续命汤加减化裁治疗中风病,该经验传承于其师孙曼之,并有所发挥。他在临床应用大续命汤治疗中风(急性期、后遗症期)、风湿病、颈椎病等多种骨关节疾病及妇科病(产后风、月经推迟、闭经等)。

《金匮要略·中风历节病脉证并治第五》后附方:《古今录验》续命汤,治中风痱,身体不能自收持,口不能言,冒昧不知痛处,或拘急不得转侧。姚云:与大续命汤同,兼治妇人产后出血者,及老人小儿。该方组成:麻黄、桂枝、当归、人参、石膏、干姜、甘草各三两,川芎一两,杏仁四十枚。用法:上九味,以水一斗,煮取四升,温服一升,当小汗,薄覆脊,凭几坐,汗出则愈,不汗更服。无所禁,勿当风。并治但伏不得卧,咳逆上气,面目浮肿。

元犀按语:"风,阳邪也,气通于肝。痱,闭也,风入闭塞其毛窍,阻滞营卫不行也。盖风多挟寒,初中时由皮肤而入,以渐而深入于内,郁久则化热,热则伤阴,阴伤内无以养其脏腑,外不能充于形骸,此即身体不能自收持,口不能言,冒昧不知痛处所由来也。主以古今录验续命汤者,取其祛风走表,安内攘外,旋转上也。方中麻黄、桂枝、干姜、杏仁、石膏、甘草,以发其肌表之风邪,兼理其内蕴之热;又以人参、当归、川芎补血调气,领麻黄、石膏等药,穿筋骨,通经络,调营卫,出肌表之邪。是则此方从内达外,圜转周身,祛邪开痱,无有不到。称曰古今录验续命汤,其命名岂浅哉?"

赵红军认为大续命汤实际上是个复方,可以将它看作是3个方剂的合方化裁:其一是大青龙汤,变生姜为干姜,意在增强其温中的效果,从内而外托邪外出。去大枣,是嫌其滋腻,因中风和痰滞经络有关,要注意药物的流通性。其二是补气祖方之四君子汤,取其中的人参、甘草,重在填补中气,托邪外出,扶正祛邪。重点不在健脾化湿,故不用白术、茯苓。其三是补血祖方之四物汤,取其中的当归补血养血、川芎活血通络,白芍、熟地黄酸凉滋腻,故弃而不用。大续命汤所治之中风,为杂病之中风(即西医脑血管之类疾病),中邪已属深入(而非《伤寒论》桂枝汤所述之外感表证,其中风轻浅),故须深入气血之中祛邪外出,因此必用人参、甘草补中益气,扶正祛邪,托邪外出。用当归、川芎者,除养血行血、扶正祛邪之外,尚有引麻黄、桂枝等药从表入里,深入血脉,然后再引邪外出之意。全方外散风寒,内清痰热,补养气血,扶正祛邪,托邪外出,此为大续命汤治疗中风之深意所在。

为提高临床以及带教需要,赵红军将临床辨识、应用大续命汤的指征总结为以下10个要点,涵盖了病因、发病与病症特点、脉象、体质等诸多方面:①发病前有感受外邪,或者吹风扇、空调等的病史;②大多在天气变化的时候发病;③肢体有畏寒发冷、拘紧、酸困不适的表现;④肢体的紧张度比较高;⑤右脉弦滑洪、有力,左脉弦紧、按之有力;⑥舌质红,苔薄白或者黄腻;⑦口干,大便滞涩不畅;⑧肥胖者居多;⑨肢体瘫痪多见于右侧;⑩排除肝阳上亢、阴虚火旺的脉证。

特色优势

由于不良生活方式的增加等诸多原因,脑血管病患者越来越多,该类疾病发病急、致病凶险、致残率高,尤其是中风导致的偏瘫、失语等后遗症,严重影响着患者的生活质量,给家庭和社会带来了沉重负担。赵红军总结了用大续命汤治疗中风后遗症的十大要点,并从"外邪"立论,运用大续命汤治疗中风之经验,为临床诊治中风提供了一种治疗思路,对于中风和中风后遗症的治疗有一定的临床应用价值和推广价值。同时,大续命汤治疗中风的临床经验也为治疗中风和中风后遗症提供了学习和参考价值。耳穴泻血疗法不同于传统的耳穴贴压,见效更快,尤其对于发热、疼痛、过敏、皮肤瘙痒等,往往即刻见效,具有耳穴贴压疗法不可取代的临床效果和一定的临床应用价值。

典型病例

病例1:刘某某,女,64岁。

初诊:2020年4月26日。患者15天前下地干活,感受风寒后,脑出血25mL。刻下见昏睡,遗尿,胡言乱语,右腿瘫软,怕冷,无汗,面黄,口不干,饮少,食少,四肢、面部发痒,有时烦躁,大便五日未行,服用大柴胡汤后便稀、遗尿。舌淡红,苔白腻,双脉弦滑洪、有力。2014年患者曾发生右侧脑出血。

【中医诊断】 中风(外寒内热证)。

【西医诊断】 左侧基底节区脑出血;高血压3级(极高危)。

【治法】 方药予以麻黄8g,桂枝10g,当归10g,川芎10g,杏仁10g,石膏30g,干姜10g,炙甘草5g,党参15g,茯苓20g,乌药10g,菖蒲15g。3剂。

二诊: 2020年4月30日。患者明显好转,眼睛睁开,遗尿好转,大便未行,右脉大于左脉,食少,腹胀。方药予以羌活5g,大黄10g,枳实30g,远志15g,菖蒲15g,芒硝20g,厚朴15g,甘草5g。3剂。

三诊: 2020年5月9日。患者行走如常。

按语: 患者发病前下地干活,感受风寒后发病,有明显的外邪因素,有外邪自当及时祛散外邪;有怕冷、无汗的临床表现,此为寒邪闭表,有表证当先解表;四肢及面部皮肤发痒,此为风胜则痒;数日大便未行、烦躁,此为外邪闭表、风寒入里化热的内热征象;脉象弦滑洪、有力,且全身征象没有肝阳上亢、肝火上炎及阴虚等类中风的表现,故综合分析其病机为感受风寒所致的外寒内热的真中风,用大续命汤正合其宜。麻黄和桂枝相配伍,发汗通经,宣散风寒,此为麻黄汤。麻黄汤加石膏,可以宣泻内热,同时有发汗通经的功能,此为大青龙汤的主治。加上党参补气,川芎、当归补血,恐辛温发散耗阴,加干姜化痰饮、发汗祛风、补气扶正,用以治疗中风急症,即大续命汤。该方以石膏甘凉清解肺热且化痰饮,麻黄辛苦宣肺平喘,麻黄配伍石膏一辛温、一甘凉,宣泻郁热;麻黄配桂枝宣散风寒,发汗通经;杏仁辛开苦降,降肺气,宣透郁热;炙甘草、党参补气益营;川芎行气活血;大便稀、遗尿,加茯苓、乌药;菖蒲开窍。

病例2:黄某某,女,62岁。

初诊: 2018年12月1日。患者出现全身多处关节游走性疼痛,下颌关节疼痛不能张口,左大拇指疼痛半年,面黄,唇红裂,眼睛、鼻子干燥,无汗,口干多饮,纳少,大便三日一行。曾经其他中医治疗后病情未缓解。手指之前怕凉,今发热,关节痛有响声,入睡困难。舌红,少苔,右脉沉弦弱,左脉沉洪。

【中医诊断】 痹病(阴虚血热夹风邪证)。

【西医诊断】 类风湿关节炎。

【治法】 方药予以桂枝10g,赤芍15g,白芍10g,知母10g,生甘草5g,桑枝15g,蜈蚣2条,全蝎3g,威灵仙20g,醋乳香5g,醋没药5g,天花粉30g,玄参20g,麦冬15g。14剂。

二诊: 2018年12月12日。患者关节痛明显好转,口干,大便两日一行。右脉弦滑软,左脉沉小弱。患者已不服用止痛药,但仍不能干活。在上方的基础上进行了调整,即知母15g、赤芍30g、甘草10g、威灵仙25g、木瓜15g、火麻仁20g。14剂。

三诊: 2018年12月24日。患者自诉手指已不痛,颈、肩早上不适,口干明显。舌淡红,

10

苔薄少,脉沉弱。继续服用二诊方,诸症皆消。

按语:唇红裂,舌红,少苔,口干多饮,都提示阴虚。大便三日一行是阴虚燥热的表现。关节处活动作响,入睡困难,也提示阴虚。手指之前怕凉,现在发热,为病久郁而化热。无汗是阴虚乏津之无汗,所以不能用麻黄、防风、羌活、独活等温燥发汗。脉沉提示久病,久病气机郁闭。重点是左脉,患者左大拇指疼痛,左脉沉洪,脉症对应。患侧脉洪,脉洪则病进,脉小则病退。结合四诊,本病例辨为阴虚血热夹风证,用桂枝芍药知母汤加养阴柔肝之药,重点是治肝和治筋。桂枝芍药知母汤中,赤芍、白芍同用,有增强疏肝柔筋的作用,加桑枝引经、威灵仙祛风止痛。久病入络,所以加了4个对药,即全蝎、蜈蚣、乳香、没药。津液不足,唇舌干裂,加天花粉、玄参和麦冬滋阴清热。

病例 3:田某,女,29 岁。

初诊:2016 年 1 月 22 日。患者产后 15 天时出现脑后、颈椎抽痛,腰背痛(重),脚跟痛(轻),畏寒怕冷,产后 4 个月时加重。现产后 8 个月,症状持续出现,今已不哺乳。患者体态略胖,面红,咽痒,咳嗽无痰,口干,无汗,脱发,饮食正常,略有胸闷,梦多,大便两日一行,略干,小便黄。末次月经为 2016 年 1 月 8 日,经期常提前 5 天,月经量少。白带量正常,有异味,发痒。舌红,少苔,苔有裂纹、略润,右脉沉弦滑、有力,左脉沉弦滑。

【中医诊断】 产后风(外寒内热证)。

【西医诊断】 多关节痛。

【治法】 方药予以麻黄 10g,桂枝 10g,杏仁 10g,石膏 30g,甘草 5g,威灵仙 30g,羌活 5g,独活 10g,藁本 10g,枳实 30g,川芎 10g,当归 10g,白果 15g,薏苡仁 20g,蜈蚣 2 条。3 剂。

二诊:2016 年 2 月 26 日。服完 3 剂中药后,患者全身症状基本消失,自述脱发减轻,口干,大便两三日一行,夜晚略觉出汗,身体发热,双肘有时发痒,外阴略痒,白带正常。方药予以麻黄 5g,桂枝 10g,杏仁 10g,石膏 30g,甘草 5g,威灵仙 20g,羌活 5g,独活 10g,荆芥 5g,防风 5g,枳实 30g,当归 10g,蛇床子 15g,白蒺藜 15g,白鲜皮 15g。5 剂。

按语:该患者脑后、颈椎、腰背、脚跟等全身多部位疼痛,属于产后气血俱虚,感受风寒外邪所致。在问诊中得知患者有感受风寒、着凉的情况,肢体畏寒怕冷,疼痛不适,此为寒邪的特征。咽痒、外阴痒是风邪的特征,风动则痒。面红,口干,大便两日一行,略干,此为内热体质。小便黄、白带有异味、月经提前均说明风邪内陷,患者湿热较重。综上所述,患者外寒内热而气血亏虚,其脉证特点符合大续命汤的用药指征。患者疼痛较剧,多方医治无效,或为前医惧于产后多虚,不敢及时发散所致。患者身痛而无汗,体质壮实,脉为实证,故麻黄用至 10g,比一般患者用量稍大。加羌活、独活合用,祛一身之寒湿疼痛。加藁本走太阳经,消除脑后疼痛。威灵仙药性平和,故用量较大。枳实祛湿通便,白果、薏苡仁祛湿止带。患病较久,疼痛较重,且有抽痛,故加蜈蚣祛风通络、解痉止痛。加当归、川芎补血活血,既引诸风药入血,又祛邪而兼顾产后血虚,配伍得宜。

病例 4：郭某某，女，49 岁。

初诊：2016 年 3 月 27 日。患者患下肢静脉曲张多年，疼痛酸困近 1 年，经多个医院治疗，效果不明显。现头痛、咳嗽、嗓子不适 1 天，平时情绪压抑，面色暗黄，睡眠差，多梦易醒，口唇发紫，口干渴、黏、苦，饮水多，饮食正常，大便一两日一行，小便频。已绝经。舌质淡红、边有齿痕，苔黄厚腻，脉沉弦滑。

【中医诊断】 筋瘤（风邪血瘀证）。

【西医诊断】 下肢静脉曲张。

【治法】 方药予以桔梗 5g，荆芥 10g，防风 10g，黄芩 10g，枳壳 10g，陈皮 10g，天花粉 15g，牛膝 15g，丹参 15g，乳香 5g，没药 5g，木瓜 10g，威灵仙 20g。5 剂。

二诊：2016 年 4 月 8 日。患者自述头痛已好转，嗓子无不适，咳嗽消失，偶尔口干，大便两日一行，下肢疼痛酸困减轻。方药予以荆芥 5g，防风 5g，羌活 3g，独活 10g，丹参 20g，当归 10g，乳香 10g，没药 10g，牛膝 15g，赤芍 15g，黄芩 10g，鸡血藤 30g，木瓜 10g。7 剂。

三诊：2016 年 5 月 6 日。患者服用二诊方 20 余剂，结合火针、穴位泻血等治疗，下肢疼痛诸症基本消失，静脉曲张亦明显好转。近日大便两三日一行，入睡困难，因其阳升而内热显露，于二诊方去掉有升阳作用的荆芥、防风，加苦参 5g，木通 5g，黄连 3g，竹茹 10g 引热下行、清热安神。

按语：静脉曲张为慢性病，多数患者就诊时静脉曲张、疼痛等症状比较明显。患者局部疼痛酸困，因此选用风药治疗；因病在血脉，且痛有定处，是为瘀血，故用风药合活血化瘀之类的方药（活络效灵丹）治疗。

病例 5：刘某某，女，58 岁。

初诊：2016 年 3 月 6 日。患者重度骨质疏松引起全身骨痛 8 年，于活动后可暂时减轻。同时患者有高血压（高压一般在 170～180mmHg），发作时胸部憋闷，有濒死感。患者体胖，恶寒，面色晦暗，眼干涩，鼻干，口干，晨起咳黏痰带血丝，眠可，大便成形、质黏，每日 2 或 3 次，小便正常。同时患者有颈椎病、肩周炎、腰椎间盘突出症等，除全身骨痛外，经常肩背冷痛，有时耳鸣或突发头晕。舌红，苔白腻，右脉弦滑洪、有力，左脉弦洪。

【中医诊断】 骨痿（外寒内热为，上盛下湿证）。

【西医诊断】 重度骨质疏松症。

【治法】 方药予以麻黄 5g，桂枝 10g，杏仁 10g，石膏 50g，甘草 5g，当归 10g，黄芩 10g，天麻 10g，夏枯草 30g，香附 10g，威灵仙 30g，磁石 50g，牛膝 15g，桑寄生 15g。5 剂。

二诊：2016 年 3 月 12 日。患者周身得舒，自述疼痛明显减轻，口略干，仍时有痰黏有血丝，腰痛亦轻，大便仍稀，每日 2 或 3 次，颈肩时有疼痛。于上方去当归，加赤芍 15g，7 剂。

按语：患者体胖，为痰湿体质。恶寒而肩背冷痛，全身疼痛，此为外寒郁闭。舌红，苔白腻，同时眼干、鼻干、口干，咳黏痰带血丝，大便黏，脉弦洪，都是肺胃郁热和湿热的征象。胸部憋闷为应用风药的指征。初诊方为大续命汤去党参、干姜和川芎。气虚不明显,故去党参;因内热重,津液耗伤,故去干姜和川芎的辛散不用。加天麻、夏枯草、磁石等制约麻黄、桂枝之辛温,以及风药之发散,且兼顾耳鸣,此为辨证之后再辨症用药之意。黄芩协同石膏清肺胃郁热;桑寄生平补肝肾而不燥,祛风湿,强筋骨,于年老之人腰腿疼痛伴随高血压时颇为适宜。牛膝补肝肾,强筋骨,引血热下行。当归养血;香附理气;威灵仙祛风除湿、通络止痛。全方寒热补泻配伍得宜,组方用药可师可法。

第二节　脾胃疾病

肖勤舒肝逐瘀散治疗胃脘痛

医家简介

肖勤,男,1959 年生,汉族,陕西汉中人。他 18 岁师从当地中医王吉善学习,为舒肝逐瘀散第三代传承人,擅长治疗内科疾病。

传承情况

创始人马志怀,为马孝德独子。马孝德于道光年间行医民间,在长期的医疗实践中,运用柴胡疏肝散加味治疗胃脘痛。马志怀在其父的经验基础上,经反复实践,对原方中的柴胡、白芍等改用醋炒入药,并加入当地中草药八月札、阴阳果、白药七、黄药七后,制成舒肝逐瘀散,使得临床治疗胃脘痛的疗效大增。20 世纪 50 年代后,马志怀在新铺区医院工作。马志怀临床擅长治疗胃病,享誉汉中地区。

第二代传承人王吉善,17 岁高中毕业后拜马志怀为师,后以老中医继承人的身份到马志怀身边工作,跟师学医 16 年。

第三代传承人肖勤,师从王吉善,从医 40 余年,对王吉善应用舒肝逐瘀散的经验颇有了解,并能熟练掌握应用。气滞血瘀型胃脘痛在近年来的发病率逐年上升,他认为究其原因,一是过食膏粱厚味、辛辣刺激,或暴饮暴食损伤脾胃;二是情志所伤,肝气不畅,肝郁气滞,横逆犯胃,胃络损伤。故用理气活血化瘀之舒肝逐瘀散治疗,每获良效。

临床经验

舒肝逐瘀散的基础方由醋柴胡、醋白芍、川芎、甘草、醋延胡索、炒枳壳、醋川楝子、陈皮、八月札、阴阳果、白药七、黄药七等组成,以上药物根据患者体质、病情不同,用量在 6～15g。

该方以柴胡疏肝散为基本方组成,取其疏肝理气、活血止痛之效。柴胡、白芍、延胡索、川楝子必须要用醋制,引药入肝经,加强疏肝之效;陈皮必须存放 3 年以上;八月札疏肝理气、活血止痛;阴阳果解痉止痛、涩肠止血、调理气血;白药七凉血止痛、活血化瘀;黄药七味苦,性寒,生用能顺气和血、镇静解痉、止痛止泻、促进溃疡愈合,盐制有补肾的作用,醋制能增强止痛止血的作用,可治疗暴饮暴食所致的脾胃损伤等。全方共奏理气、化瘀、止痛之效。

特色优势

胃脘痛是临床常见病、多发病。舒肝逐瘀散传承至今已有百余年,方取柴胡疏肝散之疏肝理气之立意,柴胡、白芍、延胡索、川楝子要用醋制,引药入肝经,可加强疏肝之效。配伍当地中草药八月札、阴阳果、白药七、黄药七以加强理气活血止痛的效果。全方药物配伍精当,组方严谨,临床疗效确切。

典型病例

陈某某,男。

初诊:2013 年 9 月 10 日。患者胃脘胀痛 1 年余。患者因家庭琐事困扰经常出现胃脘部胀满、隐痛或按压痛,情绪不佳时疼痛较甚,伴打嗝、反酸,口干,无烧灼感,无明显呕吐,大便近期三四日一行,量少,干结。舌红,苔薄黄,脉细弦。

【中医诊断】 胃脘痛(肝气犯胃证)。

【西医诊断】 胃痛。

【治法】 疏肝理气,和胃止痛。

【方药】 方药予以舒肝逐瘀散加减,即柴胡(醋制)15g、白芍(醋制)15g、川芎 15g、甘草 6g、枳壳(麸制)15g、川楝子(醋制)10g、陈皮 10g、延胡索(醋制)12g、香附(醋制)12g、黄芩 10g、阴阳果 15g、八月札 15g、朱砂七 15g。3 剂,水煎服,早、晚分服。

服药 3 剂后,患者感觉胃脘部胀满明显好转。依前方再服 3 剂,症状消失。

赵建证噎膈汤治疗噎膈

医家简介

赵建证,男,1956 年生,汉族,陕西商洛人。噎膈汤第三代传承人,高中毕业后在洛南县中医进修班学习 2 年,之后跟师学习中医、认药、采挖中草药。临床擅长治疗噎膈。

传承情况

　　噎膈汤创始人杨卫国,陕西渭南人,自拟噎膈汤,将其传授给第二代传承人杨磨子。杨磨子又将原方传授于其徒弟,即第三代传承人赵建证。赵建证应用该方 30 余年,不断完善,成为现用的噎膈汤,赵建证临床主要用其治疗噎膈。

临床经验

　　中医治岩(癌)性疾病,通过四诊合参、八纲辨证、六经辨证、三焦辨证等,遵循理法方药对证施治。噎膈汤对于反胃、呕吐、咽食困难、血痰夹杂、癥瘕、积聚、胃脘痛均具有较好疗效,此类消化道病症病位在脾胃,与现代医学之食管癌、贲门癌、胃癌、肠癌症状相似,常见病因多为痰气交阻、津亏热结、痰瘀互结、气虚阳微,治疗以健脾益胃、扶正祛邪为原则。

　　噎膈汤主要由党参 9g、白术(麸炒)9g、茯苓 10g、生半夏 30g、生姜 30g、陈皮 9g、柿蒂 10g、七叶一枝花 10g、茴香虫 10g、桑黄 10g、山慈菇 9g、野生藤梨根 30g 组成。党参味甘,性平,具有补中益气、健脾益肺、养血生津止渴的功效;白术、茯苓健脾利湿,三味药重在扶正。生姜健脾和胃;柿蒂和胃止呕;七叶一枝花、山慈菇、野生藤梨根等清热解毒;生半夏解毒散结,都可用于治疗噎膈。茴香虫为凤蝶的幼虫,味甘、辛,性温,可用于治疗胃痛、噎膈、小肠疝气。桑黄活血止血、化饮止泻。用陈皮以防补药滋腻。诸药共奏健脾益气、清热解毒、活血止痛、消肿散结之功。余药随症灵活加减,如吐血加三七,痰多加贝母、胆南星等。

　　噎膈汤以健脾益气、清热解毒、活血止痛、消肿散结为治则,扶正固本,攻补兼施。立方依据在于"脾为后天之本,气血生化之源""胃为太仓、水谷气血之海"的理论。脾胃功能的正常与否,直接关系到人体气血的盛衰、生命力的强弱。脾胃健运,则气血旺、体格壮;脾胃虚弱,则气血亏虚、百病丛生。噎膈汤的治疗关键在于调理脾胃。用法:每日 1 剂,3 次煎液混合,分 3 次服用。

特色优势

　　噎膈为难治之病,中医药治疗具有一定优势。噎膈汤扶正固本,攻补兼施,组方严谨,用药精当,特色明显,临床治疗噎膈有一定疗效。

典型病例

张某某,男。

初诊:2015 月 6 月 20 日。患者自诉胃脘部疼痛 2 年,吞咽困难,食欲差,肢体活动欠佳。

【**中医诊断**】　噎膈(胃阴亏虚证)。

【**西医诊断**】　胃癌。

【治法】 方药予以噎膈汤,即党参 9g、白术(麸炒)9g、白茯苓 10g、生半夏 30g、生姜 30g、陈皮 9g、柿蒂 10g、七叶一枝花 10g、野生藤梨根 30g、茴香虫 10g、桑黄 10g、山慈菇 9g。10 剂,每日 1 剂,3 次分服,同时嘱适当活动。

用药 10 天后,家属代诉患者用药后症状较前明显减轻,吞咽困难减轻,食欲及肢体功能活动均较前改善。

童太平童氏通气散治疗胃腹胀痛

医家简介

童太平,男,1962 年生,陕西铜川人。他为童氏通气散第二代传承人,擅长中医治疗脾胃病。

传承情况

童氏通气散的创始人童邦贤,为铜川地区名医,被收录于《耀州县县志》。童邦贤对淋巴结核、重症肌无力、脉管炎、脾胃疑难杂病的治疗积累了丰富的经验,童氏通气散为其创制的临床有效方药之一。其子童太平自幼随其在医馆学习,耳濡目染,成为其传承人,临床擅用童氏通气散治疗胃腹胀痛。

临床经验

童氏通气散由猪牙皂角、半夏、白芷、细辛、广木香、砂仁、苍术、防风、雄黄、朱砂(水飞)、枯矾等 15 味中药组成。草木类与金石类分别手工研为极细粉,混匀成散,装瓷瓶或玻璃瓶,用蜡纸封固保存。用时以温水冲服,成人 3～5g,小儿 1～2g,每日 2 次。

该方取猪牙皂角、细辛通关开窍;半夏增强祛痰之功,枯矾化顽痰,二者相伍效更佳;雄黄辟秽解毒、祛痰燥湿而疗腹痛;广木香、砂仁行气和中止痛;苍术发散风寒而解秽浊。全方草木类与金石类药共伍,宣腑通气,破积消痰。

该方治疗以风寒导致的胃腹急性胀痛为主,甚如肠绞痧(相当于现代医学之肠梗阻、肠穿孔等)。该方服用后,可增强肠蠕动,通气排便,甚而泻下胃肠黏液,药到病除。

童氏通气散的制作要点如下。

(1)朱砂须水飞:取原药材除去杂质,用磁铁吸去铁屑,加适量水研磨成糊状,加多量水,搅拌,倾取混悬液。下沉部分再如上法,反复操作多次,直至手捻细腻、无亮星为止,弃去不能混悬的杂质,合并混悬液,静置后取沉淀,晾干,研成极细粉末。或取朱砂,用磁铁吸尽铁屑,球磨水飞成细粉,烘干,过筛。

(2)保存须谨慎:因该方为散剂,为防止受潮结块,须装瓷瓶,用蜡纸封固,不漏气,避光保存。

(3)药以道地为佳:道地药材效果更佳。

(4)粒度应极细:该方多治疗急性疼痛,因此制散粒度以极细为妙,易于吸收起效。

(5)中病即当止:该散剂药效强,速度快,功效著,服用当中病即止,急性胃腹胀痛缓解后,则当再根据具体症状辨证治疗以善后。

特色优势

童氏通气散组方精当,用药多用金石之药,重坠下沉,气味浓烈,药效猛烈,起效较快。该方以宣腑通气、破积消痰之中药制成散剂治疗急性胃腹胀痛,对于急性胃腹胀痛以下为通,效如桴鼓。

典型病例

周某某,男。

初诊: 2018 年 3 月 6 日。患者自述感受风寒后胃腹胀痛难忍 3 天,喜温。舌淡,脉紧。

【中医诊断】 胃脘痛(寒邪客胃证)。

【西医诊断】 胃痛。

【治法】 治当温胃散寒。方药予以童氏通气散,每次 3g,温水冲服,每日 2 次。初服半小时后即腹鸣,泻下黏着痰涎少许,腹痛即缓解。再嘱服用香砂六君子汤善后。

随访未见复发。

按语: 患者受风感寒、饮食生冷致阴寒之邪积于胃脘,气血被寒邪所凝,不通则痛。寒为阴邪,最伤阳气,故胃腹胀痛遇寒则作。

第三节　肝肾疾病

严育斌辨证论治男性不育症

医家简介

严育斌,男,1961 年生,西安鄠邑人。他虽肢体残疾,但自强不息,酷爱中医,积极进取,勤于钻研,治验颇丰,现任西安济仁医院院长、中医内科副主任医师、鄠邑区人大常委、西安市人大代表、陕西省中西医结合学会性学分会副主任委员、西安市中西医结合学会副主任委员、陕西省基层老中医药专家学术经验指导老师。先后在《中医杂志》等刊物发表学术论文40余篇,出版《伤寒论词语解释》《男科临证录》《乙型肝炎验方精选 100 首》《桂枝汤的临证应用》等中医著作 6 部,其中《桂枝汤的临证应用》一书获西安市科技进步四等奖。1990 年,严育斌被授予"陕西省十大杰出青年""陕西省新长征突击手"称号;1991 年,被西安市人民政府评为精神文明标兵,同年被评为全国自学成才先进个人;1992 年,被陕西省人民政府评为岗位学雷锋标兵、陕西省劳动模范。2009 年 7 月,严育斌荣获"全国自强模范"称号,受到了党和国家领导人的亲切会见。2001 年,他自筹资金创办了西安济仁医院。2014 年 11 月,西安济仁医院成功牵手西安交通大学第二附属医院,组建医联体联合办院,挂牌为"西安交通大学第二临床医学院附属济仁医院",开创了全省首家民营医院牵手公立医院的先河;2018 年11 月,被中国胸痛中心授予西安市首家基层版"胸痛中心",荣登中国胸痛中心急救地图;2019 年 5 月,被国务院残工委授予"全国助残先进集体";2019 年 12 月,被西安市政府评为"市级文明单位";2021 年 7 月,在建党百年之际被中共陕西省委授予"陕西省先进基层党组织"称号。

传承情况

严育斌 2 岁多时,因患小儿麻痹而致左下肢残疾。13 岁时他开始自学中医,精读了《黄帝内经》《伤寒论》《金匮要略》《神农本草经》等数十部古典中医名著及高等中医药院校医疗专业的全部课程,一次偶然的机会,他进入了村医疗站当起了"赤脚医生",开启了他的从医之路。15 岁时到户县卫生职业学校继续学习,后在陕西省森林工业职工医院实习。

临床经验

男性不育症是由多种原因导致的以不育为结果的临床综合征。纵观中医学对男性不育症的认识,呈现出在脏腑定位上以肾为中心,在病机病性上以虚、瘀为重点,在治疗上以补肾益精、活血化瘀为治则的特点,为现代中医诊治男性不育症奠定了坚实的理论和实践基础。但由于历史的原因和科技条件的限制,传统中医学对男性不育症病因病机的认识尚欠全面和深入,诊断方法较单一,治疗措施也不完善。现代中医男科学因起步较晚,理论探索和临床研究不够深入,因而有许多认识沿袭传统的观念,阻碍了男性不育症诊治的发展。严育斌认为,在论治方法上要多角度、全面认识病因病机,多层次准确诊断辨证,全方位开展综合治疗,方可提高中医对男性不育症的诊治水平。

1.多角度、全面认识病因病机

中医对男性不育症的认识是以肾虚为主,至今在治疗上以补肾为主的仍占大多数,这种认识对男性不育症的治疗曾起过很大作用,至今仍是不可否认的重要方法。但验之临床,这种以肾虚为主的学说有较大的局限性。因此,只有从不同角度、不同层面进行分析,才能全面认识其病因病机。

从脏腑生理病理变化来看,非独肾之功能不足可致男性不育症,肝、脾的功能失调亦可致不育。而育龄是男性从"肾气盛,天癸至,精气溢泻"到"筋骨隆盛,肌肉壮满"的时期,机体精力旺盛,体力充沛,邪气难袭。若病以邪实为多,或由邪实致虚,则正虚为少。故肝气郁结,气血不运,脾失健运,水湿内停,痰湿蕴结,湿热阻滞,瘀阻不通亦是不育的常见病机。

从辨证上看,不育症有虚、有实、有寒、有热、有瘀,近年来发现实证、热证渐多。情志内伤、病邪外感、过食肥甘、恣贪酒色等,多为实邪,最易导致气血瘀滞、湿热下注。而先天禀赋不足、精气虚弱所致者则逐渐减少。现代生活方式的改变、生存环境的影响、营养状况的改善、饮食结构的变化、疾病谱的推移,使正虚的发病率明显下降,而产生湿热、血瘀、痰湿的机会增多。国内外研究已证实,由于环境污染,近 50 年来男性精子的数量、质量逐年降低,使外界毒邪在男子不育症病因中的比例逐渐增加。

从临床表现方面看,腰膝酸软、足痿无力、头晕目眩、发脱齿摇、精神萎靡、健忘恍惚、食少纳呆等虚证的表现已不多见,多数患者为阴囊潮湿、坠胀疼痛、阴囊静脉迂曲成团、腰酸、尿黄、尿浊、性情急躁等湿热、血瘀类实证的表现。

2.男性不育症的诊断

对男性不育症的诊断,还应根据疾病在不同时期、不同个体所表现出的具体证候进行辨证。如前列腺炎所致不育者多为湿热下注或气滞血瘀,而内分泌性不育者多为肾精亏虚,梗阻性无精症者多为精道瘀阻等,诊断时辨证需把握不同时期的病性、病位等,为辨证治疗提供准确的依据。

严育斌按照中医传统理论,结合多年临床实践,总结并研制出了诸多院内制剂,如仙灵起痿胶囊、首乌增精胶囊、龙胆清精胶囊等,针对各种不育证进行分型治疗,应用多年,疗效可靠。

特色优势

严育斌认为男性不育症诊断的关键是明确病因。虽然传统中医也强调病因学的诊断,诸如形损、肾虚、脾虚、痰湿等,但通过多年临床经验发现,目前的诊断已经不能满足疾病的发展,而需要进一步明确病因,不能笼统地诊断为男性不育症。在具体诊断时,应既辨病又辨证,做到病证结合的多层次诊断,不仅有利于病因分类诊断,更有益于临床治疗,指导预后,可为治疗提供更完整的思路。

典型病例

病例 1:张某某,男,27 岁。

初诊:1988 年 3 月 10 日。患者婚后 3 年半未育,其爱人检查一切正常,在当地医院精液检查多次,报告均为精子活动力差(左右摆动,动作迟缓)。曾服用西药甲睾酮等治疗,效均欠佳。刻下见性欲不振,全身乏力,畏寒怕冷,纳差腹胀,面色㿠白,形体消瘦。舌苔薄白,脉沉细无力、尺部尤甚。

【中医诊断】 不育(肾阳虚弱,气不化精证)。

【西医诊断】 不育症。

【治法】 治当温补肾阳,化气生精。方用温阳化气汤加减,即附子 10g、桂枝 6g、熟地黄 10g、山药 10g、蜈蚣 1 条、炙甘草 3g、当归 6g、黄芪 12g。10 剂,开水煎服。

二诊:1988 年 3 月 23 日。服药后,患者诸症减轻,性欲渐旺,效不更方,上方继服 10 剂。

三诊:1988 年 4 月 5 日。患者性欲旺盛,它症又减,精液检查显示精子活动力好转,舌淡,苔薄白,脉沉细、尺弱。于上方加减继服,即予以附子 10g、桂枝 6g、枸杞子 15g、山药 10g、鹿角胶(烊化)10g、熟地黄 10g、蜈蚣 1 条、炙甘草 3g、焦杜仲 10g、黄芪 10g、当归 6g。10 剂,开水煎服。

四诊:1988 年 4 月 18 日。患者来诊,诉精液检查显示精子活动已正常。

2 年后随访,其爱人已生一男婴。

病例 2:赵某某,男,22 岁。

初诊:1984 年 7 月 1 日。患者婚后 2 年未育,其爱人经几家医院检查一切正常。患者自觉畏寒肢冷,身困乏力,腰膝酸软,面色晦暗少泽,纳差口苦,大便溏薄,夜尿频数。舌淡胖、有齿痕,苔薄白,脉沉迟无力。

【辅助检查】 精液检查显示精液为 2mL 灰白色半流体,精子活动力差(以左右缓慢摆动为多),成活率为 85%,计数 8500 万/mL。

【中医诊断】 不育(肾阳虚衰,命火不足证)。

【西医诊断】 不育症。

【治法】 治当温补命火,滋养肾精。方用温阳化气汤加减,即附子 10g、山药 10g、杜仲 12g、黄柏 6g、肉桂 8g、炙甘草 3g、丹参 15g、枸杞子 15g、山茱萸 10g、仙灵脾 10g。10 剂,开水煎服。

二诊:1984 年 7 月 23 日。服药后,患者自觉畏寒肢冷、身困乏力减轻,夜尿少,纳稍增。舌淡胖,苔薄白,脉沉弱。上方继服 10 剂。

三诊:1984 年 8 月 6 日。患者纳食正常,夜尿消失,仍稍感怕冷、腰酸,面色晦暗。舌淡胖,苔薄白,脉沉弱。于上方的基础上加减,即附子 10g、熟地黄 10g、山药 15g、炙甘草 3g、丹参 10g、黄柏 3g、黄芪 15g、枸杞子 15g、山茱萸 10g、仙灵脾 10g、焦杜仲 10g。10 剂,开水煎服。

四诊:1984 年 8 月 19 日。精液检查显示精子活动力较前有所好转,但患者仍觉身困腰酸、头晕,舌淡,苔薄白,脉沉细。知药中病机,故于三诊方的基础上加减继服,即附子 6g、熟地黄 10g、炙甘草 3g、黄芪 15g、肉桂 3g、山药 12g、丹参 15g、枸杞子 15g、仙灵脾 10g、黄柏 6g。10 剂,开水煎服。

五诊:1984 年 9 月 3 日。患者自诉精神较前恢复,唯觉腰膝酸软。舌淡,苔薄白,脉沉细。宗上法继服,予以附子 5g、肉桂 3g、熟地黄 10g、山药 15g、炙甘草 3g、丹参 10g、韭子 10g、黄柏 3g、枸杞子 15g、仙灵脾 10g、焦杜仲 12g、黄芪 10g。10 剂,开水煎服。

六诊:1984 年 9 月 15 日。它症消失,精液检查显示精子活动力良好。为巩固疗效,嘱以五诊方加减继服 10 剂,后又以金匮肾气丸调理 2 个月,复查精液正常。

1985 年 7 月 3 日随访,爱人已怀孕。

按语:肾藏真阴真阳,肾阳为人身阳气之根,有推动、温煦的作用。以上两个病例均是由于肾阳不足,不能温养精液而致精子活动力差。治当温补肾阳、滋养精液,方选温阳化气汤加减。方中,附子、桂枝(肉桂)温阳化气,枸杞子、熟地黄、仙灵脾补肾生精,山药健脾补肾,黄芪、当归补气生血。诸药合用,共奏温阳化气、滋养精液之功。

邵笠达神阙圆贴治疗癃闭

医家简介

邵笠达,男,1981 年生,陕西咸阳人。他出生于中医世家,系邵印林学术继承人,毕业于第四军医大学临床医学系,毕业后随父坐诊杏林苑诊所,研习中医。

传承情况

神阙圆贴由邵印林首创,用于治疗癃闭,如前列腺增生、前列腺炎、泌尿系感染等疾病。第二代传承人邵笠达将其制成外用膏剂,应用于临床。

临床经验

神阙圆贴具有芳香通透、补肾行气之功效,由人工麝香、朱砂、人参、雄蚕蛾、沉香、蜈蚣、肉苁蓉、补骨脂、木香、牡蛎等 16 味中药组成。将处方中规定量药粉与提取的挥发油浸膏后充分混合均匀,制成每丸 2g 重的丸剂,压于特定的胶布中央,制成直径为 2cm、厚度为 4mm 的圆形贴膏,加硬质塑料纸敷于上,即为成品。

使用时将药贴直接贴于神阙穴上,每贴敷 7 天,每使用 7 天后停用 12 小时,再重新更换药贴。使用该药时应注意:孕妇禁用,皮肤过敏者遵医嘱使用。

特色优势

神阙圆贴是邵笠达在家传秘方的基础上进行剂型转化而成,制备工艺简单可行,组方合理。该药主要贴敷于人体神阙穴,临床主要用于治疗前列腺增生、前列腺炎、泌尿系感染等病,尤其适用于老年男性。药物使用方法简单、操作方便。

高海朝北斗保卫丸治疗癥瘕积聚

医家简介

高海朝,男,1950年生,汉族。他自幼随父学习中医,后继承北斗保卫丸、菩萨归元汤、地藏破堵汤、仲景祛风汤、药王思邈补血药、华佗养血丸等家传秘方;1992年由长安县(现为西安市长安区)卫生局颁发行医执照,以乡医身份行医治病。高海潮临床擅长治疗癥瘕积聚。

传承情况

北斗保卫丸为古代医方,创始人高金于1867年生,为高海朝曾祖父;第二代传承人为高海朝祖父高忍耐,1883年生;第三代传承人高金山,系高海朝父亲,1903年生;第四代传承人为高海朝。

临床经验

北斗保卫丸在传统健脾药的基础上,加砒霜、阿魏、黄丹、甘草等组方,临床治疗配以家传的菩萨归元汤、地藏破堵汤、仲景祛风汤、药王思邈补血药、华佗养血丸等,上以后天水谷之精荣养周身,下以通腑气而导邪外出,攻补兼施,主要用于治疗癥瘕积聚(如肝硬化、肝癌、胃癌、子宫癌、乳腺癌等)。该方经过特殊炮制,制成蜡丸,以制其方中有毒药物之毒。使用该方需辨病情轻重缓急,以确定药量,并配合解药使用,如浆水菜等,医者使用该方治疗前需经严格培训后方可应用。

特色优势

北斗保卫丸为高氏祖辈秘传,用药大胆,临床应用谨慎。凡治病之前,必先诊脉,四诊合参,以舌、脉为凭。凡脉沉、迟、实、牢、结、伏、紧等,舌苔白,舌质绛红、暗红,舌边有齿痕者,才可使用该方,并在辨证的基础上,配合其他祖传方剂联合使用,以确保安全有效。该方用药独特,药物组成含有毒药物,但却以药物的特殊炮制之法,重视舌、脉象,配伍解毒之品和其他祖传方剂等方法巧妙应用,治疗顽疾,出奇制胜,疗效确切。

典型病例

王某某,女,59岁。

初诊:2007年4月15日。患者身体状况极差,全身无力,头晕恶心,双腿沉重无力,并伴有右上腹疼痛。舌紫暗、有齿痕,脉细涩。既往有乙肝病史。于某医院检查后确诊为早期肝硬化。

【中医诊断】 积聚(瘀血内结证)。

【西医诊断】 肝硬化。

【治法】 予以北斗保卫丸、菩萨归元汤。

前后治疗约 1 年,临床各项症状基本消失,精神状态好转。2009 年初,腹部超声复查显示肝脏已基本恢复正常。

按语: 本病例先应用北斗保卫丸排毒,在排毒通脉的同时,再辅以扶正益气、养血活血之菩萨归元汤以扶助人体正气;脾虚不运,气血失荣,再加用华佗补血汤或药王菩萨健胃汤等。

第四节　内科杂病

马凤婷五虎追风散治疗痹病

医家简介

马凤婷,女,1991 年生。她自幼随父辈学习中医药理论知识;2016 年随师学习道家医学,并皈依于鄠邑区重阳成道宫魏至元道长门下,得师传授五虎追风散;2017 年在陕西省安康市紫阳县学习推拿,获结业证书;2018 年在山西省大同市进修推拿正骨,并顺利结业;2020 年参加西安市杨凌区太白草医药知识培训班并顺利结业。

传承情况

五虎追风散被广泛应用于终南山周边沿线及陕西内外多个地区。创始人为原籍宝鸡市千阳县、人称"张师"的太白山道士(具体名字因时间久远无法获知,据说张师为宝鸡三丰派道士)。第二代传承人魏明科,宝鸡市蟠龙山人,1970 年因其参与冯家山水库的修建,在此结识了宝鸡三丰派传承人"张师",后得传五虎追风散。第三代传承人魏至元,于 1988 年皈依宝鸡市蟠龙山王母洞魏明科道长门下,1991 年得传五虎追风散。第四代传承人马凤婷,于 2016 年皈依于鄠邑区重阳成道宫魏至元道长门下,得师传授五虎追风散的配方及使用要点。

临床经验

痹病是因风、寒、湿、热等外邪侵袭人体,闭阻经络而导致气血运行不畅的病证,临床较常见,主要表现为肌肉、筋骨、关节等部位酸痛、麻木、重着、屈伸不利,甚或关节肿大灼热等。临床上具有渐进性或反复发作等特点。一般多以正气虚衰为内因,风、寒、湿、热之邪为外因。

治疗风、寒、湿痹疼痛的五虎追风散由川乌、草乌、细辛、乳香、没药、冰片、天南星、马钱子、蜈蚣、乌蛇、伸筋草、络石藤、海风藤、白芷、寻骨风、雷公藤、皂角刺、当归、防风、祖师麻、追风七、穿山龙、铁棒锤等 36 味药物组成。方中乳香、没药醋炙，马钱子砂炒，乌梢蛇黄酒炙，蜈蚣淡盐水炙，其他药物均为生用。该方具有温经通络、活血化瘀、散寒止痛、消肿除胀的功效。川乌、草乌、细辛散风祛寒，温经止痛；乳香、没药活血化瘀，通络消肿；冰片通窍，清热止痛；天南星散结消肿；马钱子通络止痛，散结消肿；蜈蚣攻毒散结；乌蛇通经络，祛风湿；皂角刺消肿脱毒攻坚；当归补血调经，活血止痛；祖师麻祛风止痛，活血通络；追风七祛风止痛，除湿消肿活血；穿山龙活血止痛，祛风除湿，舒筋活络；铁棒锤祛风止痛，散瘀消肿。余药祛风通络止痛。以上药物经炮制后研磨成细粉，均匀混合而成散剂。众药合用则风寒得散，血行络通，邪气乃去，疼痛自舒。再将该散剂通过高度白酒浸泡，使药物的有效成分能很好释出，并可通行气血。《临证指南医案》曰："盖六气之中，惟风能全兼五气……盖因风能鼓荡此五气而伤人，故曰百病之长。其余五气，则不能互相全兼……由是观之，病之因乎风而起者自多也。"在《医宗必读》中亦记载："治风先治血，血行风自灭。"五虎追风散通过当归补血活血和血，防风祛风固表，进而达到治疗风邪的目的。利用方中细辛等开窍药物通关开窍，以冰片等芳香走窜、渗透力较强的药物加强药力向体内渗透，再结合保鲜膜敷盖患处，用热水袋、艾条、TDP 神灯照射患部等，使热力作用于患部，并持续加强患处血液流通，使药力向患处及四周运行，从而促进经脉气血流通，使表寒里冷、经络之风寒湿痹散除、肿消痛止。该方集通络止痛、活血散寒等药为一体，故可广泛应用于各种疼痛，尤其适用于软组织损伤、关节及骨质增生、腰痛等疾病。

特色优势

五虎追风散沿用道家传承的使用方法，精心选用道地药材及终南山、太白山原生态草药祖师麻、追风七、穿山龙、铁棒锤等精心制作，加工方法简单，起效迅速，疗效确切，在传承中医药文化的同时，结合该地区草医药知识与民间疗法，不断应用探索，丰富了当地草药知识与民间疗法，具有重要的人文与历史价值。

何汇马氏舒筋正骨膏治疗痹病

医家简介

何汇，男，1971 年生，汉族。他自幼受父辈教诲，于 1989 年冬开始拜师学习；2014 年通过师承出师考试；2015 年取得中医助理医师资格；2016 年在陕西中医药大学参加全科医师培训；2020 年取得中医执业医师资格；现在汉中市勉县新铺中心医院中医馆执业。何汇擅长运用马氏舒筋正骨膏治疗痹病。

马氏舒筋正骨膏的创始人为马孝德,他继承先辈之医术,在长期医疗实践中,发现用黄龙胆(黄秦艽)、舒筋草、活血丹等药制成膏药对筋骨病有很好的疗效,此为马氏舒筋正骨膏原型。

第二代传承人为马志怀,为马孝德之子。马志怀从小秉承父业,在其父的经验基础上,对原先的药物加入酒炒制后,发现疗效大增。20世纪50年代,马志怀在原新铺区医院工作,用马氏舒筋正骨膏治疗筋骨病,享誉汉中地区,日门诊量达百人以上。

第三代传承人为马道儒,为马志怀第五子,从事"赤脚医生"10余年,后又做个体医生10余年。他在前辈舒筋正骨膏的基础上加入了红刺藤,效果更加显著。

第四代传承人为何汇,系马道儒第三子,擅长运用马氏舒筋正骨膏治疗筋伤、骨伤、风湿骨病。

临床经验

马氏舒筋正骨膏主要由黄龙胆、舒筋草、活血丹、一枝梅、千斤拔、红刺藤、金石桃等12味中草药各取等份组成。黄龙胆,味微苦,性微寒,归肝、胆、肺经,可利湿退黄、清热解毒、散瘀止痛;舒筋草,味苦,归肝、肾经,有舒筋活血、祛风除湿的作用,对关节酸痛、腰肌劳损、风湿痹痛有良效;活血丹,味苦,可活血散瘀、消肿止痛;一枝梅,味微苦,可清热止痛、化瘀止血;红刺藤、金石桃行气活血,可治疗跌打损伤、风湿关节疼痛等;千斤拔,味苦,性寒,可活血行气、消肿止痛、祛瘀解毒。全方有舒筋活络、祛风活血、除湿止痛的功效。该方所用药物皆为当地中草药,当令时自行采收,采收季节及采摘方式对疗效有一定影响。上述中药材均用白酒炒,再粉碎成粉末。用桐油和黄丹熬制成胶质,放冷水中3天,去毒后加入上述药粉熬成马氏舒筋正骨膏。

用法:将药膏涂抹于敷料上,用时贴于患处(皮肤溃疡处忌用)即可,每天1贴,连贴3～5天,停1天,1个月为1个疗程,一般2个疗程症状可明显改善。

特色优势

马氏舒筋正骨膏已传承150余年,在采收中草药时需按时令,熬制膏药过程中需要有严格的药物组成配比,去毒处理为制膏的重点之一。马氏舒筋正骨膏运用黄龙胆、舒筋草、活血丹、一枝梅、千斤拔等12味中草药舒筋活络、祛风活血、除湿止痛,主治筋伤、骨伤、风湿骨病等,可有效改善症状。

周宏波系列方剂治疗多种血证

医家简介

周宏波,男,1938年生,汉族,陕西永寿人。他于1961年从大荔农校毕业后到陕西省山阳县工作;1970年回永寿县工作;1977年被调至咸阳市直属机关工作委员会,任纪检书记;现任咸阳市宏波血液病研究所所长、中医研究员。

传承情况

创始人周宏波自1962年起学习中医药,现主要以中药治疗再生障碍性贫血、白血病、血小板减少症、过敏性紫癜、鼻衄为主。1996年,周宏波创立了咸阳市宏波血液病研究所,并将医术传于其孙周岩。

第二代传承人为周岩。2008年,周岩师承祖父周宏波,开始学习其临床治疗血证的经验及理论。

临床经验

周宏波认为,血证的病机可分为虚、实两类。虚证主要是气不摄血和阴虚火旺,火热灼伤血络,血溢于脉外而出血;实证主要是阳气亢盛,血热妄行所致的出血。此外,出血后的"留瘀"也是出血不止或反复出血的原因之一。治疗血证的原则为清热解毒、滋阴降火、益气摄血及宁络止血。对于血证治疗经验的总结具体如下。

(1)鼻衄、肌衄:以清热解毒、止血活血为治则。方用鼻血宁,该方由槐米、白茅根、白芍、生地黄、紫草、牡丹皮等10味中药组成,一般治疗周期为3～15天。

(2)过敏性紫癜:以清热解毒、止血凉血为治则。方用敏血宁,该方由紫草、白茅根、大叶紫珠、地榆、蒲黄、牡丹皮、白芍、水牛角等16味中药组成,一般治疗周期为2～3个月。

(3)再生障碍性贫血(以下简称再障):以补益肝肾、益气止血为治则。方用复血宁,该方由红参、黄芪、鸡血藤、制首乌、大叶紫珠、白芍、阿胶、枸杞子、仙鹤草、墨旱莲、白茅根、山药、女贞子、菟丝子、甘草等23味中药组成,一般治疗周期为6～10个月。

(4)血小板减少性紫癜:以清热解毒、益气止血为治则。方用紫血宁,该方由连翘、槐米、白芍、紫花地丁、仙鹤草、白茅根、黄芪、大叶紫珠、墨旱莲、白及、地骨皮、白术等21味中药组成,一般治疗周期为5～10个月。

周宏波治疗血液病 50 余年,总结出了针对多种血液病的治疗方法和方剂。在清热解毒的基础上,随证加减,积累了丰富的临床经验。

典型病例

李某某,男,13 岁。

初诊:2019 年 4 月。家长述其每天流鼻血难止,每周输血小板 2U。现症见全身散在斑块和斑点,鼻衄,牙龈出血,关节疼痛。

【辅助检查】 血常规示血小板计数 $2×10^9$/L,白细胞计数 $0.50×10^9$/L,红细胞计数 $1.76×10^{12}$/L,血红蛋白 54g/L。骨髓细胞检查示成熟淋巴细胞 86%,符合再生障碍性贫血骨髓象。

【中医诊断】 肌衄(热迫血行证)。

【西医诊断】 再生障碍性贫血。

【治法】 治当清热解毒、止血补血。予以复血宁加减(治疗再生障碍性贫血专利方剂,自制止血药),并嘱其定期检查血常规。忌海鲜、辛辣、山楂类制品及牛肉、羊肉、狗肉(热性肉类)等,肌衄量多则忌牛奶、鸡蛋。如有消化道出血,应予以半流质或流质饮食。

治疗 10 个月后,复查血常规示血小板计数 $108×10^9$/L,白细胞计数 $3.80×10^9$/L,红细胞计数 $4.37×10^{12}$/L,血红蛋白 142g/L。

郑光明三虫温阳祛痹汤治疗痹病

医家简介

郑光明,字伯山,男,1938 年生,陕西咸阳人。他于 1958 年毕业于西安第一卫生学校临床专业,后工作于安康地方病防治所;1962 年离职后从事村卫生室乡医工作;1990 年取得咸阳市乡村医生中医考试第一名;1993 年荣获"全国优秀乡村医生"称号;1999 年中国名医大全编委会授予其"中国民间优秀名医"称号。郑光明著有《名老中医郑伯山医案选编一百例》(未出版)。他对于风湿及骨关节病等的治疗经验丰富,诊治时多使用以祛瘀养血为主的三虫温阳祛痹汤治疗。

传承情况

1958 年,郑光明从西安第一卫生学校临床专业毕业,后因工作需要,自学中医,经过不断地学习与实践,积累知识,总结经验,于1960年创制了三虫温阳祛痹汤,该方适用于颈椎病、腰椎病日久不愈者,临床已应用几十年,现患者遍及陕南及咸阳地区。第二代传承人为其孙子郑欢龙、孙媳刘敏艳。

临床经验

根据颈椎病和腰椎病的临床症状,可将其纳入"痹病"范畴。痹病发病多与风、寒、湿、热之邪相关,临床表现也各有不同,但其本在于气血受损,治以补气养血、滋养肝肾。经过长期实践,郑光明发现在组方时酌情加用虫类搜剔之品,效果更佳,故自拟三虫温阳祛痹汤治疗颈椎病、腰椎病。三虫温阳祛痹汤的组成为乌梢蛇、土鳖虫、地龙、炒杜仲、桑寄生、川续断、怀牛膝、羌活、独活、防风、苍术、葛根、姜黄、鸡血藤、熟地黄、当归、川芎、白芍、细辛、制川乌、木香、甘草等,临证可随方加减。方中乌梢蛇、土鳖虫、地龙温经通络;炒杜仲、川续断、桑寄生、怀牛膝补益肝肾,强筋壮骨;独活、细辛直达肾经,搜风蠲痹,散寒除湿;羌活、防风周行全身,祛风除湿;当归、熟地黄、川芎、白芍和营养血,滋养肝肾;苍术健脾燥湿;葛根、姜黄、鸡血藤活血化瘀,通经活络;制川乌一味,主治寒湿痹痛,为寒气重的痛痹的要药;木香辛香走窜,理气活血。诸药合用,共奏温经散寒、祛风除湿、活血化瘀、补益肝肾、温经通络之功。若为关节游走性疼痛之行痹,重用羌活、防风、秦艽、桂枝;若为僵硬、疼痛,重用桂枝、白芍、姜黄、葛根;若为湿气重者之着痹,重用苍术、防己、薏苡仁;若为寒气重者之痛痹,重用制川乌一味,且要将市场销售之制川乌再蜜制1次,方可使用。若为腰椎病坐骨神经痛,加重炒杜仲、桑寄生、怀牛膝、川续断、细辛、川芎、当归、白芍、木香的用量,再加补骨脂、木瓜、桃仁、红花。痹病日久必气滞血瘀、气血受损,故必须加补气养血之品及搜剔经络之品。

特色优势

三虫温阳祛痹汤是以"三虫",即乌梢蛇、土鳖虫、地龙为主,外加杜仲、续断、桑寄生、牛膝等药组成的中药汤剂。该方在搜风通络的同时不忘温补,消补兼施;活血不忘祛风,寓"治风先治血,血行风自灭"之意;注重通络与温肾并举、活血与祛风同施,四法共奏搜剔经络、温肾壮阳、祛风活血之功。

典型病例

李某某,女。

初诊:患者以腰膝酸软、疼痛、麻木10余年为主诉就诊。刻下见腰膝酸软、疼痛、麻木,双下肢肿胀,酸困发凉。舌淡,苔白滑,脉弦缓。

【**中医诊断**】 腰痛(肾阳不足,寒湿下注证)。

【**西医诊断**】 腰椎间盘突出症。

【治法】 自拟三虫温阳祛痹汤辨证施治,即乌梢蛇 10g、土鳖虫 10g、地龙 10g、炒杜仲 15g、桑寄生 15g、川续断 15g、怀牛膝 15g、羌活 10g、独活 10g、防风 10g、苍术 15g、蚕沙 20g、葛根 15g、姜黄 15g、鸡血藤 15g、熟地黄 20g、当归 15g、川芎 10g、白芍 15g、细辛 5g、制川乌(先煎)10g、木香 10g、甘草 10g。10 剂,水煎服,每日 2 次。

服药 10 剂后,腰膝疼痛、麻木、肿胀消失,病情好转。

胡天喜灸仙堂外用药膏治疗痹病

医家简介

胡天喜,男,1953 年生,汉族,陕西铜川人。他于 1974 年进入药王山五七大学("赤脚医生"复训班 74 级)学习,结业并获得证书;后自开诊所执业,其间又被乡村卫生院、华原医养康医院聘请,行医于中医科。

传承情况

张同昇本是中医院医生,1978 年后回乡行医,胡天喜与其是邻居,从此结下机缘。胡天喜从初中读书之时就跟着张同昇学习中医诊疗技艺,他从药王山五七大学毕业后正式拜师于张同昇,1970 年至 1977 年跟随张同昇学习《伤寒论》《金匮要略》《黄帝内经》《医宗金鉴》《温病条辨》等中医经典著作,并随其临诊,以治内、外、儿科疾病为主。

临床经验

灸仙堂外用药膏可治疗风、寒、湿痹,用于风、寒、湿邪引起的肩周炎、颈椎病、腰椎病等。其包含羌活、独活、徐长卿、生川乌、生草乌、地龙、全蝎、红花、川芎、甘遂、五枝(桑枝、榕枝、柘枝、槐枝、柳枝)等 24 味中药,麻油煎熬一昼夜,至滴水不散为度,下黄丹收膏即成。外敷患处,每次用 3～5 贴,2 日一换,或 5 日一换。

特色优势

早在《黄帝内经》中就有制作和应用膏剂的论述。晋代《肘后方》中又将膏剂由皮肤外敷发展到五官科外塞和内服治病的记载。唐宋以来,膏剂的应用更为广泛。灸仙堂外用药膏运用传统膏剂治疗风、寒、湿邪引起的肩周炎、颈椎病和腰椎病等,组方精当,取得了确切的临床疗效。

第二章

外科疾病

第一节　皮肤病

王圣德银屑胶囊治疗银屑病

医家简介

王圣德,男,1965 年生,陕西铜川人。在多年的行医及银屑病治疗过程中,他总结经验,改良家传方,研制出了圣德银屑胶囊。

传承情况

圣德银屑胶囊系王氏家族的家传方,由王圣德之天祖王成约在 1800 年创制,后传至其高祖王追、曾祖父王远、祖父王万庆和父亲王鸿斌。王氏家族对银屑病的病因病机有独到的认识,认为银屑病病因多为内蕴伏热,外受风、寒、湿邪,以致表里不和,营卫失调,毛孔为之闭塞,津液无路外泄,聚之成湿而瘙痒,腠理闭塞,局部气血不运而瘀滞。治疗以通透润燥为主,即通表里以调内外,透皮肤以开腠理,润肤养阴以治燥,燥脾运湿以祛邪,擅长使用全蝎、金银花、羌活、白芷、白术、茯苓等药。而王鸿斌则认为本病由血行不畅、瘀热不化而成瘀血之证,邪气聚结则肌肤运行不畅,气血凝滞而成本病。临床上,患者皮肤粗糙呈鳞屑,舌质偏紫且有瘀斑,关节屈伸不利。治疗时常使用活血化瘀药,如当归、丹参、川芎、赤芍、桃仁、红花。王圣德在家传方的基础上以清热解毒、祛风透疹、活血补血为主,研制出了圣德银屑胶囊,并将此传给其子王铭。

临床经验

圣德银屑胶囊由藏红花(3g)、全蝎(15g)、土茯苓(20g)、白鲜皮(30g)、当归(15g)、蛇蜕(15g)、板蓝根(30g)等 11 味中药组成,将其打成粉,装入胶囊。其中,藏红花味甘,性平,入心、肝经,可活血化瘀、散郁开结;全蝎味辛,性平,归肝经,擅长息风镇痉、通络止痛、攻毒散结;土茯苓味甘、淡,性平,有解毒除湿、通利关节之功效,主要用于梅毒及汞中毒所致的肢体拘挛、筋骨疼痛、湿热淋浊、带下、痈肿、瘰疬、疥癣等;白鲜皮味苦,性寒,归脾、胃、膀胱经,具有清热燥湿、祛风解毒之功效;当归味甘、辛,性温,归肝、心、脾经,可补血活血、调经止痛、润肠通便,常用于血虚萎黄、眩晕心悸、月经不调、经闭痛经、虚寒腹痛、风湿痹痛、跌扑损伤、痈疽疮疡、肠燥便秘;蛇蜕味咸、甘,性平,入肝经,有祛风、定惊、退翳、解毒的作用,可用于小儿惊风、抽搐痉挛、翳障、喉痹、皮肤瘙痒等;板蓝根味苦,性寒,归心、胃经,可清热解毒、凉血利咽,主治外感发热、温病初起、咽喉肿痛、温毒发斑、痄腮、丹毒、痈肿疮毒。诸药合用,共奏清热解毒、祛风透疹、活血补血之功。

特色优势

银屑病又称"牛皮癣",中医称为"白疕""松皮癣",患者痛苦,易复发,属难治之病。王圣德在祖传方的基础上,结合多年治疗银屑病的临床实践,研制出具有清热解毒、祛风透疹、活血补血功效的圣德银屑胶囊。该方组方精专,服用方便,为中医治疗银屑病提供了新方法。

典型病例

史某某,女,45 岁。

初诊:2005 年 6 月 6 日。患者自诉 15 岁时患牛皮癣,断断续续治疗,近 1 个月皮疹发展迅速,呈斑块状,颜色鲜红或深红,以躯干、四肢为多,表面覆盖有银白色鳞屑,干燥易脱,剥刮后有点状出血,伴瘙痒,心烦口渴,大便干结,小便黄。舌红赤,脉弦滑数。

【中医诊断】 牛皮癣(血热型)。

【西医诊断】 寻常型斑块状银屑病进行期。

【治法】 嘱其服用圣德银屑病胶囊 1 个疗程(1 个月),每次 6 粒,每日 3 次,餐后服。饮食方面:忌酒、海鲜及牛、羊肉,忌辛辣刺激性食物。

二诊:患者自述服药第 5 天瘙痒明显缓解。检查见红斑变淡,丘疹变平,鳞屑大片脱落。大便每日 2 次。又嘱其继续服用 1 个疗程,服用方法不变。

三诊:红斑变为淡白,丘疹已退完,皮损上鳞屑亦退完。嘱其按原量继续服用 3 个月,以防止复发。

白健康外用药方治疗皮肤病

医家简介

白健康,男,1947 年生,陕西蓝田人,现为白氏第三代传承人。他幼承家学,于 2008 年退休,开办蓝田白健康诊所,工作至今。白健康在临证治疗时常用中药内服及外敷的方法治疗各类皮肤病,尤其对疥癣、湿疹、带状疱疹、银屑病、黄水疮、神经性皮炎等皮肤病的治疗经验丰富,并沿用家传白氏疥癣灵散及白氏黄石止痒散治疗湿疹、疥癣。在长期的临床实践中,白健康在皮肤病的治疗上形成了独特的诊疗方法。

传承情况

　　创始人白粹庵,教书数年后弃教从医,自学《医宗金鉴》等多部中医典籍,采集当地中草药,组方配药,自制丸散,主要治疗皮肤疮疡。据当地群众讲,白粹庵为《白鹿原》影视作品中冷先生的人物原型,因其医德高尚,走村串户上门为患者服务,并常常为困难患者减免医药费用,在白鹿原当地享有盛名,深受百姓的拥戴。1949 年,附近百姓自发为其树碑"国医圣手",并演大戏 3 天,以表彰其功德。1958 年白粹庵因病去世,获"医义长昭"大匾一面,后被载入《蓝田县志》《蓝田县卫生志》《医林人物传略》。在临床治疗皮肤疮疡病中,白粹庵主要以白降丹和红升丹为核心药物,在治疗疮疡和皮肤病方面颇有疗效。经过对疥癣等皮肤病的治疗经验总结,白粹庵自创白氏疥癣灵散、白氏黄石止痒散。

　　第二代传承人白日耀,为白粹庵之子,深受其父医德、医术的熏陶,对家传秘方继承创新,在组方及制作工艺上不断完善,使其简便易行,疗效更佳,并将其技术和药方传承给白健康以及白健康妻子卫碧霞。白日耀历任蓝田县第九届、第十届、第十一届人大代表,并载入《蓝田县志》《蓝田县卫生志名人录》。

　　第三代传承人白健康、卫碧霞。白健康生于 1947 年 6 月,主治医师,为白粹庵之孙。1968 年跟随父亲白日耀学习中医皮肤病防治知识,1970 年起在鹿塬地段医院从事中医临床工作,于 2008 年 5 月退休,退休后继承祖业,开办蓝田白健康诊所,致力于中医外科病、皮肤病的治疗,根据家传方药,进行辨证用药,将纯中药研磨成粉(也有少许炮制药物),主要用于治疗疥癣、湿疹、黄水疮、腰缠火丹等。现为蓝田县第十七届、第十八届人大代表。卫碧霞,生于 1952 年 4 月,为白健康之妻,1972 年起在村卫生室工作,跟随白日耀学习中医皮肤病知识;1988 年白日耀去世后,其开始独当一面,治疗皮肤病;1994 年晋升为乡村中医师;2010 年起在白健康诊所工作至今。

　　第四代传承人白亮、李婷,分别为白健康的儿子和儿媳,二人跟随父亲坐诊,并收集和整理白氏家族的医案和药方。

临床经验

　　白氏疥癣灵散由白粹庵首创,该药由硫黄(20g)、雄黄(10g)、广丹(5g)等 6 味药物组成,将以上中药分别研为细粉,混合调匀,用麻油或香油调成稀糊状备用,主要用于疥癣等皮肤病的治疗。后由白日耀在原处方基础上加用白石灰等药,使其疗效更佳。治疗时,取少量均匀外涂于患处,保留至下次涂药时再清洗,涂药前要先换洗衣服,以免相互传染,头面部慎用,每日 2 次。若出现皮疹、皮痒等不良反应,应立即停药,3 天至 1 周自行消退。

　　疥癣、湿疹、黄水疮属于中医湿疹的范畴,以皮肤瘙痒为主要临床表现,治疗以止痒为主,可使用白氏家传方白氏黄石止痒散,该方由白粹庵创制,由硫黄(20g)、枯矾(20g)、炉甘石(40g)、滑石(40g)、冰片(少许)等药物组成。使用时,将以上中药分别研为细粉,混合调匀,再加入冰片,治疗时用麻油或香油调成稀糊状,薄涂一层即可,每日2次。保持患处有药,直至痊愈。治疗时应注意,勿受潮湿,少洗澡,保持干燥,禁食辛辣刺激性食物。头面部慎用,若出现皮疹、发痒等不良反应,立即停药,一般可自行消退。

白氏疥癣灵散、白氏黄石止痒散主要用于局部敷药,可直达病灶,保护创面促使新肉再生,具有除湿、杀虫、止痒的功效,能够迅速减轻患者的自觉症状,并加速皮疹消退。

特色优势

白健康在继承前人经验的基础上,根据疾病谱的变化,目前在治疗传统皮肤病的同时,还将祖传药物应用于手术、创伤等原因导致的伤口久不愈合、药物过敏导致的脂肪液化、压疮等,多获良效。白氏方药传承四代,主治皮肤疮疡类疾病,在当地享有盛誉;传承中医药的治疗方法延续至今,疗效肯定,具有一定的学术研究和传承价值。

闫天房闫氏康复膏治疗皮肤病

医家简介

闫天房,男,1978年生,陕西渭南人。他幼承家学,跟随祖父闫振民、父亲闫秋贵学习中医知识,2002年继承家传闫氏康复膏的制作技艺,现为闫氏康复膏第三代传承人。在长期的临床实践中,闫天房在皮肤病的治疗方面形成了独特的诊疗方法,擅长使用闫氏康复膏治疗腮腺炎、淋巴结肿大、皮肤化脓性疾病等。

传承情况

闫氏康复膏系闫氏家传秘方,始于清末,已传承百年。创始人闫天房的祖父闫振民,15岁时在临渭区孝义镇中药堂当学徒,拜师学成后独立行医,师承结合民间知识及自身医疗实践,创制出了闫氏康复膏。第二代传承人是闫天房的父亲闫秋贵,他曾为教师,后弃师从医,在家熬制膏药。第三代传承人闫天房,自幼耳濡目染,在家族长辈的言传身教中学习中医药知识及炼制膏药的技艺,在临床治疗中擅长使用闫氏康复膏治疗身体多部位的感染、化脓、溃疡等皮肤病。

临床经验

闫氏康复膏的组方共8味药物,包含蟾蜍、密陀僧、血竭及其他树脂和矿物质等药材,配合红升丹共用,有祛腐生肌、消肿止痛、行气通络等功效。方中蟾蜍味辛,性凉,有毒,归肝、脾、肺经,有破结、行水、解毒、杀虫、定痛的功效,可用于疗疮发背、瘰疬、水肿、恶疮、小儿疳积等;密陀僧味咸、辛,性平,有毒,可坠痰、燥湿杀虫、敛疮,内治痰积惊痫,外治湿疮疥癣、金疮、溃不收口;血竭具有活血定痛、化瘀止血、敛疮生肌的功效,主治跌仆损伤、心腹瘀痛、外伤出血、疮疡不敛。制膏时,首先将药材称量,用药窝捣碎为粉末状,并用粗、中、细箩过筛3次。将香油在锅中加热,再放入一只干蟾蜍,用槐棒朝同一方向持续搅动,待香油加热至滴水成珠状、干蟾蜍融化时,捞出残渣,再放入红升丹。红升丹具有拔毒提脓、祛腐生肌、杀虫燥湿的功效,主治疗疮痈疽、瘘管窦道、疥癣、湿疹、顽疮久溃不敛、脓出不畅、腐肉不去、新肉难生等。升丹的关键在于掌握火候,升丹后放入捣碎的中药粉,熬至中药粉末完全溶解后放入凉水中去毒,最后用手捞、拧、搓成条状即可。使用时,可将已制成的膏药涂于棉布上,外用贴于患处,1~4 天更换 1 次。

特色优势

闫氏康复膏经过闫氏家族三代人的传承并不断调整优化,现今不仅适用于烫伤后感染及疔、痈、蜂窝织炎等皮肤疾病,还可用于腮腺炎、淋巴结炎、乳腺增生症等病的治疗。闫氏康复膏组方精专,治疗时简单、易操作,外贴患处即可,凸显了其"简、便、验、廉"的特征。

权西仓祛痘灵治疗痤疮

医家简介

权西仓,男,1959 年生。他 1976 年毕业于澄城县六二六卫生学校;1976 年至 1980 年于渭南市澄城县尧头镇段庄坡村医疗站工作;1980 年至 1983 年于澄城县尧头乡镇卫生院工作;1983 年至 2010 年于澄城县个体中医诊所工作;2010 年至 2020 年在西安市圣古方堂国医馆等多个中医诊所坐诊。权西仓师承当地名中医权新法,在其师父原方基础上丰富、完善了祛痘灵(1 号、2 号)中药粉剂。

传承情况

创始人权新法为澄城县尧头镇段庄坡村卫生所老中医,行医 60 多年,创制了祛痘灵基础方。第二代传承人权西仓于 1977 年至 1988 年师承权新法,在权新法基础方上丰富、完善了祛痘灵(1 号、2 号)中药粉剂,并辨证结合内服方药治疗痤疮等疾病。

临床经验

祛痘灵(1 号、2 号)中药粉剂的组成:①祛痘灵 1 号(粉剂每盒 50g 包装),可清热解毒、排脓消肿,由绿豆(5g)、生薏苡仁(5g)、杏仁(5g)、白芷(3g)、荞麦(5g)、重楼(3g)、黄连(2g)、桔梗(2g)、黄芩(3g)、冰片(1g)等 12 味药物组成。②祛痘灵 2 号(粉剂,每盒 50g),可活血通络、收敛生肌,由五倍子(6g)、生薏苡仁(6g)、蜈蚣(1g)、白及(3g)、生白术(5g)、丹参(2g)、冰片(0.2g)等 9 味药物组成。

祛痘灵(1 号、2 号)中药粉剂的制作及用法:将各方的药物按比例混合后打粉,装入容器中。使用时将药粉混合蜂蜜、绿茶或白糖调糊状,晚上或白天敷面部,1～3 小时后洗掉,每日1 次,治疗期间皮肤应适当补水。

特色优势

痤疮多发生于青少年,不仅影响美观,而且容易复发。祛痘灵(1 号、2 号)中药粉剂以清热解毒、排脓消肿的祛痘灵 1 号,配合活血通络、收敛生肌的祛痘灵 2 号联合使用,以蜂蜜、绿茶或白糖为基质调用,并辨证化裁,配伍方法得当,不留瘢痕,疗效可靠。

邸寅如意皮肤癣膏治疗皮肤病

医家简介

邸寅,男,1976 年生,汉族,陕西三原人。西安任仁义养生堂第七代嫡传(1785 年传承至今),自幼继承家学,先后在三原县卫生学校、渭南中医学校(现为渭南职业技术学院)系统学习医学知识,1997 年获得中医师职称,从事中医药临床工作近 30 年,擅长用中医药治疗皮肤病。

传承情况

西安任仁义养生堂如意皮肤癣膏已传承七代,由湖北荆州中医世家任仁义堂堂主赵金海创制,用于治疗皮肤顽疾。后赵金海传于其学生邸崑山,即第二代传承人,邸崑山学成后在湖北荆州岳口镇创办了益善堂,并传于其子。第三代传承人邸百正,师从其父邸崑山,继承益善堂家业,后在湖北省荆州市岳口镇行医。第四代传承人邸寿轩,为邸百正次子,幼承家学,总结编写了《寿真记》,后因乱世将益善堂迁回祖籍西安高陵,后更名为福寿堂。第五代传承人邸孝廉,师从其父邸寿轩,自幼学习中医,为"渭北四大名医"之一。第六代传承人邸炳军师承其父邸孝廉,于 1992 年在西安市临潼区创办复兴堂行医至今,并将其术传于其子,即第七代传承人邸寅。如是,如意皮肤癣膏 200 余年来不间断地被传承应用。

如意皮肤癣膏由黄连、甘草、薄荷、冰片等7味药物组成,每味中药经家传特殊方法炮制后,打碎研粉混合,加工成软膏制剂;主要功效为清热燥湿、解毒止痒;具有"使湿去毒清,不治痒而痒自止"的特点;适用于牛皮癣(银屑病)及其他各种皮肤瘙痒症、脱屑性皮肤病,如头癣、体癣、股癣、脚癣、神经性皮炎、湿疹等。

特色优势

如意皮肤癣膏传承七代,历经200余年而不衰,选药精良,炮制得当,具有"简、便、廉、效"的优点。

李全科外用散剂治疗皮肤病

医家简介

李全科,男,1960年生,汉族,陕西宝鸡人,中医副主任医师。他于1989年创办中医外科诊所;2002年成立了宝鸡市中医外科皮肤病研究所;2012年创建了李家本草皮肤病门诊部;2019年5月成立了陈仓区李家本草皮肤病医院。李全科从医30余年,一直致力于中医外科皮肤病方药的传承与创新,撰写了《"李氏消白散"治疗白癜风120例浅析》等5篇学术论文。李全科及其医术被载入《跨世纪陕西人风采录》《中国西部专家库》《世界杰出华人大辞典》《华夏医魂》。

传承情况

李氏燥湿止痒散、李氏清解拔毒散的创始人是李全科外公。据李全科母亲讲述,1942年,有一姓郑的游医逃难到周原,李全科外公收留该游医,后为乡邻治病。李全科外公因此耳濡目染,对中医学产生了很大兴趣,常跟其采摘草药、协助制作丸散(如燥湿止痒散、清解拔毒散、复方紫金散等)。郑姓游医在李全科外公家的三年多,尽心为乡邻诊治疾病,临走之时将《秘传经验良方》等手抄书籍赠予李全科外公,后李全科外公在继承郑姓游医医术及经验的基础上,创制出了李氏燥湿止痒散、李氏清解拔毒散。第二代传承人是李全科舅父,他传承了其父的医术与良方,为乡邻疗疾。第三代传承人是李全科,李全科自幼酷爱中医,并在家传秘方基础上进行了创新和发展,擅长治疗缠腰火丹、湿疹、疥癣、白疕、肺粉刺、烧烫伤等。第四代传承人李小龙、李晓雅,系李全科子女。李小龙自幼受其父熏陶,自2017年至今,跟随父亲李全科学习中医外科皮肤病的临床经验,擅长处理皮肤科常见病、多发病和较为复杂的疑难重症。李晓雅自幼秉承父业习医,于2013年毕业于内蒙古医学院中医学专业,后跟随父亲潜心钻研并从事皮肤病的临床诊治,擅长常见病、多发病和病程较长且顽固的皮肤病的治疗。

临床经验

李氏燥湿止痒散由黄连(30g)、炉甘石(45g)、滑石(240g)、冰片(适量)等药物组成。将黄连、炉甘石、滑石、冰片等分别研细粉,先将黄连末、炉甘石末、滑石末等混合均匀,再按等剂量递加法加入冰片细粉搅拌均匀装瓶备用。治疗时,以芝麻油将散剂调成糊状外涂,每日2次,用于治疗湿疹、皮炎、黄水疮、烧烫伤等皮肤病。

李氏清解拔毒散由黄连(15g)、黄柏(15g)、黄芩(15g)、青黛(6g)、冰片(6g)等药物组成。功能与用法:①将上述药物制成散剂,加白酒调成搽剂,外搽治疗缠腰火丹、湿疹、皮炎、斑丘疹等。该药剂具有清热解毒、止痛止痒之功效。②将散剂加蜂蜜调膏状外敷,治疗疔、疖、痈肿、疬等。该药剂具有拔毒消肿之功效。③将散剂加芝麻油调糊状外涂,治疗烧烫伤。该药剂具有清热解毒、凉血止痛、生肌敛疮之功效。

特色优势

李氏燥湿止痒散、李氏清解拔毒散为家传外用制剂,以天然中草药为主,用于湿疹、皮炎、黄水疮、烧烫伤等外科皮肤病的治疗,局部敷药能直达病灶,并能保护创面,具有除湿收敛、解毒止痒的功效。

赵月静自制内服药治疗银屑病

医家简介

赵月静,男,1950年生,汉族,陕西洛南人。他于1969年随伯父赵光宗学医,随后任洛南县东街村合作医疗站医生;1974年被选送至洛南县中医进修班学习。赵月静从医40余年,潜心钻研中草药,擅长治疗皮肤病。

传承情况

1969年,赵月静随伯父赵光宗学医。运用内服、外用药治疗银屑病的经验是赵月静在继承赵光宗经验的基础上,结合多年采药、制药、临床经验发展创新而成的。

赵月静自制的治疗银屑病的内服方药分为以下两种。

(1)黄迷汤:麦黄草(紫堇)10g,雄迷蒿 10g,苍术 10g,黄柏 10g,白芷 10g,地胡椒(鹅不食草)10g,焦白术 10g,蛇床子 10g,地肤子 15g,苦参 20g,防风 15g,白鲜皮 10g,乌梢蛇 10g。每日 1 剂,水煎 3 次兑匀,早、晚分服。

(2)退癣灵颗粒:将露蜂房、蛇蜕打碎,与蜂蜜揉搓均匀,用手工小饸饹机将药团压成条,烘干碎成颗粒,早、晚分服。

特色优势

黄迷汤和退癣灵颗粒来源于传承和临床实践,用中草药组方,特色明显,临床实用。

骆正德外治法治疗带状疱疹

医家简介

骆正德,男,1946 年生,陕西宁强人。他出生于中医世家,自幼跟随外公刘澄洲、父亲骆廷瑞学习中医药知识,现为"外治法治疗带状疱疹验法"第三代传承人;1968 年开始先后在流溪沟村卫生室、代家坝镇中心卫生院工作,目前在家行医。骆正德擅长运用家传外治法结合中医汤剂治疗带状疱疹(缠腰火丹)。

传承情况

"外治法治疗带状疱疹验法"来源于骆正德的外公刘澄洲,他是代家坝镇当地的名医。第二代传承人为骆正德的父亲骆廷瑞,他中学毕业即跟随刘澄洲学医,后开药铺诊病。第三代传承人骆正德,幼承家学,跟随外公、父亲学习中医药知识,传承"外治法治疗带状疱疹验法",并配合口服龙胆泻肝汤加减共同施治。第四代、第五代传承人分别为骆正德儿子骆玉兆、孙子骆甫生,二人现分别在流溪沟村卫生室、代家坝镇中心卫生院工作。

临床经验

中医的"缠腰火丹"即现代医学的带状疱疹,临床可见成簇的水疱沿身体一侧呈带状分布,如蛇形,疼痛剧烈,亦可在头部等其他部位发生。骆正德经过长期临床实践,使用家传带状疱疹外治法和以龙胆泻肝汤为基础方加减口服共同施治,效果更佳。

骆氏外治法分 3 种:第一种是雄黄 30g、甘草 30g 研细粉用,食醋调敷于患处。雄黄、甘草消炎解毒,醋有杀菌、止痒的作用;第二种是蛇皮胆(又名蜂窝),火烧后研成粉末,蛇皮胆可以毒攻毒,用菜油调敷,菜油具有调和、润肤的作用;第三种是用猪胆汁直接涂抹,有清利肝胆、凉血解毒的功效。因人因地制宜,就地取材,辨证施治。对于兼有肝火上炎之实证,配合口服龙胆泻肝汤,以清热、解毒、除湿。还可用线香或灯心草在带状疱疹条带状分布的两头各点灸1次,以防止其继续蔓延。

特色优势

"外治法治疗带状疱疹验法"经骆氏五代人的传承,已逾百年,从肝胆论治,泻肝胆湿热,内服药与外敷药及点灸法同用,内外同治,为带状疱疹的治疗提供了新思路。

胡天喜灸仙堂外用药酒、祛痘膏治疗皮肤病

医家简介

胡天喜的介绍同本书"胡天喜灸仙堂外用药膏治疗痹病"的"医家简介"。

传承情况

传承情况同"胡天喜灸仙堂外用药膏治疗痹病"的"传承情况"。

临床经验

灸仙堂外用药酒可治疗皮肤瘙痒、局限性皮癣、蚊虫叮咬等,主要由芫花、生地黄、樟脑、白屈菜、雄黄、蝉蜕、全蝎、僵蚕、天麻、野菊花等30味中药组成。将上述中药挑拣、洗净、切段后,按一定比例浸泡于高浓度白酒或酒精中至少7天,浸泡愈久愈好。随取随用,外用敷患处。

灸仙堂祛痘膏是将冬瓜子(仁)、山柰、僵蚕、樱桃、乌梅、藿香、防风、五味子、蛇床子、地龙、桃仁、杏仁、荞面等20味中药研磨成极细粉,冬天以蜂蜜调和、夏天以凉水调和涂抹患处。一天多次。

禁忌:辛辣、鱼蟹类不可食用。视病情辨证配合内服药物,痤疮轻者6天即可减轻,一般疗程为1个月。

特色优势

灸仙堂外用药酒可以使药借酒力、酒助药势,外用涂抹患处,从而更好地发挥清解湿毒、息风止痒的作用。

灸仙堂祛痘膏采用药物调和外敷的方法治疗痤疮,对痤疮部位进行杀菌,加速局部微循环,再配合内服药物,可达到排出体内毒素、恢复内分泌平衡的功效。

唐远福清平膏治疗带状疱疹

医家简介

唐远福,男,1948年生,汉族,陕西勉县人。他出生于中医世家,擅长治疗皮肤病和内科病。

传承情况

唐氏中医药疗法治疗皮肤病、心脑血管病最早可以追溯到清代末年。创始人是唐远福的曾祖父,因逃避战乱由四川辗转到汉中市勉县新街子镇潭庄村(现团庄村)落脚定居,行医治病,擅长治疗内科病、皮肤病。第二代传承人唐喜才,继承中医治疗内科病及皮肤病家传,将唐氏中医药疗法再传至第三代传承人唐云章(1928—1976,唐喜才之子)。唐云章整理其父的中药疗法典籍并传于第四代传承人唐远福,唐远福尤其擅长治疗皮肤病,他在家传的基础上研制出了治疗带状疱疹的外用药膏——清平膏。

临床经验

清平膏由雄黄、黄柏、冰片、藤黄、薄荷等组成,具有清热解毒、止痛止痒的功效。雄黄温燥有毒,外用可以毒攻毒而解毒杀虫疗疮。黄柏味苦,性寒,长于清热燥湿、泻火解毒、除骨蒸,外用宜生用。冰片气清香,味辛,性凉,外用有泻火解毒、清热止痛、防腐生肌的作用。藤黄具有消肿攻毒、祛腐敛疮、止血、杀虫之功效。薄荷味辛,性凉,发散清利,有疏散风热、宣毒透疹、祛风止痒之功。

上述药物经炮制后打粉,用凡士林调敷。清平膏对蛇串疮、缠腰火丹、缠腰火龙、火带疮、蛇丹、蜘蛛疮等有明显的治疗效果。疗程短,一般1个月内可见效。另外,该药膏还适用于痔疮、鹅掌风、白癜风、皮肤干裂、牛皮癣等皮肤病,能明显改善症状,但疗程略长。

特色优势

带状疱疹发生于皮肤,疼痛明显,清平膏用雄黄、藤黄等以毒攻毒,并配伍解毒、发散、止痒之品,共奏清热解毒、止痛止痒之功,可明显改善皮肤病疼痛、瘙痒等症状。

第二节　烧烫伤及外伤

兰璞、兰琛兰氏祖传烧烫伤外伤药治疗烧烫伤

医家简介

兰璞,男,1990年生,陕西渭南人。他幼承家学,跟随祖父兰东海、父亲兰卫红学习治疗烧烫伤、外伤及各类皮肤病的独特方法和经验;毕业于陕西中医药大学临床医学专业,现为渭南皮肤病整形美容协会委员;曾于西安交通大学第二附属医院跟随王万卷、袁景奕学习皮肤病的诊治,于陕西中医药大学附属医院跟随孙丽萍、张卫涛学习中医疮疡等皮肤病诊治;先后工作于渭南师范学院附属医院、渭南二号烧伤医院、临渭区中医医院等。

兰琛,男,1982年生,为兰璞之兄,现任陕西省医学会皮肤分会会员、渭南皮肤病整形美容协会委员。他幼承家学,毕业于湖北黄冈卫生学校临床医学专业,曾于黄冈市中心医院、渭南市第二医院实习进修;入伍后在部队担任卫生员;退伍后先后在临渭区骨科医院、辛市卫生院工作,工作期间曾在陕西中医药大学附属医院、西安交通大学第二附属医院进修。

兰璞和兰琛在临床中常用中医外治法与西医结合治疗疾病,二人在烧烫伤、外伤及各类皮肤病的治疗上形成了独特的诊疗方法,在应用其家传方治疗的同时,还结合他们在西安、渭南等多家医院所学的治疗皮肤病的知识与经验,使得兰氏祖传烧烫伤外伤药与现代诊疗技术相结合,临床上具有治疗范围广、使用方便等特点,其简、便、廉、验,外用治愈率高,伤口新生皮肤完整,缓解疼痛快,止痛效果维持时间长,各类感染和非感染伤口修复快(Ⅰ度1或2天;Ⅱ度3～7天;深Ⅱ度7～12天),抗菌消炎效果突出,深Ⅱ度及Ⅲ度烧烫伤留疤率低。

传承情况

兰氏祖传烧烫伤外伤药的创始人为兰振荣(兰氏兄弟之曾祖父)的姨母,她精通医学医理,后将其治疗外伤、烧烫伤、骨髓炎、乳腺炎整理归纳的各类名方、验方、民间方及其经验传于兰振荣。

第二代传承人兰振荣,完整继承了兰氏祖传烧烫伤外伤药创始人之经验,于1912年在蒋家村落户行医。

第三代传承人兰东海,幼年即随其父兰振荣学习中医,后承袭了兰氏祖传烧烫伤外伤药的经验。1952年考入第四军医大学(现为空军军医大学),统招进入部队,在第四军医大学附

属医院(原第二陆军医院)工作。1962年,兰东海离职回乡,致力于对家传方兰氏祖传烧烫伤外伤药的钻研,总结家族中医药知识和治疗经验,并将中医与西医结合治疗烧烫伤、皮肤病、外伤、感染伤(溃疡、脉管炎、骨髓炎、压疮等)、乳腺疾病和肛肠疾病等。

第四代传承人兰卫红,继承和发扬了兰氏祖传烧烫伤外伤药的配制经验,总结中、西医结合对各类烧烫伤、外伤及皮肤病等的治疗方法、经验,为兰氏祖传烧烫伤外伤药的传承和发展开辟了新的道路。

第五代传承人兰璞、兰琛两兄弟,先后学成归来,传承其家族医业。

临床经验

兰氏祖传烧烫伤外伤药由象皮(少许)、冰片(微量)、珍珠粉(与凡士林1∶3或蛋黄油1∶20)等7味中药组成。方中象皮"煎膏药,祛腐生新,易于敛口"(《医学入门》),"治下疳,烧灰和油敷之。又治金疮不合"(《本草纲目》),"专能生肌长肉,定狂,止呕吐"(《本草新编》),可"治湿痹,其煅后研磨调制"(《本草再新》)。冰片可用于目赤肿痛、喉痹口疮或疮疡肿痛溃后不敛等,使用时将其研磨调制。珍珠粉味甘、咸,性寒,入心、肝经,具有镇心安神、养阴息风、清热坠痰、去翳明目、解毒生肌的功效,可治疗惊悸、怔忡、癫痫、惊风搐搦、烦热消渴、喉痹口疳、目生翳障、疮疡久不收口等。正如《本草经集注》云"治目肤翳",《本草汇言》云"镇心,定志,安魂,解结毒,化恶疮,收内溃破烂",《本经逢原》云:"煅灰入长肉药及汤火伤敷之"。诸药合用,共奏清热收湿敛疮、保持创面干燥、防渗出以及清热凉血、消肿生肌、抑制细菌、防止感染之功。

兰氏祖传烧烫伤外伤药运用传统中药炮制技术,使用各种型号绢筛、瓷乳钵、玻璃钵、铜春钵、铁碾船、石臼等,经过纯手工配制。将上述中药用煅法、碾法、研法、磨法、筛法混合炮制技术,研制出治疗烧烫伤、外伤等感染伤和非感染伤及各类皮肤病的油剂、膏剂、粉剂等。根据疾病发展的阶段不同,其使用的剂型也有所不同。

(1)油剂治疗:多用于创伤前期。创伤前期应急速降温,避免水疱破损感染,故宜用油剂治疗。在皮肤炎症的亚急性期,将药物调和成油剂,能吸收少量渗液达到消炎收敛的作用。有文献记载:"烫火灼伤用年久石灰敷之,或加油调""用猪脂煎柳白皮成膏外敷"。

(2)膏剂治疗:多用于慢性期,皮损表现为皮肤增厚、角化、干燥,以浸润肥厚为主,使用膏剂治疗可达到保湿、抗炎、修复等的效果。

(3)粉剂治疗:多用于急性期,皮损表现以红斑、丘疹或水疱为主,无渗液时用湿敷,有大量渗液时扑以粉剂。另外,还需注意根据烧烫伤面积补液,纠正水、电解质紊乱;初期急速降温,避免水疱破损,控制感染;抬高患肢,注意营养,避免食用辛辣刺激食物;外伤、感染伤、压疮、下肢溃疡等可根据情况扩创、湿敷、上"药捻子"(将棉花或纱布搓成与创口相符的形状,蘸取药粉置于创口中,并随创口的愈合情况改变"药捻子"的长短与大小),其作用是控制细菌滋生,避免脓腔扩大,同时起到引流渗液、促进创口愈合、防止浅表创口愈合而脓未排尽的二次手术等的作用。

特色优势

兰氏祖传烧烫伤外伤药适用于各种原因导致的烧烫伤、外伤、感染伤,也曾用于治疗压疮、脉管炎、骨髓炎、肛肠疾病、乳腺炎和恶性肿瘤(皮肤癌)等。该方为兰氏家传秘方,具有清热解毒、燥湿敛疮、祛腐生肌的功效。现已传承五代,传承人运用传统中药炮制技术,将其纯手工制成油剂、膏剂、粉剂等多种剂型,根据患者具体病情辨证施用。治疗时以清热、凉血、镇痛和抗菌消炎的效果明显,外用后可快速减轻患者疼痛,维持时间长,肌肤修复效果好,预后留疤率低等。因治疗以外用涂抹为主,故具有便于外出携带和居家常备的特点。

张全锋张氏生肌散治疗外伤

医家简介

张全锋,男,1963年生,汉族,陕西咸阳人。他于1982年中专毕业,1983年在礼泉县人民医院进修,1984年至今在烽火卫生院下辖东西沟村卫生室工作。

传承情况

根据家族医书记载,张氏中医始于张氏祖先张宗怀。张宗怀于清代道光十年(1830年)开始行医,并出任中医药商会高尚广工会会长之职,擅长医治软组织损伤、骨伤、跌打损伤等,并且创制出了外伤专用药——张氏生肌散。据张氏家族长者口述,张宗怀行医遍布现今的泾阳、乾县等地。现仍保存有张宗怀于清代道光年间行医所用的木质医药箱。

第二代传承人是张平轩、张瑞轩。二人在原有家族传承的基础上创制出了许多方剂,其中有扇风散、追定夺命汤、跌打损伤方等二十多个秘制方剂。身逢乱世,张平轩、张瑞轩恪守医家救死扶伤之信念,心系百姓,为当地乡民医治好了诸多疑难杂症。

第三代传承人是张启权。张启权推崇"取其精华,去其糟粕,推陈出新,革故鼎新"的理念,使得张氏中医得到了长足的发展,并奠定了"张氏二十三味方剂"的基本雏形。

第四代传承人是张荣敏。他于1956年在礼泉县中医培训班进修,自1957年开始行医。张荣敏在继承家族中医理论知识的同时结合临床实践,研制出了适用于痛风的针灸治法。他的从医历程可分为3个阶段:担任东西沟村大队卫生员和"赤脚医生",后就职于烽火卫生院,退休之后在烽火卫生院下辖东西沟村卫生室工作至今。

第五代传承人是张全锋。张全锋自 1983 年开始从医至今,行医历程也可分为 3 个阶段:1980 年在部队担任卫生员;1983 年在礼泉县人民医院进修;1984 年开始在烽火卫生院下辖东西沟村卫生室工作至今。他在继承先辈中医理论知识的基础上,钻研了西医临床手术等,推崇中、西医结合治疗疾病。

临床经验

张氏生肌散由张氏医药创始人张宗怀创制于清代道光十七年(1837 年),该方历经五代人的传承与不断完善,疗效渐佳。随着时代的发展,张氏生肌散由一代又一代的传承人"取其精华,革故鼎新"地传承,因此更能适用于当代人体质的变化。

张氏生肌散主要由没药(2 两)、乳香(2 两)、滑石(4 两)、寒水石(4 两)等组成,适用于外伤、痈肿疮疡等。将上述药物研为细粉,箩筐筛之,其中滑石等要历经煅烧之后方可使用。使用该方剂时,首先用药棉蘸取适量碘伏清理创口,再取适量生肌散涂抹于患处,用纱布包扎伤口即可(在伤口愈合过程中无须换药)。根据伤口严重程度,愈合时间为 4～7 天不等;随着患处结痂脱落,表现为伤口的彻底愈合。

张氏生肌散的特性:伤口愈合速度快,可有效防止患处肌肉腐烂,对于痈肿疮疡等顽疾可加速其愈合速度,对于伤口有消炎的功效,在愈合过程中不需要换药。

使用注意:该方不可口服,只可外用;愈合过程中会伴有患处瘙痒的发生,切勿用手挠之,谨防患处遇水,以避免感染。

特色优势

张氏中医历经百余年,由张氏传承人将理论与临床实践相结合,总结出了系统化、理论化的一套特有方法,并且在继承前人理论的基础之上,历代传承人拥有自己特点的同时又不失传统,百余年来一直践行着"去其糟粕,取其精华,发展创新,医德传承"的家训。张氏中医是中华民族中医大家族的一部分,其价值体现在它的特有性和体系性,以"父传子"的形式,通过百余年的发展和传承,从而孕育出以张氏生肌散为代表的一系列方剂,其历史悠久,不仅有其独特的医学价值,而且作为一种中医药学文化资源,有一定的社会价值。

李居田李氏烧烫伤药膏治疗烧烫伤

医家简介

李居田,男,1953 年生,汉族,陕西富平人。他于 1976 年从事临床,擅长治疗烧烫伤、压疮以及各种溃疡性创伤。

传承情况

李居田岳父朱学成曾跟随一名道医学习,在蓝田县张家坪公社医院从事临床工作,后任院长至退休。1974年李居田师承其岳父朱学成。

临床经验

李氏烧烫伤药膏是由三代人历经百余年不断创新,在传承中不断调整完善而成的。该药膏是由紫草、当归、白芷、大黄等20余味中药熬制而成的纯中药制剂,主要功效是清热燥湿、解毒止痛、祛腐生肌、敛疮排脓、活血消肿、止血,适用于烧烫伤、压疮、冻疮、跌打损伤、疖肿及各种溃破性创面。在临床治疗过程中,该药膏使创面处于一个湿润的生理性环境,可激发人体再生能力,促进肉芽和上皮组织快速生长,有较强的广谱抗菌作用和促进创面快速愈合的双向调节作用。李氏烧烫伤药膏在治疗烧烫伤及各种表面破溃伤时,若表面没有明显污浊物,均不宜用各种消毒液体进行冲洗;如有明显的污浊物,如煤渣、浮尘、泥土、沙土等,宜用黄柏煎水或生理盐水清洗干净,然后涂敷烧烫伤药膏。一般敷药后10～30分钟痛止。烧烫伤Ⅰ度涂药1或2天;浅Ⅱ度3～7天;深Ⅱ度7～12天;Ⅲ度烧烫伤,因深度和面积不一,治疗时间差距较大,短则需15～20天。烧烫伤程度越重,治疗时间越长,长则4个月。

李氏烧烫伤药膏治疗的操作要点如下。

(1)Ⅰ度烧烫伤:可直接涂药,每日1次,采用包扎疗法。

(2)浅Ⅱ度烧烫伤:首先将水疱中的渗出液排出,将创伤面清理干净,然后在患处涂抹烧烫伤药膏,涂药厚度不少于1mm,每天换药1次,并包扎。前期不应清理坏死的皮肤,更不能用消毒剂或水清创。四五天时可将死皮去掉。一般情况下,六七天可愈合。

(3)深Ⅱ度烧烫伤:前期按浅Ⅱ度的方法处理,治疗5天时去除坏死皮肤和其他的坏死组织,继续涂烧烫伤药膏,厚度不少于1mm,每天换药1次。部分创面可见白色膜状物,这是渗出液与药膏形成的膜,对创面有保护作用(不可误以为是感染)。用药期间严禁冲洗、重擦、损伤或刺激创面。如按上述方式换药后,白色膜逐渐变薄,水分变干,颜色变枯,提示创伤已愈合。该过程一般需要7～12天。

(4)Ⅲ度烧烫伤:Ⅲ度伤及真皮全层,涂药前应详细检查患者伤情,将死坏的皮肤及时清除,然后涂抹烧烫伤药膏。涂药厚度应在1mm以上,行包扎疗法。换药时,应严格按照深Ⅱ度的注意事项,剔除坏死组织,再涂烧烫伤药膏。需要特别注意的是,上述疗法必须在生命体征稳定的情况下操作,若出现其他并发症或生命体征不稳定,应寻求相应治疗以免贻误病情。

(5)其他破溃性创面:擦伤、磕碰伤、溃疡性创面、压疮可依据Ⅱ度烧烫伤的疗法治疗。各种肿疡、疖肿,初期涂烧烫伤药膏可止痛消肿,中期可止痛,脓出后,可排脓、消肿以促进愈合。

特色优势

李氏烧烫伤药膏在中医理论指导下,经三代人不断总结前人经验,并经临床反复创新、调整和完善配方与熬制方法,不仅提高了对烧烫伤的治疗效果,而且对压疮等疮疡疾病也有较好的治疗效果。李氏烧烫伤治疗技术和烧烫伤药膏是在百年传承中历经几代医者的丰富实践、总结完善而成的,是传承和弘扬博大精深的中医药文化的生动实践。保护、传承、发展李氏烧烫伤治疗技术和烧烫伤药膏的医用价值,对于弘扬和发展优秀的中医药文化有着十分重要的意义。

典型病例

田某某,男,40岁。

初诊:2006年春节,患者在家放炮,不慎将右手炸伤,当时炸伤的部位为大拇指、虎口到中指,先后在两家医院治疗2个月余,虎口处的伤口仍大而深,因此前来就诊。诊见右手肿胀,颜色灰暗,虎口处的创面为1.5cm×1.5cm×2.5cm,患处较深,色灰暗,有腐肉,未见出血。

【中医诊断】 疮疡。

【西医诊断】 炸伤。

【治法】 内服补阳还五汤加减,每日1剂。外敷李氏烧烫伤药膏,包扎治疗,每日换药1次。

经12天治疗,伤口愈合,共服中药10剂,换药12次。

李德应草医止血方治疗创伤出血

医家简介

王家成(1907—1985),男,陕西商洛人,陕西省知名草医专家。他常年在柞水县行医,曾创建王家成草医骨伤医院,传承中草药治疗骨伤及创伤出血等疾病,授徒众多,影响较大。1971年2月17日,王家成在北京参加中西医结合工作会议,受到了国家领导人接见。王家成曾任第四届、第五届全国人大代表及陕西省政协委员;1980年被聘为《中医辞典》外伤科编写组顾问、陕西省战略中草药顾问、商洛地区中医学会名誉会长;历任柞水县医院副院长、柞水县中医医院副院长等。他以简易独到的正骨术和草药外敷为主,外加小夹板固定,治疗各种骨折,活血散瘀,消肿止痛,促进骨伤愈合,效果甚佳,并传承发展了草医止血方来治疗创伤出血。

李德应,男,1952年生,汉族,陕西商洛人,大专学历,中医主治医师,草医止血方整理人。

传承情况

草医止血方创始人是汉中留坝人刘书贤。第二代传承人是山阳县草医陈重书。第三代传承人是柞水县民间草医王家成。第四代传承人是李德应。

临床经验

草医止血方属王家成传承的草医创伤外敷系列方之一。其基本组成为紫珠叶、朱砂七、白茅花、地锦草、大蓟、球穗蓼、犁尖草、小青奇(大丁草)等12味中草药。紫珠叶,性平,味辛、苦,无毒,归肝、脾、肺经,有止血散瘀、消肿止痛的功效,主治跌打肿痛、外伤出血、风湿骨痛,用于吐血、咯血、便血、刀伤出血有显著止血的作用。朱砂七,性凉,味苦、涩,入脾、胃、大肠经,有清热解毒、止血散瘀的功效,用于衄血、咯血、肠风下血、外伤出血等。白茅花,性寒,味甘,无毒,入肺、肝二经,有止血、定痛、消瘀、疗伤、清热生津、利尿通淋的功效,用于刀伤、吐血、衄血等。地锦草,性平,味甘、苦,归肝、胃、大肠经,有清热凉血止血、利湿退黄的功效,用于咯血、吐血、尿血、便血、崩漏下血、跌打损伤出血、热毒疮等。大蓟,性凉,味甘、苦,归肝、脾二经,有凉血止血、祛瘀消肿的功效,主治创伤出血、衄血、吐血、崩漏产后下血等。球穗蓼、犁尖草、小青奇清热解毒消肿、化瘀止血止痛。诸药合用,具有凉血止血、祛瘀消肿之功,主治各种外伤出血。

草医止血方的制法:①每味药去杂质、洗净后依法炮制,切片烘干;②粉碎过200目筛成细粉;③以12g、30g两种规格,分装消毒;④用时局部消毒,将3～6g药粉快速撒布于出血表面,迅速以无菌纱布覆盖,紧压数分钟后固定包扎。情况紧急时,亦可用鲜药捣碎外敷。

特色优势

草医止血方以中药及秦岭草药共同组成制成粉剂,具有凉血止血、祛瘀消肿之功效,体现了中医治疗"简、便、廉、验"之特点,用治外伤性出血,止血快,效果好。

党江华华山党氏烧伤膏治疗烧烫伤

医家简介

党江华,女,1971年生,汉族,渭南华阴人,大学本科学历,中医全科医师,现为党氏烧伤医术第四代传承人,擅长用其家传的华山党氏烧伤膏治疗各种原因引起的烧烫伤。她于1988年高中毕业后习承家学,先后在陕西省荣誉军人康复医院、陕西中医药大学进修学习;

2002年至今在华阴市从事基层医疗工作。

传承情况

党氏烧伤医术的起源可追溯至清代,党江华的曾祖父党济斋为党氏烧伤医术的开创者,他曾效力于太医院,退隐之后携带医术回华阴开设药铺,坐堂济世。曾有党济斋揭榜治疗顽疾的故事在华阴广为流传,成为一时佳话。1932年霍乱大流行,党济斋在防疫工作中不幸染疾去世。其生前将医术和自编《验方秘传》一书传给其长子党克从,即党氏烧伤医术的第二代传承人。但因党克从识字甚少,读医书困难,仅学得治疗烧烫伤、痈疽等外科疾病的经验。党氏烧伤医术第三代传承人党团自幼好学医理,认真学习先辈遗留的古籍,总结先人们的行医要略、验方秘方,并在祖辈秘方的基础上,研制出了纯中药制剂华山党氏烧伤膏,编有《秘方家内传》《参考秘方选》等(均在家族内传阅,未出版),其中详细记载了治疗烧烫伤等外科疾患的配方和验方精华,主要以催熟、拔毒、祛腐、生肌等治法治疗疖、疔、疮、痈、疽等外科疾患,对虫毒、烧伤、皮肤顽疾具有独特的疗效。党氏烧伤医术第四代传承人为党永华、党江华兄妹。党永华于1990年毕业于陕西理工大学,1998年获电子工程师职称,现为《验方秘传》持有人。党团因眼疾难以行医,将终生所学医术及制膏技术全部传授于其女党江华。党江华继承了党氏治疗以烧烫伤为主的中医外科医术。华山党氏烧伤膏也在党团、党江华父女二人不断的临床实践和探索中日益成熟,使其发展至今。华山党氏烧伤膏具有止痛快速、用法简单、治疗时间短、成本低、有效抑制疤痕形成等特点。

临床经验

党团根据长期的临床实践,总结出以清热解毒、凉血止血、祛腐生肌为总治则,以家传秘方中药外敷为主要治法,并根据烧烫伤早、中、后期的特点,化裁使用党氏烧伤一号软膏和党氏烧伤二号软膏。华山党氏烧伤膏制作独特,以猪脂为辅料,即将猪脂提炼,按一定比例将道地药材置于猪脂油内炸黄,药液提炼出后,待凉成膏,放于密闭的陶瓷罐内阴凉保存。

党氏烧伤一号软膏适用于烧烫伤的早、中期,由黄连(120g)、黄柏(120g)、黄芩(120g)、山栀子(90g)、大黄(90g)、冰片(5g)等9味药组成,其中黄连、黄柏、山栀子、大黄均可清热凉血解毒,黄连、黄柏擅长燥湿,山栀子、大黄则长于泻火;冰片清热止痛、祛腐生肌。党氏烧伤二号软膏适用于烧烫伤后期,由黄连(120g)、生地黄(120g)、紫草(50g)、白及(90g)、白芷(90g)、当归(100g)、没药(15g)、虎杖(50g)等13味中药组成。方中黄连味苦,性寒,功能清热凉血解毒;生地黄味甘,性寒质润,功能清热养阴生津;紫草甘寒,功能清热解毒,咸寒能清热凉血;白及寒凉苦泄,功能收敛止血,味涩质黏,有敛疮生肌之效,外用可促进生肌结痂;白芷、当归、没药、虎杖相伍,可活血行瘀、托毒排脓。

操作流程:首先对烧烫伤创面进行清创,先用0.9%氯化钠溶液冲洗创面,剪掉失去活性的组织或刺破引流,然后根据烧烫伤程度将华山党氏烧伤膏和加减配伍药混合后加热,使药物充分溶解,待凉后用棉球轻轻地、均匀地涂抹于创面,涂抹面积需大于创面 2～3cm,后予以包扎。如烧烫伤程度较重,则将药膏涂抹于 6～8 层敷料上,再敷于创面,以达到清热解毒、抑制渗出、止痒敛疮、预防感染、促进伤口愈合的目的。定期换药,烧烫伤严重者需配合内服药以预防感染。

◢特色优势

党氏烧伤医术传承已逾百年,在党氏家传秘方的基础上形成的华山党氏烧伤膏也在 50 多年的临床应用中逐渐成熟稳定。华山党氏烧伤膏的制作和应用可概括为五大特征。第一,在选方用药方面,依据中医理论选方用药,并经长期临床实践不断完善,疗效可靠。第二,在临床使用方面,华山党氏烧伤膏灵活化裁为党氏烧伤一号软膏和党氏烧伤二号软膏。烧伤早、中期,以清热解毒、凉血止痛、祛腐生肌为主的党氏烧伤一号软膏治疗。后期以益气补血、敛疮生肌、预防疤痕形成的党氏烧伤二号软膏治疗。第三,在制作工艺方面,华山党氏烧伤膏的制作经过烧热猪脂、炸黄药材、提炼药液、待凉成膏等工艺流程,并需放于密闭的陶瓷罐内阴凉贮存,以保持药物稳定性。第四,在用药安全方面,华山党氏烧伤膏采用纯天然中药材,经过传统的方法炮制与提纯研制而成,保存方法得当,使用安全。第五,在适用范围上,华山党氏烧伤膏因其以清热解毒、凉血止血、祛腐生肌的作用显著而广泛适用于水烫伤、火烧伤、电击伤及糖尿病引发的炭疽、手足疮等。

华山党氏一门四代人,百余年来致力于中医外科烧伤的治疗研究,研制的华山党氏烧伤膏以"简、便、验、廉"的优点深受一方百姓的信任和赞誉。烧伤医术和华山党氏烧伤膏制膏技艺在党氏家族的传承,不单是民间中医疗法的延续,更是中医药文化的传承和弘扬。

郭成郭氏外敷方治疗烧烫伤

◢医家简介

郭成,男,1978 年生,咸阳长武人,现为中医郭氏第四代传承人。他于 2017 年被评为咸阳市非物质文化遗产骨伤、烧伤治疗技艺传承人;2018 年被评为陕西省非物质文化遗产骨伤、烧伤治疗技艺传承人。郭成在临证治疗时常用中医膏药治疗外科疾病,尤其擅长运用郭氏外敷方治疗烧烫伤。

◢传承情况

创始人郭万仓,自幼拜师学艺,研习中医,擅长运用中医药治疗烧烫伤。第二代传承人郭永固,幼承家学,擅长治疗骨伤科、外科、烧伤科疾病。第三代传承人郭景存,初中毕业后随父行医,研制了造膜烧伤膏。第四代传承人郭成,在临证治疗时常用中医膏药治疗外科疾病,尤其擅长运用郭氏外敷方治疗烧烫伤。

临床经验

郭氏外敷方的组成:寒水石、生大黄各 30g,杜仲炭、生黄柏、生地黄榆、生石膏各7.5g。上述药物经特殊炮制后打粉,用纯菜油 100mL(加热至沸腾后取上清液冷透)与药物粉末调成糊状,用时刺破水疱敷之,消毒敷料包扎,每日换药 1 次。

特色优势

郭氏外敷方以清热降火、利窍消肿、凉血收敛之中药组成,用菜油作为基质散火丹、消肿毒,适用于各种烧烫伤。

第三节　乳房疾病

付小英乳癖通治疗乳癖

医家简介

付小英,女,1980 年生,汉族,汉中勉县人。她于 2015 年拜唐远福为师,开始跟诊学习中医。付小英将唐远福创制且临床运用有效的 80 余首方剂熟记于心并应用于临床,取得了较好的疗效。20 世纪 90 年代,唐远福在农村采药时见到一位医生治疗妇女乳癖的用药,铭记于心,后以此为基础又加以完善。经过多次临床运用后,于 1995 年成方并将其命名为乳癖通。2015 年,唐远福将该方传授于付小英。

传承情况

1978 年,唐远福一边务农一边自学中医;1982 年,唐远福开始上山采药,学习认药、看病;1996 年,唐远福开办中医诊所;2008 年发明专利 4 项;2014 年,唐远福通过确有专长考试,后将多年临床经验总结而成的乳癖通方传授于学生付小英。

临床经验

乳癖通由穿山甲(炙鲤鱼甲代替)、三七、当归、川芎、赤芍、生地黄、人参、黄芪、黄精、泽泻、茯苓、巴戟天、仙茅、菟丝子、甘草、萆薢、桃仁、大黄等 28 味药组成。该方主要用于治疗乳癖(乳腺增生症),并随证加减。服用方法为水煎服,可同时外敷清平膏。方中炙鲤鱼甲、三七可理气通络活血;当归、川芎、赤芍、生地黄、桃仁、大黄可活血凉血散结;人参、黄芪、黄精可补气补血,扶助正气以攻邪外出;泽泻、茯苓、萆薢可祛痰饮、化湿浊;巴戟天、仙茅、菟丝子可补肾阳而祛寒,以利温化水饮。全方攻补兼施。服药期间禁食辛辣刺激类食物。疾病中、后期可将此方制成蜜丸或水丸服用,每日 3 次,每次服用 15~16g,以巩固治疗。

特色优势

乳癖通以理气通络、活血散结、益气扶正为治则,针对妇人生理特点,攻补兼施。特别是用炙鲤鱼甲替代国家一类保护动物穿山甲,有重要的推广价值。

典型病例

王某某,女。

初诊:1987 年 9 月初。患者因乳房内有结块且有明显疼痛感前来就诊。患者就诊时主要表现为乳房内结块,如鸡蛋大小,表面光滑,边界清楚,用手触之较软,有明显的疼痛,并出现呕吐,面色青黄。舌质紫,苔暗黄,六脉弦细。

【中医诊断】 乳癖(血瘀气滞证)。

【西医诊断】 乳腺增生症。

【治法】 给予乳癖通 4 剂,水煎服,每日 1 剂,每日 3 次。

治疗后,疼痛明显缓解,不再呕吐。继服 4 剂后服用方法同前,结块减小。共服用乳癖通 15 剂,患者乳房内结块逐渐消散,疼痛消失,后随访未再复发。

按语:气血不通,凝结成块,不通则痛;冲、任脉为女子重要的经脉,气血不通,则冲、任不通,血停气逆冲、任二脉则形成呕吐。

沈保强抑阳膏外敷治疗乳痈

医家简介

沈保强,男,1966 年生,副主任医师。他于 1987 年毕业于陕西省宝鸡中医学校;1992 年在陕西中医学院取得大专学历;2010 年在北京中医药大学中医专业取得本科学历。1987 年参加工作,常年从事乳腺病的临床诊疗,擅长乳腺癌的早期诊断,对乳腺增生症、乳痛症、急性乳腺炎、浆细胞性乳腺炎、乳腺癌术后恢复的中医治疗有着丰富的临床经验。他研发了中药离子导入法治疗乳腺增生症,获得西安市授予的"红旗班组"称号,发表论文 3 篇。

抑阳膏由已故名老中医刘家彦于 20 世纪 60 年代首创,刘家彦为东羊市医院乳腺科(现为东羊市 38 号碑林区中医医院柏树林社区卫生服务中心)创始人,他通过对乳腺病多年诊治经验的总结、整理,初步完成了对乳痈的诊断及治疗组方,并将处方献于医院乳腺科,用于临床和科研。第二代传承人龚时霞、马忠义等乳腺中医名家在与多位乳腺病专家学习的过程中,总结出了乳痈的中医辨证分型及治疗原则,并于 20 世纪 90 年代初期申请了院内非标制剂,批量生产抑阳膏。第三代传承人为何凤贤、石妙莉、沈保强,沈保强在前人的基础上,结合临床诊疗经验,进一步完善了乳痈的诊断与治疗。第四代传承人王金利、赵靓在临床工作中继续总结完善,使得抑阳膏在乳痈治疗中更好地发挥疗效。

临床经验

抑阳膏由芙蓉叶、大黄、白芷、陈皮等 11 味药物组成,具有清热止痛、凉血消痈之功效,其用法为局部贴敷。该方主治乳痈,尤其适用于乳痈早期、乳汁不畅或断乳期的患者,局部贴敷抑阳膏即可感觉到乳腺清凉爽快、痛去肿消。

特色优势

抑阳膏严格按照中药选材和制剂规范,组方精当,具有清热止痛、凉血消痈之功,配合中草药治疗,具有良好的临床疗效。抑阳膏的局部贴敷也使得乳痈的临床治疗更加简单快捷,临床应用更加简便。

沈保强乳块消系列药物治疗乳癖

医家简介

沈保强的介绍同"沈保强抑阳膏外敷治疗乳癖"的"医家简介"。

传承情况

乳块消系列药物由已故名老中医刘家彦于 20 世纪 60 年代首创。第二代传承人龚时霞、马忠义等于 20 世纪 90 年代初期将其申请了院内非标制剂,批量生产复方乳块消制剂。第三代传承人沈保强在前人的基础上,结合临床诊疗经验,进一步完善了乳癖的诊断与治疗。第四代传承人王金利、赵靓在临床工作中继续总结完善,使得乳块消系列药物在乳癖治疗中更好地发挥疗效。在多年的特色专科发展过程中,乳腺病科逐步成为医院重点科室和支柱科室。乳腺病专科突出中医药特色,充分发挥中医学"整体观念、辨证施治"的特点,经过数十年丰富的临床实践,在乳腺病治疗方面研制出外治和内服相结合的中药制剂,并取得了一定疗效。目前该科室共有7名专科医生,通力合作,正在传承与践行该疗法,以期为广大患者减轻痛苦。

临床经验

在治疗乳癖(乳腺增生症)方面,根据患者临床表现将其分为肝气郁滞型、冲任失调型、痰瘀互结型,并研制出两种口服中药复方胶囊,配合一种外用中药膏。一种是针对乳癖肝气郁滞型研制的复方乳块消胶囊,由青皮、夏枯草、土鳖虫等12味中药组成。一种是针对乳癖冲任失调型和痰瘀互结型研制的复方乳癖消胶囊,由当归、川楝子、白芥子、木香等13味中药组成。上两方在使用时需配合外治药消3膏外敷,消3膏主要由冰片、麝香(人工)、三七粉、丹参、血竭等11味中药组成,是在展筋活血散的基础上化裁而成的。根据患者临床表现辨证施治,将口服药和外贴药配合使用,传承了中医内治法、外治法相结合的治疗特色。另外,在临床治疗时,其注重把握中药的选材和制剂的规范;在施治时,医者必须找准贴敷部位,密切观察个别患者局部皮肤过敏情况等。

特色优势

乳癖在临床上发病率高且易反复发作,经常给患者带来生活、学习的不便和身心的痛苦。根据患者临床表现辨证施治,并依乳癖的临床分型将口服药制成胶囊,服用便捷,携带方便;搭配外用药局部贴敷,在改良了剂型、提高了患者依从性的同时也确保了疗效。

典型病例

董某某,女,33岁。

初诊:2020年8月21日。患者双乳包块疼痛2年。2年来患者双乳疼痛,呈间断性,月经前加重,伴月经失调、腰酸乏力、身困、畏寒、记忆力差、眠差多梦。既往体健。末次月经为2020年8月11日,量少,色暗红。已婚,已生育二胎,哺乳14个月。家族中其小姨患乳腺癌。无过敏史。查体示双乳基本对称,乳房发育正常,皮肤无异常,双乳头无内陷、无溢液。双乳外上、内上、外下象限可触及约3cm×3cm的包块,质硬,呈团块状、结节状,边界不清,有压痛,与皮肤及基底无粘连。双腋下淋巴结不肿大,无副乳。舌淡,苔薄白,脉细。

【**辅助检查**】 B超检查示双侧乳腺增生症伴右乳增生结节形成(右乳10点距乳头1cm处有0.7cm×0.5cm结节,建议治疗后定期复查);双侧腋下未见异常淋巴结。

【**中医诊断**】 乳癖(冲任失调证)。

【**西医诊断**】 乳腺增生症。

【治法】 治当调理冲任,软坚散结。予以复方乳块消胶囊,每次 1.2g,口服,每日 3 次；红金消结胶囊,每次 1.6g,口服,每日 3 次。嘱患者按时服药,定期检查,月经期停用内服药。治疗期间不能怀孕。畅情志,勿劳累,忌辛辣、油腻之品。

二诊:2020 年 9 月 25 日。血压 120/70mmHg。患者自觉双乳疼痛减轻,伴怕冷、腰困,月经有血块。舌淡红,苔薄白,脉弦细。治疗同前。嘱患者治疗期间不能怀孕,治疗过程中随诊。治疗 2 个月后复查 B 超。

三诊:2020 年 11 月 19 日。患者诉用药治疗后双乳肿块明显变小,疼痛减轻,双腋下憋胀感减轻,余无不适。末次月经为 2020 年 10 月 26 日,经量适中。查体示双乳肿块较前变软、变小,有压痛,呈结节状。舌红,苔薄白,脉弦细。乳腺 B 超示双侧乳腺导管扩张,最大内径为 0.2cm;双侧腋下未见异常淋巴结。予以知母 15g,酸枣仁 30g,当归 10g,牡丹皮 10g,柴胡 10g,炒白术 10g,炒白芍 15g,茯苓 15g,生甘草 10g,瓜蒌 10g,郁金 10g,香附 15g,煅龙骨 15g,合欢皮 15g,黄芩 6g,黄柏 10g,丹参 10g,煅牡蛎 15g,水煎,温服,每日 2 次;内消瘰疬丸,每次 8 丸,口服,每日 3 次。

按语:冲、任二脉起于胞宫,其气血上行为乳,下行为经,与肾经相互并行。肾虚,冲任失调,气血郁滞,积聚于乳房,则乳房疼痛、结块。腰膝酸软,舌淡,苔薄白,脉细,均为冲任失调的表现。

姜吉安姜氏药枣治疗乳腺疾病

医家简介

姜吉安,男,1947 年生,汉族。他出生于中医世家,现为石泰枣方中医(石泰枣方是由其女姜朝霞申请的商标)会员。2003 年发生严重急性呼吸综合征(旧称"非典")时他曾献方于国家,该方还被录入"非典"防治献方献策国家数据库。姜吉安先后在宝鸡、咸阳、西安等中医门诊部工作,擅长治疗原发性慢性肾病、肿瘤、心脑血管病(如原发性高血压、冠心病、脑梗死)、颈椎病等。

传承情况

姜吉安幼时学医,在其父姜青海的言传身教下,继承了姜青海的学术思想以及姜氏药枣治疗乳腺囊性增生的疗法,后将该方传于其女姜朝霞,至今已行医 50 余年。姜朝霞,毕业于陕西中医药大学中西医结合专业,现为非物质文化遗产项目传承人、陕西省妇女健康促进会理事、陕西省乳腺疾病专业委员会委员、陕西省非物质文化遗产协会会员,先后经营诊所10 余年,曾在宝鸡啤酒厂职工医院等任职,近年来在西安多个门诊部轮流坐诊。她提出"慢病快治"的理念,结合姜吉安的诊疗特点,形成了一套独特的扶阳诊疗理论,临床擅长针药兼施,以治疗乳腺疾病、妇科疾病、慢性肾病及康复等为主,现已传承至第四代。

临床经验

1.擅用扶阳之药

(1)重用黄芪:姜氏用黄芪的量常在90g以上,重病患者用量可达150g。当归补血汤中,黄芪与当归的比例为6∶1,姜氏在临床实践中总结出,黄芪与当归的比例为7∶1时更能起到补气生血的效果。

(2)喜用制附子:现代人因为活动少、熬夜多、贪凉饮冷等各种不良习惯耗伤阳气,导致阳虚。在传承姜吉安扶阳诊疗方法的基础上,姜朝霞喜用制附子,为了使扶阳而不燥,配伍肉桂以引火归元,从而起到补阳以生精的功效。使用附子时应沸水煎煮2~3小时,以口尝无麻木感为宜,来保证用药安全。

2.炮制姜氏药枣

姜氏临证主张"审因论治,一人一方,一方一锅",姜氏药枣是将辨证论治处方药物熏蒸大枣6小时,经多道工序炮制成药枣,服用时只吃枣不吃药。该疗法改变了千年来良药苦口的用药方式,使患者服药的依从性、配合度提高。药枣是在汤剂、粉剂、丸剂、散剂、丹剂等之外的一种独立而特殊的剂型,主要用于治疗乳腺疾病及癌症。

特色优势

姜氏针对现代人的疾病特点,以扶阳为主,补气助阳以治本。独特的姜氏药枣完善了中药的服用方法,"以枣代药"是汤剂、粉剂、丸剂、散剂、丹剂等之外的一种独立而特殊的剂型,药味清淡甘甜,便于服用,丰富和完善了中医药传统知识。

典型病例

郑某某,女,50岁。

初诊:患者以乳房胀痛10年、加重1个月为主诉就诊。患者从10年前起每遇经前即出现乳房胀痛,严重时腋窝及双上臂有憋胀感,伴发困、无力、腰酸、头晕、面色萎黄。1个月前劳累及感冒后症状再次加重。舌淡嫩,脉沉细涩。既往体健,已婚已育,孕3产3,顺产。

【辅助检查】 B超检查示双乳囊性增生伴腺管扩张,腋下淋巴结增大。

【中医诊断】 乳癖(肝肾精亏兼脾虚证)。

【西医诊断】 乳腺增生症。

【治法】 姜氏药枣,每次6颗,每日2次。

患者服用姜氏药枣 3 个月后复查 B 超,结果示双侧乳腺正常。现已过去 10 余年,该病再无复发。

第四节　其他外科疾病

王东友乌黑生发丸治疗脱发

医家简介

王东友,男,1960 年生,咸阳彬州人,汉族。他于 1983 年毕业于咸阳市卫生学校中医班,经过 30 余年的临床实践、潜心研读中医古籍以寻找有关治疗脱发、白发的方法,总结创制出了乌黑生发丸,该药对于脱发的治疗具有一定疗效。2003 年,王东友在《陕西中医》发表《"乌黑生发丸"治疗脱发 518 例》一文;2010 年,因发表《脱发(白发)中医治疗及临床研究》一文,王东友获得彬县科学技术三等奖。

传承情况

王东友为乌黑生发丸创始人,乌黑生发丸已在临床使用 30 余年。

临床经验

乌黑生发丸的组成:制何首乌、黑芝麻、熟地黄、生地黄各 120g,玄参、麦冬、墨旱莲、川芎、当归各 60g,菊花 15g。将上药烘干、粉碎为细粉,炼蜜为丸,每丸 10g,早、晚各服 1 丸,连服 3～6 周,其间不可间断。功效为养血祛风,理气活血,补益肝肾。主治脱发(产后脱发)、斑秃(鬼剃头)等症。

特色优势

乌黑生发丸以养血祛风、理气活血、补益肝肾为治则,重用制何首乌、黑芝麻、熟地黄、生地黄以治本,药物配伍精当,具有一定的特色。

典型病例

李某,女,31 岁。

初诊:1989 年 8 月 18 日。患者自述半年前发现头发脱落量增多,头皮瘙痒,特别是每次洗头后脱发明显,后有增无减,平日梳头时头发脱落也较以往增多,现头发所剩不多,就诊时头戴帽子。患者头皮光亮,毛发寥寥无几,面色干枯无华。舌淡红,脉沉细无力。

【中医诊断】 脱发(肝肾阴虚型)。

【西医诊断】 脱发。

【治法】 何首乌、黑芝麻、熟地黄、生地黄各 120g,玄参、麦冬、墨旱莲、川芎、当归各 60g,菊花 15g。上药粉碎为细粉,炼蜜为丸,每丸 10g,口服。

陈云山痔疮灌肠液治疗痔疮

医家简介

陈云山,男,1963 年生,汉族,陕西商洛人。1983 年高中毕业后,他在其父亲指导下开始学习中医理论、方药以及临床相关知识等,由此对中医产生了浓厚兴趣。1987 年,他考取了开业医生合格证书,开办了古城镇云山诊所,行医过程中,还不断学习经典古医籍,不拘泥于古方古法,擅长与临床实际相结合,对相关疾病的诊治逐渐积累了自己独特的经验;2008 年,考取了中医执业助理医师资格证,变更诊所名称为名舜草健康馆;2020 年,考取了中医确有专长医师资格证。在临床诊治过程中,陈云山发现许多患者饱受痔疮的痛苦,通过查阅大量文献资料,结合临床经验,他创制了痔疮灌肠液,采用灌肠法治疗痔疮,减轻了患者的痛苦。

传承情况

1980 年,陈云山父亲陈觉预任丰坪村"赤脚医生",1983 年开始指导陈云山学习中医,由此开启了陈云山的中医学习之路。1987 年至今,陈云山在自己创办的诊所行医 30 余年。2018 年,陈云山在研究文献资料的基础上,结合自身多年的临床经验,创制出了痔疮灌肠液。

临床经验

中医学认为,痔疮由内、外因共同作用而成,如饮食不节、六淫之邪侵犯、久坐久立、情志内伤等,从而导致气血不畅,形成瘀血,或湿热下注。痔疮的主要临床表现为便血、肛周疼痛、瘙痒等,严重影响患者的日常生活。外治法在很早就被应用于痔疮的治疗,如中药外熏法、中药外敷法、中药纳肛法等。

陈云山认为痔疮主要是由湿热下注于下焦而引起,因此,采用清热利湿法是治疗痔疮的关键。药物如果可以直接作用于病灶部位,药效发挥就会更加持久,因而陈云山根据临床经验自创出痔疮灌肠液,将其应用于痔疮发展的各个时期。痔疮灌肠液的药物组成主要有地榆、大黄、黄柏、白芷、龙骨、五倍子 6 味药。临床应用时,可根据患者病情和症状的不同灵活加减。如火毒内盛者加黄连,大便干燥时大黄加量,大便稀时大黄减量。出血严重者,地榆加量,再加炒黄芩,生龙骨改为煅龙骨;痔核肿痛严重者,加大白芷、生龙骨等软坚散结类药物用量。用法也从口服法、外熏法等逐渐改良为灌肠法,让药物疗效直接作用于患处。

痔疮灌肠液的用法:将药物粉碎成颗粒状,用布包煎,煎取 100~200mL 汤液,去掉药渣,将汤液灌入灌肠包装中,每日早、晚各 1 次,每次灌 30mL。用药期间禁食辛辣刺激类食物。对于肛裂的患者,暂不适用。

特色优势

痔疮在临床上一直是一个发病率较高的疾病,而且波及人群广。西医治疗主要以切除病灶的方式改善症状,但后期患者容易因饮食不慎、生活方式不规律等原因再次诱发。陈云山自拟的痔疮灌肠液具有疗程短、治疗成本低且治愈后不易复发的特点,使多数患者能够免受手术带来的痛苦。虽然药味构成简单,但在临床应用上,需根据症状的不同,灵活运用不同炮制方法的药物,如生龙骨、煅龙骨等。该疗法对于中医外治法的传承与发扬具有一定的意义。

典型病例

李某某,男,66 岁。

初诊:2020 年 8 月 23 日。患者以痔疮复发疼痛 1 天为主诉就诊。刻下见舌质红,苔黄腻,脉濡滑。查体见轻度脱肛,痔疮点有 2 处。

【中医诊断】 痔疮(湿热互结证)。

【西医诊断】 痔疮。

【治法】 治当清热散结,燥湿消肿。给予痔疮灌肠液 2 剂,患者带回家按照说明及医嘱自行用药。

二诊:2020 年 8 月 27 日,患者自述痔疮疼痛的症状消失,后又予以痔疮灌肠液 2 剂以巩固疗效。

何养宁落发再春方治疗脱发

医家简介

何养宁,男,1957 年生,汉族,陕西西安人,中共党员,大学本科学历,中医执业医师,陕西中医药大学副教授(现已退休),从事临床工作 40 余年,发表论文 10 余篇,出版专著 3 部。2021 年荣获咸阳市渭城区"最美医师"称号。在继承其母亲家传的基础上,何养宁对人体毛发相关的疾病进行了长期的理论与实践研究,有较好的理论功底和丰富的临床经验,擅长治疗各类脱发,目前仍在自己创办的咸阳市渭城区何养宁脱发诊所执业。

传承情况

1969年,在西安市长安区王莽乡刘秀村医疗站工作的乡医,即落发再春方创始人何春霞开始在临床采用中药内服方治疗脱发,疗效显著。其后她将其经验传授于第二代传承人何养宁、何利宁、何养维继承,并将其治疗脱发的专方取名为落发再春方。

何养宁于1975年高中毕业后,在西安市长安县王莽公社卫生院工作。1978年考入陕西中医学院中医系五年制本科就读,1983年毕业后留校任教,于2018年退休。在陕西中医药大学工作期间,何养宁曾担任《陕西中医函授》杂志编辑、编辑部主任、主编,陕西中医药大学继续教育学院办公室主任等职;曾荣获国家编辑学会颁发的科技期刊"银牛奖"、国家成人教育学会颁发的成人教育贡献奖,多次被陕西省教育厅评为成人教育"先进工作者",被陕西中医药大学评为"先进个人"。1983年,何养宁继承母亲何春霞治疗脱发的经验,从事脱发诊疗工作。经过40余年的不断实践与探究,使得落发再春方治疗脱发在理论和实践上逐渐系统化,落发再春方相关内容还获得2项国家专利。1992年,何养宁在咸阳市成立陕西咸阳人体毛发病研究会及毛发保健研究所,从事脱发防治和科研工作,并在咸阳市渭城区开设脱发专科,开展临床诊疗工作。

2011年,何养宁将落发再春方传于其子何宇(即第三代传承人)。何宇于2011年毕业于陕西中医药大学成人本科中医学专业,2020年毕业于云南中医药大学中西医结合心理医学专业(硕士研究生),为中医助理医师。

临床经验

几十年来,落发再春方经何春霞、何养宁母子在临床大量实践、不断研究和完善,目前已形成可用于治疗各类脱发的中医方剂。

落发再春方的药物组成:生地黄10g,柴胡10g,白芍10g,桑叶10g,葛根8g,五味子10g,天麻10g,墨旱莲10g,零陵香6g,头发七5g,升麻6g,僵蚕10g,南烛子6g,川牛膝10g,甘草5g。

该方的主要功效是调和营卫,升清降浊,消瘀化痰通络。其特点是治疗脱发不局限于传统"发为血之余""肾其华在发"的理论,仿仲景桂枝汤之意,以《黄帝内经》中"肺合皮毛""营卫开合"理论及叶天士"久病治络"的思想为切入点。肺气宣发,宣布精微,充肤泽毛,毛发自长;若营卫失调,阴阳不和,升降不济,气血不充,开合失利,则毛窍失养而为脱发。日久不愈,由经入络,络脉瘀滞甚或痰瘀痹阻,则脱发反复或脱而难长。方中柴胡、生地黄、甘草体现了辛甘化阳之意;葛根、白芍酸甘化阴,五药合用,共奏济阴和阳、调和营卫之功。又以柴胡、葛根、桑叶的辛散配合白芍与五味子的酸收,以主升的升麻、桑叶配主降的天麻、牛膝,共奏开合皮毛及升清降浊之效。僵蚕为入络散结之药,寓久病治络之意。另外,还选用传统治疗脱发的中药零陵香、南烛子及秦岭当地草药(头发七)等,诸药合用,标本兼施,共奏生发之效。

该方在临床应用时化裁为1号、2号、3号方,分别适用于斑秃类脱发、男性早秃和脂溢性脱发、女性弥漫性脱发与产后脱发,具体介绍如下。

1.落发再春1号方

(1)适应证:适用于斑秃类脱发。斑秃类脱发临床表现为头发呈片状脱落,突然发生,大小不等,单发或多发,可发生于任何年龄,以青壮年多见。其病情可轻可重,轻者可自愈,重者不断扩大,反复发作,难以再生,有的甚至发展成为全秃或普秃。

(2)主要药物组成:生地黄10g,柴胡10g,白芍10g,桑叶10g,葛根10g,五味子10g,天麻10g,墨旱莲10g,零陵香10g,头发七5g,升麻8g,僵蚕10g,南烛子6g,醋制香附10g,羌活8g,浙贝母10g,白芷8g,丝瓜络8g,甘草5g。

(3)加减与应用:该方是在落发再春方的基本方中加醋制香附、羌活、浙贝母、白芷、丝瓜络,减去川牛膝组成。临床应用要结合病程及病证进行加减化裁,如病程相对较早,病损较小,为单发者,原方即可收功。若脱发较严重,头皮发痒,可加入荆芥、防风、川芎以祛风止脱。若病程迁延数月,脱发不生,头皮萎缩,感觉迟钝,舌紫暗,苔腻,为痰瘀闭窍,常酌情加入当归、苍术、丹参、半夏、琥珀等药。其中,当归配半夏化痰活血,刚柔相济;香附配苍术为朱丹溪治痰瘀之主药;琥珀配僵蚕善除皮络之痰瘀。若脱发病程相对较长,顽固不长,头皮变薄光亮,舌暗苔腻,可加入鳖甲、桃仁、苍术、地龙、牛膝、牡蛎等,也可配合中药外敷。若病程日久,头皮变薄光亮发凉,看不到毛孔或皮棘,还须加入通利宣窍之药,可选用刺蒺藜、琥珀、白芷、辛夷、郁金、蒲黄、苍术等,同时还可配合中药洗浴。斑秃之为病,轻重相差悬殊,轻者经治疗可愈,重者不断发展可形成全秃或普秃,若病程日久,诸药治疗效果不好者,还可按照叶天士久病治络的学术思想,加入辛香濡润之品,施治络之法,药物可选用香附、当归、柏子仁、桃仁、阿胶、鹿角胶、龟板胶、防风、菟丝子、肉苁蓉、路路通等,即在活血通络的基础上,伍以仁类油润之品(如柏子仁、桃仁、菟丝子)润络,佐以阿胶、鹿角胶、龟板胶、肉苁蓉濡养之品,消补兼施,方可奏效,此亦为常法中的变法耳。

2.落发再春2号方

(1)适应证:适用于男性早秃和脂溢性脱发。男性早秃临床表现见脱发从前发际开始,逐渐向上扩展,或呈"M"形后退,或从头顶开始,逐渐头顶头发稀疏,以致头顶裸露,一般患者在枕部及两侧颞部仍保留一些剩余的头发。早期可有头痒,头发变细、变软,生长缓慢,继则头发微型化,即使小绒毛亦脱落,最后头皮弹力降低,头皮变薄,毛囊消失。脂溢性脱发症状雷同,只是伴见头油极大或出现毛囊炎等现象。

(2)主要药物组成:生地黄 10g,赤芍 10g,桑叶 10g,决明子 10g,五味子 10g,天麻 10g,墨旱莲 10g,零陵香 5g,头发七 5g,葛根 6g,黄芩 10g,白芷 8g,牡丹皮 10g,川牛膝 10g,僵蚕 8g,甘草 5g。

(3)加减与应用:该方是在落发再春方的基本方中以赤芍易白芍,加入黄芩、决明子、牡丹皮、白芷,减去升麻、柴胡组成。因男性早秃和脂溢性脱发病程相对较长,脱发程度轻重不一,故临床上使用该方时,通常要加减变化。依据病程及病情将脱发分为初、中、晚三期分别施治。初期为早秃初起,病情较轻,表现为脱发,前发际及头角后退,头顶头发较前变稀,发质柔细,伴见头痒、头屑多、头油大,无微型化现象;中期为前发际或头角明显后退,头顶头发稀少或已初现头皮,头发出现微型化;晚期为病程日久,头顶裸露或仅残留细小绒毛,头皮萎缩变薄,发落不生。

初期治疗常以落发再春 2 号方为基础,可酌情加入活血养血、祛风化痰之药,如益母草、桃仁、荆芥、丹参、半夏、地龙等。若脱发严重,进展较快,伴头痒、头屑多、头汗出,可加入活血凉血祛风之品,如当归、鸡血藤、荆芥、木瓜、川芎、侧柏叶、首乌藤等。其中,侧柏叶配当归名二仙丸,为古时治疗脱发之名方;天麻配首乌藤和血治风痰且生新发;木瓜配荆芥祛风止脱。脱发严重者,还可配合外洗方法以止脱。若患者热象明显,性急、易出汗、易上火、头汗多、面红、舌红、有瘀点、脉数,可酌情加入黑山栀子、知母、侧柏叶、天花粉等。若见头油大,发质柔细,体胖,面垢多脂,胡须生长旺盛或全身多毛,舌胖苔腻,可配合祛瘀化痰、利湿泄浊法,选茯苓、泽兰、泽泻、益母草、藿香、木瓜、萆薢、猪苓等酌情加入。

中期治疗常以落发再春 2 号方为基础,加入化痰软坚、祛瘀生新、活血散瘀、开窍之味,药选桃仁、鳖甲、地龙、苍术、茜草、牡蛎、琥珀、白芷、辛夷、郁金、蒲黄、王不留行等,由于该法所选之药药性多峻烈,而病至此时已非三五剂所能取效,且长期服用又易伤正气,为了解决这个问题,何养宁采用以下方法:①小剂缓图,减少药量,加入引经药及升举药。②煎剂隔日一服。③加入扶正益肝肾之品。④配合中药外洗或外用。

脱发至晚期,发落不生,残留绒毛亦干枯焦黄,易断易掉,则可加入补益肝肾、濡养润燥、祛瘀剔痰及久病治络之属,可选用桃仁、浙贝母、当归、熟地黄、鹿角胶、龟板胶、地龙、天冬、藕节、白芷、天花粉等。久病治络可选用香附、白芷、路路通、柏子仁、旋覆花、菟丝子、鸡血藤、海藻、肉苁蓉等。

3.落发再春 3 号方

(1)适应证:适用于女性弥漫性脱发和产后脱发。女性弥漫性脱发多发生在 20~40 岁,发病早期脱发增多,缓慢加重,逐渐头顶变得稀疏,随年龄增加,脱发更为明显,且出现发质柔细,颜色枯黄、无光泽,生长期变短,即使小绒毛亦脱落,但枕部及两侧脱发基本正常,伴见面部痤疮、皮肤油腻、体毛多、月经不调等。产后脱发为急性休止期脱发,出现在分娩后 2~

4个月,为大量脱发,牵拉头皮任何部位可无任何阻力地脱落,也无疼痛及不适感,很快就导致头发变得稀少。

(2)主要药物组成:生地黄 10g,桑叶 10g,柴胡 8g,醋制香附 10g,白芍 10g,天麻 10g,白蒺藜 10g,葛根 8g,五味子 10g,墨旱莲 10g,零陵香 5g,头发七 5g,丝瓜络 8g,川牛膝 10g,山茱萸 10g,女贞子 10g,当归 10g,僵蚕 8g,南烛子 6g,菟丝子 10g,甘草 5g。

(3)加减与应用:该方是在落发再春方的基本方中加入香附、白蒺藜、丝瓜络、山茱萸、女贞子、菟丝子、当归组成。临床上女性弥漫性脱发及产后脱发以肝肾亏虚、气血不足、气滞血瘀者多见,肝肾亏虚者加入熟地黄、枸杞子、鹿角胶、龟板胶、鳖甲,气血不足者常加入黄芪、党参、黄精、白术、川芎、西洋参等,至于气滞血瘀、痰瘀阻络等可参照上述男性早秃的加减方法。

特色优势

随着社会物质水平和精神文化生活的不断发展与丰富,人们对美的追求越来越迫切,但国内外统计资料皆表明,脱发的发病率逐年上升,发病年龄逐渐低龄化,许多重度斑秃或全秃已发生在儿童身上。现代医学治疗脱发基本上停留在补充营养、改善供血、增强免疫、对症治疗的层面上,尚无安全有效的靶向药物,故重度脱发至今仍被医学界列为难治性疾病之一。相比之下,中医学在该病的治疗上具有疗效好、复发率低的明显优势。该疗法历经50余年临床实践,治疗患者数万人,具有一定的医疗及社会价值。该疗法受《黄帝内经》中"肺合皮毛""营卫开合"的理论及清代叶天士"久病治络"思想的启发,在传统中医治疗脱发的过程中,对"血"及"肾"的观点有所创新,另外,该方选用了秦岭道地草药(头发七等),用药具有一定的地域特色。方中所用药物基本是常用且性味相对平和的中药材,无名贵稀有、药性峻猛或具有毒性的药物,符合慢性病用药特点,经济上也易被普通大众所接受。

典型病例

病例1:成某,男,32岁。

初诊:1995年5月15日。患者3年前因精神紧张且头部受风后出现斑秃,自用生姜外搽及民间单验方治疗无效,逐渐发展成多发性秃斑,后在当地多家医院皮肤科及内分泌科治疗,服用中、西药数月无效,头发脱落了三分之二,后又辗转外地多方求医,间断治疗2年,但始终无效,以致发展成全秃,故患者对治疗丧失了信心,后在朋友推荐下前来就诊。患者因斑秃影响正常工作及生活而抑郁苦闷,无过敏史,近2年来易感冒,痰多,头部怕风一直戴帽子,站立稍久则腰酸腰困,夜尿多。体温36.5℃,形体中等,精神不振,面色晦暗,语声尚可,颈软,甲状腺不大,头发基本脱完,仅有散在残留的小绒毛,头皮变薄,感觉迟钝,颜色苍白,无炎症,无汗,眉毛、阴毛及腋毛正常。舌紫暗,苔白腻,有瘀点,脉弦细,两尺尤弱。

【辅助检查】 血常规、肝功能、小便常规、甲状腺功能均正常。

【中医诊断】 油风脱发(肝气郁结,肾精不足,痰瘀阻络证)。

【西医诊断】 全秃。

【治法】 以落发再春1号方加减,即生地黄10g、羌活8g、柴胡10g、白芍10g、葛根10g、荆芥10g、头发七5g、升麻8g、僵蚕10g、五味子10g、天麻10g、墨旱莲10g、零陵香6g、醋制香附8g、浙贝母10g、白芷8g、甘草6g。15剂,水煎服,以生姜为引,每日1剂。嘱患者调节情志,注意休息,加强营养。

二诊:1995年6月2日。患者自述服药后无不适,头皮感觉迟钝、怕风等症状改善。舌紫暗,苔白腻、有瘀点,脉弦细。药证合拍,继续使用该方,再加强化痰散瘀活络之力。具体用药为生地黄10g,当归10g,苍术10g,半夏10g,琥珀5g,丹参10g,柴胡10g,白芍10g,葛根10g,五味子10g,天麻10g,墨旱莲10g,零陵香6g,头发七5g,僵蚕10g,丝瓜络8g,醋制香附8g,浙贝母10g,白芷8g,甘草6g。20剂,水煎服,以生姜为引,每日1剂。

三诊:1995年6月23日。患者自述头皮局部长出簇状白色小绒毛,心情十分畅快,对疾病治疗有了信心,拟于二诊方加入通利宣窍之品。具体用药为生地黄10g,当归10g,苍术10g,半夏10g,琥珀5g,刺蒺藜10g,辛夷6g,丹参10g,柴胡10g,白芍10g,葛根10g,天麻10g,墨旱莲10g,零陵香6g,头发七5g,僵蚕10g,丝瓜络8g,醋制香附6g,白芷8g,甘草6g。20剂,水煎服,每日1剂。

四诊:1995年7月15日。小绒毛大部分长出,患者心情愉悦,但其述小绒毛时有脱落,仍有腰膝酸软,夜尿较多。舌紫暗,苔白腻、有瘀点,脉细、两尺尤弱。拟在三诊方基础上加入补益肝肾、滋养濡润、消瘀剔痰治络之属。具体用药为鹿角胶(烊化)6g,龟板胶(烊化)6g,桃仁10g,苍术10g,柏子仁10g,当归10g,熟地黄10g,墨旱莲10g,白芍10g,黄芪10g,天冬10g,白术10g,五味子10g,天麻10g,零陵香6g,头发七5g,女贞子10g,丝瓜络8g,白蒺藜10g,白芷8g。20剂,用法改为隔日1剂,水煎服。

五诊:1995年8月26日。小绒毛已变黑,腰膝酸软、夜尿较多改善,再以四诊方化裁。具体用药为鹿角胶(烊化)6g,龟板胶(烊化)6g,山茱萸10g,柏子仁10g,当归10g,熟地黄10g,独活6g,墨旱莲10g,白芍10g,黄芪10g,五味子10g,天麻10g,零陵香6g,头发七5g,女贞子10g,丝瓜络8g,白蒺藜10g,白芷8g。将本方制成蜜丸,连服3个月。

六诊:1995年12月21日。患者头发已长出,色黑有光泽,余无明显不适,唯劳动后感觉腰困,嘱服左归丸1个月以巩固疗效。

病例2:杨某某,男,49岁。

初诊:2020年5月19日。患者以多发性斑片型秃斑4个月为主诉就诊。患者于2020年1月在外地出差时由于工作紧张,睡眠不足,出现头晕、大量脱发,随后发现头顶及后头部出现斑秃,随即在当地某医院治疗,服用复方甘草酸苷片、胸腺肽等无效,斑秃逐渐扩大,于

2020年3月返回当地后在中医院继续治疗,服中药及生发药水外搽,斑秃虽已不再扩大但始终未长出新发,斑秃区时有抽掣感或虫行感。后经朋友介绍来诊。患者有高血压病史5年,时感腰膝酸软,劳累后头晕,但未服降压药,性格急躁,易激动,饮酒,喜食烧烤食物,经常熬夜。体温36.5℃,血压140/90mmHg,神清,体胖,面红,语气有力,微汗出,头皮多发大小不等片状斑块,斑秃区头皮萎缩变薄,拉发试验阳性,眉毛、腋毛及阴毛正常。舌红,苔黄,脉弦数。

【辅助检查】 血常规、肝功能、小便常规、甲状腺功能均正常。

【中医诊断】 油风脱发(肝肾阴虚,络脉瘀滞证)。

【西医诊断】 斑秃。

【治法】 以落发再春1号方加减,即生地黄10g、白芍10g、天麻10g、桑叶10g、葛根10g、五味子10g、墨旱莲10g、零陵香6g、头发七5g、决明子10g、僵蚕10g、醋制香附10g、黄芩10g、浙贝母10g、钩藤10g、白芷8g、丝瓜络8g、南烛子5g、天冬10g、甘草5g。15剂,水煎服,每日1剂。嘱其禁饮酒,勿生气,忌荤腥,注意劳逸结合。

二诊:2020年6月8日。患者述斑秃区抽掣感及虫行感消失,腰膝酸软、头晕等症状有所改善。舌红,苔黄,脉弦数。药证合拍,在上方的基础上加减化裁。予以生地黄10g,白芍10g,天麻10g,泽泻10g,葛根10g,川牛膝10g,五味子10g,侧柏叶10g,墨旱莲10g,零陵香6g,头发七5g,决明子10g,僵蚕6g,醋制香附10g,黄芩10g,浙贝母10g,钩藤10g,白芷8g,丝瓜络8g,南烛子5g,甘草5g。15剂,水煎服,每日1剂。

三诊:2020年6月27日。斑秃区已长出小绒毛,但生长缓慢,头皮仍见萎缩变薄,故在二诊方的基础上加入化痰软坚、消瘀生新、活血散瘀、开窍之品。予以生地黄10g,白芍10g,天麻10g,桃仁10g,鳖甲(先煎)15g,琥珀5g,地龙10g,葛根10g,川牛膝10g,侧柏叶10g,零陵香6g,头发七5g,僵蚕8g,醋制香附8g,黄芩10g,浙贝母10g,钩藤10g,白芷8g,丝瓜络8g,南烛子5g,甘草5g。15剂,水煎服,用法改为隔日1剂。

四诊:2020年7月27日。斑秃区新发全部长出,头皮萎缩明显改善,个别斑块上新发易断易掉,拟于三诊方中加入补益肝肾治络之属,即加入龟板胶、地龙、柏子仁,15剂,水煎服,隔日1剂。

五诊:2020年8月28日。头发全部长出,黑而有光泽,嘱其服麦味地黄丸1个月以善后。

病例3:赵某某,男,52岁。

初诊:2019年7月23日。患者以全秃9个月为主诉就诊。患者以往头发浓密,近几年来白发明显增多,于9个月前因夜间出海钓鱼受风,始感头痛不适,头皮发紧,继之发现两处斑秃,在当地某医院及中医诊所等治疗4个月无效,斑秃越来越多,斑块越来越大,其后无故脱发突然加重,大部分头发脱落,两眉毛也脱落。患者十分焦虑,经西安朋友介绍遂来求治。

因考虑路途遥远,要求寄药试服,寄去中药 10 剂,但服后无效,遂来西安专程治病。患者平素喜食海鲜肥甘,饮少量酒,体胖,出汗黏腻,脱发后感头皮发紧、发黏,怕风,头油大,有头皮屑,眠差,腰膝酸软,不耐久站。既往有糖尿病病史 5 年,无过敏史。体温 36.5℃,血压 130/80mmHg,神清,体形高大,面色黄而晦暗,颈软,甲状腺不大,头发大部分脱完,仅有散在的数处绒毛,头皮发白变薄,扪之感觉迟钝,头发发黏,眉毛、睫毛全部脱落,腋毛及阴毛正常。舌淡紫、有瘀点,苔白腻而厚,脉弦滑。

【中医诊断】 油风脱发(肝肾不足,痰瘀阻络证)。

【西医诊断】 全秃。

【治法】 按照急则治其标的原则,首先治疗风邪及痰湿,以落发再春 1 号方加减。予以生地黄 10g,羌活 8g,柴胡 10g,白芍 10g,葛根 10g,荆芥 10g,苍术 10g,广藿香 10g,防风 10g,头发七 5g,升麻 8g,僵蚕 10g,五味子 10g,天麻 10g,墨旱莲 10g,零陵香 6g,醋制香附 10g,浙贝母 10g,白芷 8g,南烛子 5g,甘草 6g。20 剂,水煎服,以生姜为引,每日 1 剂。嘱患者调节情志,忌酒及辛辣海味,注意休息。

二诊:2019 年 8 月 13 日。患者自述服药后无不适,头皮发紧、怕风等症状消失,但仍头油大,头皮黏腻。舌淡紫、有瘀点,苔白腻而厚,脉弦滑。药已中的,痰湿阻滞明显,仍以落发再春 1 号方加减化裁。予以生地黄 10g,半夏 10g,陈皮 10g,茯苓 10g,羌活 8g,柴胡 10g,白芍 10g,葛根 10g,白术 10g,苍术 10g,广藿香 10g,头发七 5g,升麻 8g,僵蚕 10g,天麻 10g,墨旱莲 10g,零陵香 6g,醋制香附 10g,浙贝母 10g,白芷 8g,南烛子 5g,甘草 6g。15 剂,水煎服,以生姜为引,每日 1 剂。

三诊:2019 年 8 月 28 日。头油减少,头皮已无黏腻感,但头发仍未长出,头皮萎缩发凉。舌淡紫、有瘀点,苔白腻,脉弦。此为痰瘀痹络、毛窍闭塞,拟在二诊方的基础上加入化痰活血、逐瘀通络之品。予以生地黄 10g,当归 10g,苍术 10g,丹参 10g,半夏 10g,琥珀 5g,茯苓 10g,柴胡 10g,白芍 10g,葛根 10g,白术 10g,头发七 5g,升麻 8g,僵蚕 10g,天麻 10g,墨旱莲 10g,零陵香 6g,醋制香附 10g,浙贝母 10g,白芷 8g,南烛子 5g,甘草 6g。15 剂,用法改为隔日 1 剂。并用中药外敷。

四诊:2019 年 10 月 2 日。眉毛长出,头皮局部长出簇状白色小绒毛。患者心情愉悦,对疾病治疗有了信心。考虑长期使用攻克伐逐之剂易伤正气,故本次治当健脾益肾以资正气,以落发再春 1 号方加减化裁。予以生地黄 10g,白芍 10g,桑叶 10g,当归 10g,葛根 8g,黄芪 15g,党参 10g,白术 10g,五味子 10g,苍术 10g,墨旱莲 10g,零陵香 6g,头发七 5g,柴胡 6g,僵蚕 10g,醋制香附 8g,南烛子 5g,鹿角胶(烊化)6g,甘草 6g。20 剂,水煎服,隔日 1 剂。

五诊:2020 年 10 月 10 日。患者于 2019 年 10 月国庆节回当地后,因家中有事不能来陕而中断治疗。2020 年春节期间,患者打电话告知头发呈簇状长出约一半,为白发,欲再次前来诊治,但由于某些原因,一直未就诊。2020 年 10 月 10 日来诊,见头发呈簇状长出,头发区与斑秃区间杂,新发几乎全部为白发,发质柔细,生长缓慢,易折易断,头皮发白萎缩,辨证仍为痰瘀痹络、毛窍闭塞,以落发再春1号方为基础加入化痰活血、逐瘀通络之品。予以生地黄10g,当归10g,苍术10g,半夏10g,琥珀5g,制鳖甲(先煎)12g,茯苓10g,柴胡10g,白芍10g,葛根10g,白术10g,头发七5g,僵蚕10g,天麻10g,墨旱莲10g,零陵香6g,醋制香附10g,浙贝母10g,白芷8g,南烛子5g,丝瓜络6g,甘草6g。20剂,水煎服,隔日1剂。

六诊: 2020年11月21日。新发持续生长,残留斑秃区也陆续长出,部分白发开始变黑,只是发质柔细,生长缓慢,易折易断,拟于五诊方中加入通利宣窍之药。予以生地黄10g,当归10g,制鳖甲(先煎)12g,苍术10g,葛根10g,半夏10g,琥珀5g,刺蒺藜10g,僵蚕10g,丝瓜络8g,丹参10g,白芍10g,天麻10g,墨旱莲10g,零陵香6g,头发七5g,醋制香附6g,白芷8g,辛夷6g,甘草6g。15剂,水煎服,隔日1剂。

七诊: 2021年12月22日。新发生长良好,头皮柔软,大部分白发变黑,但头发稍长易脱,拟于六诊方基础上加入补益肝肾、濡养滋润、消瘀剔痰治络之属。予以熟地黄10g,鹿角胶(烊化)6g,龟板胶(烊化)6g,鳖甲胶(烊化)6g,当归10g,桃仁10g,苍术10g,菟丝子10g,天麻10g,墨旱莲10g,白芍10g,黄芪10g,白术10g,肉苁蓉10g,五味子10g,零陵香6g,头发七5g,丝瓜络8g,白蒺藜10g,白芷8g。20剂,水煎服,隔日1剂。

八诊: 2021年3月7日。头发已全部长出,除病前已有白发外,其余头发已经变黑,有光泽,余无明显不适,嘱其服左归丸1个月以巩固疗效。

病例4: 荆某某,女,30岁。

初诊: 2018年11月2日。患者以头发稀疏5年、产后加重2年为主诉就诊。患者述自幼头发柔细,身体单薄,不耐劳作,睡眠不佳,月经期间常常头晕、失眠。5年来,自感头发日渐稀疏且发质下降,曾在当地某医院治疗3个月,因效果不佳而中断。2年前,顺产一女婴,产后3个月脱发开始明显增多,多方医治无效,至来诊时自感头发比原来减少三分之一。现常感体力不支,精神差,腰膝酸软,头晕目眩,经常半夜出汗,手心发热潮湿,容易感冒,经常生口疮,故前来就医。体温36.5℃,神清,消瘦,精神差,面色晦暗,甲状腺不大,头发稀疏以头顶为著,发质干枯、柔细,有汗液渗出,眉毛、腋毛及阴毛正常。舌暗红而干、有瘀点,苔白,脉细数。

【中医诊断】 油风脱发(肝肾阴虚,营卫亏损,瘀血阻络证)。

【西医诊断】 脱发。

【治法】 以落发再春3号方加减,即生地黄10g、白芍10g、白蒺藜10g、桑叶10g、天冬10g、醋制香附10g、葛根10g、五味子10g、墨旱莲10g、零陵香5g、头发七5g、丝瓜络8g、川牛膝10g、枸杞子10g、山茱萸10g、女贞子10g、僵蚕8g、南烛子5g、牡丹皮10g。15剂,水煎服,每日1剂。

二诊: 2018年11月20日。患者述服药后精神好转,盗汗及手心发热潮湿已止,药证合拍,效不更方,在上方的基础上进行加减。予以生地黄 10g,天冬 10g,白芍 10g,山药 10g,制鳖甲(先煎)15g,制龟板(先煎)15g,枸杞子 10g,白蒺藜 10g,葛根 8g,五味子 10g,桑叶 10g,墨旱莲 10g,零陵香 5g,头发七 5g,南烛子 5g,川牛膝 10g,山茱萸 10g,女贞子 10g,牡丹皮 10g。15 剂,水煎服,每日 1 剂。

三诊:2018 年 12 月 10 日。患者面色红润,自述精神较前大为好转,腰膝酸软及头晕目眩等症状明显改善,但头发尚未长出,拟于二诊方的基础上加入祛痰散瘀通络之品。予以生地黄 10g,天麻 10g,白芍 10g,当归 10g,苍术 10g,半夏 10g,琥珀 5g,丹参 10g,柴胡 10g,醋制香附 8g,白蒺藜 10g,葛根 8g,五味子 10g,墨旱莲 10g,零陵香 5g,头发七 5g,丝瓜络 8g,川牛膝 10g,山茱萸 10g,女贞子 10g,僵蚕 8g。15 剂,水煎服,隔日 1 剂。

四诊:2019 年 1 月 11 日。头顶长出小绒毛,患者心情欣快,继续以落发再春 3 号方加减化裁,再加强滋补和化瘀治络之力。予以熟地黄 10g,鹿角胶(烊化)6g,龟板胶(烊化)6g,菟丝子 10g,桃仁 10g,白芍 10g,白蒺藜 10g,醋制香附 8g,五味子 10g,墨旱莲 10g,零陵香 5g,头发七 5g,丝瓜络 8g,肉苁蓉 10g,山茱萸 10g,女贞子 10g,僵蚕 8g,白芷 8g,甘草 6g。20 剂,水煎服,隔日 1 剂。

五诊:2019 年 3 月 1 日。因适值春节期间,患者未能正常服药,断续服用至昨日才服完,今日来诊,新发生长良好,且为黑发。头发整体明显增多,停服中药,嘱其服左归丸 2 个月以巩固疗效。

病例 5:杨某某,男,27 岁。

初诊:2007 年 6 月 4 日。患者以脱发 6 个月、加重 1 个月,伴头油大为主诉就诊。患者自幼性格急躁,喜欢饮酒及食用辛辣、烧烤荤腥食物,且经常熬夜,一年来自感头发脱落,头皮烘热。6 个月前偶然发现脱发加重,用生姜搽之无效,1 个月前因故生气复加饮酒后,头发大量脱落,头皮发痒间有刺痛,怕热,头汗多,有头皮屑,心烦易怒,小便黄浊,在当地医院诊断为男性早秃,外搽米诺地尔,口服维生素 B_1、维生素 B_6 等无效,其后又在多家医院诊治,服中药、西药等治疗,脱发仍在加重,经人推荐来诊求治。既往身体健康,否认有慢性病史。对花粉过敏。体温 36.5℃,神清,体胖,精神饱满,面红,说话语气快速有力,口鼻周围及额头有痤疮,胡须浓密,甲状腺不大,头皮发红,有抓痕,头油大,头顶头发稀疏,拉发试验强阳性,头皮较多细小头皮屑。舌红、有瘀点,苔黄,脉弦数。

【中医诊断】 油风脱发(血热风燥,营卫不和,络脉瘀滞证)。

【西医诊断】 脂溢性脱发。

【治法】 以落发再春 2 号方加减。予以生地黄 10g,赤芍 10g,桑叶 10g,决明子 10g,五味子 10g,天麻 10g,墨旱莲 10g,零陵香 5g,头发七 5g,葛根 6g,黄芩 10g,白芷 8g,丝瓜络 8g,牡丹皮 10g,川牛膝 10g,僵蚕 8g,侧柏叶 10g,甘草 5g。20 剂,水煎服,每日 1 剂。

二诊:2007 年 6 月 25 日。脱发明显减少,头皮屑亦减少,头皮发痒及刺痛感消失,头汗亦减轻,面部痤疮减少,舌苔黄、有瘀点,脉弦数。药证合拍,继续以落发再春2号方加减化裁。予以生地黄10g,赤芍10g,桑叶10g,地龙10g,天冬10g,五味子10g,天麻10g,墨旱莲10g,零陵香5g,头发七5g,泽泻10g,黄芩10g,白芷8g,丝瓜络8g,牡丹皮10g,川牛膝10g,僵蚕8g,甘草5g。15剂,水煎服,每日1剂。

三诊:2007年7月12日。头发已不大量脱落,每日仅仅10余根,仔细观察头皮已长出小绒毛,患者唯感睡眠不实,易醒,急躁。继以落发再春2号方加减。予以生地黄10g,白芍10g,地龙10g,桑叶10g,天冬10g,夜交藤10g,丹参10g,五味子10g,当归10g,天麻10g,墨旱莲10g,零陵香5g,头发七5g,泽泻10g,黄芩10g,白芷8g,丝瓜络8g,牡丹皮10g,川牛膝10g,甘草5g。20剂,水煎服,用法改为隔日1剂。

四诊:2007年8月23日。头发已大部分长出,睡眠可,唯性急,于三诊方加入柴胡10g、麦冬10g,15剂,隔日1剂。

五诊:2007年9月25日。头发明显增多,嘱其服麦味地黄丸2个月以巩固疗效。

李俊龙外用膏贴治疗糖尿病并发溃疡

医家简介

李俊龙,男,1949年生,汉族。他出生于医药世家,13岁时受伯父李宏升指导并开始跟随出诊,后继承并改进了"李记堂"糖尿病并发溃疡膏贴。

传承情况

300多年前,李俊龙的曾祖父李耀辉创办了"李记堂"行医坐诊,并创制了"李记堂"消渴并发溃疡膏贴(现称为"李记堂"糖尿病并发溃疡膏贴);后由李俊龙的祖父李渊传承,但其所传承下来的医药书籍、秘方仅有极少部分保存至今。李俊龙于13岁时受伯父李宏升指导,后跟随李宏升出诊,继承并改进了"李记堂"糖尿病并发溃疡膏贴。

临床经验

"李记堂"糖尿病并发溃疡膏贴主要由鬼箭羽(6～10g)、连翘(6～15g)、儿茶(1～3g)、射干(4～7g)、山慈菇(3～6g)、无名异(4～7.5g)、夏枯草(9～15g)等13味中药组成,经浸药、熬制、配炒等工序加工而成。浸药时间一般为3天,以中药药心浸透为佳,再以制膏程序煎熬约13小时(麻油或香油即可),熬制到一定程度离火配加辅料,再用文火熬制成膏状收用。按不同需求可分制成软膏、硬膏两种,将硬膏置热熔器加温熔化,装贴成品。使用时,医者用生理盐水清洗疮面,再从药贴揭口部将护纸反折,使药膏的底部置于热熔器上熔化后,再将其贴于病灶处,敷疗时间视病情而定:病情严重者,2 或 3 天更换 1 次;病情轻者,患处换药期最长不应超过 7 天。需要注意的是,初次使用,换药时溃疡部所呈现的黄白色黏稠物质是药物发生药效软化疮面、祛腐生肌的正常现象;重复使用本贴时,必须将患处残余的黏稠物质清洗干净,并将溃疡病灶的脓液挤出(以见鲜血为宜),经消毒处理后再贴新药。

特色优势

"李记堂"糖尿病并发溃疡膏贴历经家族四代的传承与创新,不断改良制剂以适应临床,处方用药、炮制方法均具有一定的独特性,操作简便,疗程短,愈后无疤痕。

翟文炜冲洗剂及微创法治疗肛肠病

医家简介

翟文炜,男,1957 年生,汉族,陕西西安人,中医肛肠主任医师,西安马应龙肛肠医院首席专家,陕西省保健学会肛肠专业委员会名誉主任委员,渭南市医学会肛肠专业委员会名誉主任委员。他临床擅长治疗高位与低位复杂性肛瘘、复杂混合痔、陈旧性肛裂、脱肛、肛周脓肿、肛门直肠肿瘤、肛周坏死性筋膜炎、肛周化脓性汗腺炎、肛周湿疹、顽固性便秘、肛周皮肤病及肛肠疑难危重疾病。在省级以上医学核心期刊发表论文 30 余篇,主编了《新编临床外科学》,主持参与科研课题 4 项,获省级科研成果 2 项,其中其亲自主持的"痔炎冲洗灵临床及实验研究"荣获 2005 年陕西省科技成果奖(证书号 05-3-089-R1),且痔炎冲洗灵应用于临床多年,深受患者好评。翟文炜主持的"肛肠疾病术后缝合的临床研究"为 2013 年陕西省科技成果(成果登记号 9612013Y0653)之一。该方法在预防术后肛缘水肿、术后疼痛、术后肛门狭窄及失禁、创面愈合时间、瘢痕大小等方面的疗效明显优于传统疗法。

传承情况

翟文炜师承于西北痔瘘世家王庆林和王芳林(号称"二王")的大弟子邢玉美,40 余年来在中医肛肠科常见病、多发病和疑难危重病的诊断、治疗方面积累了丰富的临床经验。他在诊疗技术上精益求精,对肛肠疾病采取了中西医结合的微创治疗。

临床经验

痔炎冲洗灵是翟文炜的经验方。该方由朴硝、儿茶、冰片、明矾、大黄、花椒等中药组成,具有清热解毒、消肿止痛、祛腐生肌、敛湿止痒、止血之功。其中以朴硝、大黄为君药,可清热解毒、消肿止痛;配以冰片、儿茶祛腐生肌;明矾、花椒敛湿止痒、止血;诸药配伍,并与热力结合,直接作用于患部,能迅速减轻肛门坠胀、疼痛、湿痒等不适之症。对于痔、肛裂、肛周脓肿、肛瘘、炎症性肠病等肛肠疾病,术前、术后均可应用该方,对年老体弱或合并有心、肝、肾等重要脏器疾病而不能手术者尤为适宜。近年来,翟文炜又将该方用于妇女外阴炎、男性前列腺炎,均取得了良好的临床疗效。

多年来,翟文炜在传统治疗方法的基础上,一直致力于借鉴现代外科学的微创理念,临床采用切除缝合法治疗肛肠疾病,取得了确切的临床效果。切除缝合法的临床应用打破了"肛门局部易污染、张力大、术后创面须开放裸露"(肛门的生理解剖特点决定了这一区域的手术愈合过程直接受括约肌松弛与收缩和粪便污染的影响,故认为开放性伤口优于缝合伤口)的传统观念,达到了治疗的彻底性和最大限度保护肛门外观完整性的目的。具体而言,该术式治疗彻底,疗程短,肛门外观平整无畸形(因肛门外观平整与否及是否有瘢痕直接影响肛门的生理功能),术后无肛门失禁、狭窄等后遗症。

1. 切除缝合法治疗肛肠疾病的优势与不足

(1)优势:①手术创面小或几乎无开放性创面,即使是较大的环形混合痔,经过精心地设计微创切口,也可最大限度地保留肛管及肛缘皮肤,以恢复完整的肛门外形(因皮桥整形符合现代解剖生理需要)。因此,术后愈合时间明显缩短、肛门外观平整。②术后疼痛明显减轻。③尽可能地保留了齿状线区域及正常的肛垫组织,对肛门功能保护良好,克服了传统术式易导致肛门干涩、坠胀及排便不尽感的缺点,可使排便功能迅速恢复正常。

(2)不足之处:手术难度大,需精细操作,不易掌握,易感染。

2. 切除缝合法的操作要点及临床应用

切除缝合法力求将各种病灶(痔组织、血栓、冗长的皮赘、感染的肛裂、肛瘘、瘢痕等)彻底清除后,给予一期缝合、半开放缝合及二期缝合,具体操作应根据不同病情而决定。

(1)环形混合痔:是国家中医药管理局公布的肛肠科16种难治病之一,该类患者多表现为不同程度的痔黏膜脱垂并嵌顿于肛外、肛管水肿和血栓形成。治疗难点在于治疗的彻底性与保护肛门功能及美观之间难以兼顾。翟文炜在全国普遍应用的分段齿状线结扎术(该术式由丁泽民于1982年提出)治疗环形混合痔的基础上进行改进,即尽可能以外痔形状设计微创切口(一般尽量与较大的结扎的内痔相对应,较小的内痔可注射消痔灵),对所保留皮桥的静脉团、结缔组织及血栓予以彻底清除,修剪去冗长的皮赘(需从外端剪),然后用4号线或0-3号可吸收线,从齿状线向外间断缝合,注意皮桥要对接平整,一般最多可缝合4个方向(1、4、7、11点),且不留死腔。对于女性患者尽量减少会阴部损伤,可在近肛缘处行弧形切口,清除痔组织后予以缝合,两端开放引流,外科常规包扎,术毕。他工作的医院曾用此方法治疗患者589例,平均住院时间为12天,一次性治愈580例,占96.98%;6天后伤口感染者有 6 例,及时拆线换药后愈合,占 1‰;8~10 天后行皮赘切除而愈合者有 12 例,占 2‰。无 1 例肛门失禁、狭窄、水肿等后遗症发生,并使肛门恢复了正常形态。2 年后随访,无 1 例复发。

(2)肛裂:麻醉后常规消毒术区、肛管及直肠下段,彻底切除慢性溃疡区、炎性外痔、肥大乳头及潜行窦道和瘢痕组织,放射状修剪皮缘,并适当切开内括约肌下缘和外括约肌皮下部,使创面呈"V"字形,再横行缝合。观察患者 30 例,平均住院 10 天,一次性治愈 28 例,占 93.33%。2 年后随访无复发。

(3)肛周脓肿:切除缝合法适用于肛周脓肿范围小及慢性肛周脓肿患者,可采用一期切开引流缝合术。找准并切除内口,准确彻底地处理感染的肛腺及原发内口是彻底治愈的关键。彻底清除病理组织后,对近端一期缝合(伤口较深者可待炎症消退、肉芽新鲜后,再行二期缝合),远端可旷置引流。范围较小的脓肿,可切除后直接缝合。临床曾观察 150 例患者,平均住院时间为 12 天,一次性治愈 140 例,占 93.3%。两年后随访,无 1 例复发。

(4)肛瘘:切除缝合法适用于低位肛瘘和非感染的高位肛瘘患者。彻底切除感染病灶、管壁和内口是治疗的关键。对于单纯性高、低位肛瘘,可行一次性或分层缝合;对于复杂性肛瘘,低位可切除缝合,高位近端挂线充分引流,远端切除缝合。临床曾观察 1266 例患者,一次性治愈 1236 例,占 97.6%。5 年后随访无复发。

(5)脱肛:切除缝合法适用于中、重度脱肛患者。该类患者肛门极度松弛,肛管缺如,治疗的关键为重建肛管,缩短直肠黏膜,固托肠壁。故手术采用重建肛管(在肛缘 1、5、7、11 点分别切除 0.8~1.5cm、宽 2cm 的皮肤和内、外括约肌,纵行缝合即可)和直肠下端黏膜短缩术(位于直肠下端 1、5、7、11 点行柱状结扎缝合),结合直肠黏膜及直肠周围间隙注射以达到固脱的目的。曾观察 20 例患者,平均住院时间为 14 天,一次性治愈 19 例,占 95%;1 例因外院手术复发,瘢痕过大,肛管及直肠一次难以成型和短缩,经再次治疗而愈。5 年后随访,无 1 例复发。

(6)肛门狭窄和肛门失禁:分别采用"纵切横缝"和"横切纵缝"两种术式,具体切除的宽度应根据病情而定,但要注意麻醉状态下可容纳一至两指为度,否则难以达到满意效果。

3.切除缝合法的注意事项及术后护理

切除缝合法治疗肛肠疾病,术后处理极为重要。①适当休息,进食流质饮食 3~5 天,6 或 7 天开始进半流食或普食(清淡),控制大便 4~6 天,留置导尿管 3~5 天。②适当予以支持疗法,使用抗生素 3~5 天。③外科常规换药,每日 1 次,保持伤口干燥(勿用油膏)。④8 或 9 天后拆线,中药(如痔炎冲洗灵)熏洗,每日 1 或 2 次;外敷消肿膏,每日 1 次。

特色优势

痔炎冲洗灵可直接作用于患部,能迅速减轻患者痛苦,并且广泛应用于痔疮、肛裂、肛周脓肿、肛瘘、炎症性肠病等。独创的切除缝合法治疗肛肠疾病较传统术式具有手术创面小或几乎无开放性创面、术后愈合时间明显缩短、肛门外观平整、术后疼痛明显减轻、对肛门功能保护良好等优势,经过不断实践,临床应用范围逐渐扩大,形成了独特而系统的诊疗体系。

典型病例

病例 1:郑某某,男,18 岁。

2003 年 4 月 2 日,患者以肛瘘为主诉入院。检查一般情况可,各项生化指标符合手术指征,于次日在局部麻醉(简称局麻)下行肛瘘切除缝合术,术中顺利,术后对症治疗,8 天拆线后出院。3 年后随访未见异常。

病例 2:陈某某,男,43 岁。

2003 年 7 月 1 日,患者以环形混合痔为主诉入院。入院检查一般情况可,各项生化指标均符合手术指征,于当日下午在蛛网膜下腔阻滞麻醉下行混合痔内扎外切缝合术,术中顺利,术后对症治疗,8 天拆线后出院。3 年后随访未见异常。

病例 3:翟某某,女,48 岁。

2010 年 4 月 9 日,患者以陈旧性肛裂、混合痔为主诉入院。入院检查一般情况可,各项生化指标均符合手术指征,于次日在蛛网膜下腔阻滞麻醉下行肛裂切除缝合、混合痔内扎外切缝合术,术中顺利,术后对症治疗,8 天拆线后出院。2 年后随访一切正常。

病例 4:胡某某,女,54 岁。

2010 年 7 月 20 日,患者以直肠脱垂(三度)为主诉入院。入院诊断及手术指征明确无误,于 2010 年 7 月 22 日在蛛网膜下腔阻滞麻醉下行直肠周围硬化剂注射、直肠黏膜缝扎短缩肛管成型术,术中顺利,术后常规治疗,9 天拆线,共住院 15 天后出院。5 年后随访未见异常。

第三章

骨伤疾病

第一节 骨 病

马怀云马氏七葆方治疗骨伤疾病

医家简介

马怀云,男,1962 年生,汉族,陕西勉县人。他自幼随父亲上山辨识各类中草药,学习中草药炮制技术以及中医治疗技术等。马怀云于 1975 年至 1980 年随父亲在勉县新铺镇七一村医务室任"赤脚医生";1980 年至 1997 年随父亲在新铺镇新铺街开办个体诊所,在随父学习的 22 年中,他熟读家传中医内、外、妇、儿科的脉诀、方剂等,并得其父传授治疗骨折等骨病的马氏七葆方;1997 年至 2000 年在南郑县卫生学校就读中医班,取得了中专学历;2000 年接替其父亲的个体诊所,从事临床诊疗至今。从医 40 余年来,马怀云擅长运用马氏七葆方治疗各类骨折、跌打损伤等疾病。

传承情况

马氏七葆方系家传,起源于清代道光年间,至今已有 150 余年,马氏已传承了四代。

创始人马孝德,18 岁时前往四川,拜入罗兴顺门下,跟师学习中草药辨识、疾病诊疗等 5 年余;后一直从事中草药的采集、炮制加工和各种诊治方法,尤其擅长运用中草药治疗骨伤。在长期的药材采集、炮制及临床诊疗过程中,马孝德研制出了马氏七葆方用来治疗各种骨折病,后长期应用于临床并传承于后人。

第二代传承人马志怀,为马孝德之子,自幼跟随父亲学习中草药知识。1954 年起,马志怀受邀在新铺镇中心卫生院坐诊 21 年,后被《勉县志》载入。马志怀在临床治疗骨伤疾病过程中,不断积累总结,以马氏七葆方为基础,随证添加舒筋通络类中草药,研制出汤剂、粉剂、蜜丸等不同剂型,进一步扩大了马氏七葆方在临床中的应用范围。

第三代传承人马道义,为马志怀第四子,从事"赤脚医生"20 余年、个体诊所执业 20 余年,担任新铺镇个体医疗组组长数年。

第四代传承人马怀云,继承了马氏治疗骨伤疾病的技艺,在新铺镇新铺街开办个体诊所坐诊至今。

临床经验

马氏七葆方由十里红(15g)、四季青(15g)、一枝梅(12g)、金丝桃(12g)、千里马(10g)等

7味中草药组成。该方中的药品均性温,微苦。全方具有清热解毒、舒筋壮骨、活血消肿的作用,适用于跌打损伤、瘀血肿痛等。治疗骨折时,采用主要治疗和辅助治疗相结合的方式。

1.制作方法

取适量马氏七葆方中所用的7味中草药放于铁锅内,用文火将其炒热;喷洒适量白酒后继续翻炒,至炒干药物;取宣纸铺于地面,将炒干的药物撒于宣纸上,至药物完全冷却。同法再进行第二次炮制,反复7次。炮制结束后密闭保存,以防止药效挥发。

2.使用方法

(1)使用前准备:取成年雄鸡一只,宰杀后取净腹中脏器;将炮制好的马氏七葆方的药物用纱布包好后置于雄鸡腹中;取适量食盐于铁锅中炒干;加水适量,用文火炖煮3小时。注意炖汤时只能加入炒干的食盐,不能加入其他调味品。

(2)服用方法:服药汤一碗(吃肉并喝汤),每日3次,连服5~7天。

3.辅助治疗

马氏七葆方药酒:以马氏七葆方为基础方,加入强筋健骨、活血化瘀的中药。具体操作为用低度白酒浸泡5天,待服用完汤药后开始服用马氏七葆方药酒。每次5mL,每日1次。同时可取适量马氏七葆方药酒外涂疼痛及肿胀处,每日2或3次。

以马氏七葆方主、辅治疗1~2个月,上肢单纯骨折可活动自如,下肢单纯骨折可行动自如,粉碎性骨折治疗周期可适当延长。使用该方治疗后,各类骨折恢复周期可明显缩短,无骨不连现象,且骨折恢复后没有因天气变化时的不适感等后遗症状。

特色优势

马氏七葆方为马氏家族祖传的治疗骨伤疾病的秘方,方中应用了十里红、四季青、一枝梅、金丝桃、千里马等7味草药,具有舒筋壮骨、活血消肿的功效。以鸡汤送服、药酒泡服,提高了药物补益、通络、活血等的作用,药简力宏,食药结合,疗效较好,适用于各类骨伤疾病。

典型病例

唐某某,75岁。

初诊:2020年12月16日。患者摔伤致左下肢疼痛伴活动受限,急诊前往当地医院检查后确诊为"左股骨颈骨折",医生建议住院行手术治疗。检查左侧髋关节周围肿胀、青紫,股骨上段大转子处压痛,左下肢活动受限,远端稍麻木。

【中医诊断】 骨折(瘀血阻滞证)。

【西医诊断】 左股骨颈骨折,左髋关节周围软组织损伤。

【治法】 予以马氏七葆方2剂。嘱患者卧床,左下肢持续皮牵引制动,穿防旋鞋防止旋转。

患者服马氏七葆方汤剂 2 剂后患处肿胀、青紫已消退,改马氏七葆方炖服(鸡汤)2 剂,同时加用马氏七葆方药酒内服、外涂。2 周后拆除皮牵引及防旋鞋,患者可自行在床上活动左下肢,无疼痛及麻木感。1 个月后可扶拐下地锻炼。继续服用马氏七葆方药酒,40 天后可去拐杖自行行走。2 个月后患者行动自如,无不适症状。

王加强王氏正骨手法治疗骨伤疾病

医家简介

王加强,男,1984 年生,汉族。他于 2012 年毕业于陕西中医药大学临床医学系,本科学历,后跟随其父亲王永宏在杨赵永宏医院学习王氏正骨术。

传承情况

王氏先祖得授于西藏喇嘛华佗伤科“三妙”:决术、手摸、正骨。王氏四代以前的先辈均以医为业,代代口传心会。创始人王明轩,山西解州人,20 岁开始在民间捏骨疗伤,开创王氏传统正骨术。第二代传承人王德荣,自幼随父捏骨疗伤。第三代传承人王存贵,继承王氏传统正骨术,19 岁开始行医济世,捏骨疗疾。第四代传承人王尚志,21 岁从事骨伤治疗,传承祖辈接骨医术。第五代传承人王品三,生于 1904 年,自幼跟随先辈学医,18 岁即行医看病;1949 后,在解州人民医院骨科工作,曾将先祖正骨手法汇编成册,先后带徒 20 余名。第六代传承人王永宏,1955 年生于泾阳,中学毕业后即到山西解州跟随祖父王品三学习正骨术;学成后回到泾阳农村医疗站工作,并于 20 世纪 80 年代末创办了泾阳杨赵骨科医院暨泾阳县杨赵永宏医院,并将王氏正骨手法在咸阳地区传承、发扬。第七代传承人王加强,系王永宏之子,2012 年 7 月从陕西中医药大学临床医学系本科毕业后进入杨赵永宏医院,跟随其父亲王永宏学习王氏正骨手法。

临床经验

王氏正骨手法主要有以下几种。

1.弹筋法

(1)治疗腰椎间盘突出的弹筋法:患者取俯卧位,术者左手卡住患者腰部,右手在患者腘窝处用大拇指可摸到一条光滑的“筋”,用大拇指向外侧弹 3 下,然后在腰椎两旁向上推 9 下,如此重复 3 次;用左手按住患者腰部疼痛部位,右手扶住膝关节向上扳 3 次;再用右手按住患者腰部疼痛部位,左手扶住患者肩部,相对同时用力推3次。患者取右侧卧位,右腿伸直,左腿自然弯曲,左手放腹部。术者右手按住患者髋部,左手按住肩部,右手往前扳,左手向后推。左、右手方向倒换后,用同样的方法再做1次。

(2)治疗颈椎病的弹筋法:术者站在患者左侧,用左手按住患者额头太阳穴附近(起固定头部的作用),右手放在患者颈部后侧,这时可摸到颈椎后侧两条"筋",双手将患者头部向上提,并在上提过程中用右手大拇指猛弹3下。术者再站在患者右侧,用同样的方法再做1次。术者站在患者右侧,用右手扶住患者下颌,左手扶住患者枕骨向上提,在向上提的过程中同时右拧,可听到"咔嚓"声响。术者再站在患者左侧,用同样的方法做1次。最后,术者站在患者后方,用双手捏住患者双肩腋窝后纹处,致使患者腋窝后纹处有酸麻感时,术者双手上提时前后晃动,连做3次。

2.桡骨远端骨折复位法

助手站在患者后面,双手紧握患者肘部;术者用双手握住患者手腕部,两大拇指压在骨折断端处,然后用力牵拉提擦和上下左右摇摆,以听到明显骨擦声为止。以上动作在牵引中完成,然后用小夹板固定。

3.股骨骨折木板支撑牵引法

备一宽约8cm、厚约2cm、长于患者腿部约3cm的木板;另根据患肢具体情况备宽度、厚度、长度适合的3块木板;备2条宽约12cm、长可绕大腿3周的布条;6条宽约6cm、长可绕大腿两周半的布条。2名助手按住患者大腿根部,另2名助手拉住患者患肢脚腕,4名助手将患肢做对抗牵拔,术者站在患肢外侧准备复位,当感到患肢被牵拔开后即可复位。术者根据骨折的移位方向,双手按住骨折断端的两端处,采取按、压、提、摇、摆的手法,术者听到有明显骨擦音即可。用宽布条将患者患肢大腿根外侧固定于木板10cm处,将患肢脚腕绑于木板另一端约10cm处进行支撑固定。再用3块小木板在患肢骨折部位前、后、内侧固定,用小布条绕腿2周捆绑。小木板与患肢接触处用麻纸做垫子,保护皮肤不被磨损。固定好后要经常观察患者患肢血液循环以及皮肤是否被绷带磨破,若有此类情况需及时处理,3～5天松绑1次。

4.前脱位变后脱位复位法

(1)屈髋拔伸法:患者仰卧于床上,一助手将骨盆固定,另一助手将患肢微屈髋屈膝,并在髋外展、外旋位渐渐向上拔伸至90°;术者双手环抱大腿根部,将大腿根部向后外方按压,可使股骨头回纳髋臼内。或按上述体位,由术者两手分别持膝、踝部,尽量屈髋、屈膝,同时推扳膝关节向内,使患肢内收、内旋、伸直。此时可使脱出的股骨头绕过髋臼下缘,滑向后下方而转变为后脱位,然后按后脱位用拔伸法处理,将股骨头纳入髋臼中。

(2)侧牵复位法:患者仰卧于木板床上,一助手以两手按压两髂前上棘以固定骨盆,另一助手用一宽布带绕过患肢大腿根部内侧,向外上方牵拉。术者两手分别扶持患膝及踝部,连续伸屈患髋,在伸屈过程中,可慢慢内收、内旋患肢,当感到腿部突然弹动时,可听到骨擦声,畸形可随着骨擦声而消失。

特色优势

王氏正骨手法以中医思维和方法为基础,将中医学、武术、骨骼学、人体力学等糅合在一起,不仅要求医生懂得医药、骨科理论知识,在操作手法上还需要有真功夫、懂武术,其一招一式,机触于外,巧生于内,手随心转,法从手出。王氏正骨手法稳、准、轻、巧、快,可准确把握骨折部位,稳定患者情绪;手法刚柔并用,力度适宜,其利用体位、杠杆力、对抗力、对拉力、牵引力等力学原理进行治疗复位,科学合理,操作手法符合解剖学及生物力学原理。

朱龙、朱梦龙朱氏正骨术治疗骨伤疾病

医家简介

朱龙,男,朱氏正骨术第七代传承人,副主任医师。他从小跟随父亲,立志传承祖业,1991年大学毕业,1993年与父亲创建富平朱老二骨伤医院。朱龙在家传朱氏正骨术丰富治疗经验的基础上,借助现代医学的先进诊断方法,提升了治疗技艺,扩大了治疗范围。朱龙现为国家级非物质文化遗产保护项目"朱氏正骨术"代表性传承人、富平朱老二骨伤医院院长、渭南市政协委员、陕西省中医学会理事、渭南市医学会骨伤分会主任委员、渭南市中医学会副会长,先后被授予"陕西省优秀企业家""渭南市十大杰出青年""富平县改革开放三十年十大新闻人物"等称号。

朱梦龙,男,朱氏正骨术第七代传承人,副主任医师。他于1996年毕业于广州中医药大学中医骨伤专业,在西安红会医院工作4年,后师承父业回到富平工作。朱梦龙现任富平朱老二骨伤医院副院长、陕西省中医骨伤学会副主任委员、陕西省非公立医疗机构协会骨科专业委员会副主任委员、渭南市运动医学专业委员会主任委员、渭南市医学会骨伤专业委员会副主任委员,先后被富平县人民政府授予"十大优秀青年""富平之星"等荣誉。他临床擅长四肢、脊柱骨折和疼痛的诊治。

传承情况

朱氏正骨术包括徒手整复和家传秘方局部外敷,经历八代人的不断实践和经验总结,在不断完善。理论上,朱氏正骨术强调整体辨证、手法整复、夹板固定、内外用药、筋骨并治和功能锻炼,在治疗中运用拔伸、复位、对正、推拿等独特的治疗手法得心应手、愈显奇效。

朱孔富是朱氏正骨术的创始者。据《朱氏支谱》记载,朱氏正骨术起源于距今 300 多年前的江西朱氏家族,创始人为朱孔富(1718—1785),他悉心研读儒、道典籍与诸子百家,学识渊博,时常研习《黄帝内经》《本草纲目》《医宗金鉴》等医药名著。朱孔富在民间悬壶济世、捏骨疗伤,遍寻民间验方,并结合自身经验,组方伤科接骨胶囊,开启了朱氏家族的从医正骨之先河。

朱氏正骨术第二代传承人朱诗祖(1781—1848),字方甸。族谱多处记载其不计名利、施德于民的事迹。嘉庆、道光年间,江西遭受多种自然灾害,加之鸦片战争,百姓不堪重负,田地荒芜,瘟疫不断,天灾频发。朱诗祖牢记"人无亲疏,疾病相扶,存正直之心,行仁义之德"的家训,博施济众,赠医舍药,深得民心。道光初年,朱诗祖举家从江西婺源迁至陕西山阳县的黄毛沟,为民疗疾。

朱氏正骨术第三代传承人朱书恒(1809—1864),居住于陕西山阳县黄毛沟。山阳人转述其医术师于父辈,手法绝妙,德艺广传。他常亲自上山采挖药材,精心炮制,总结家传外敷中药,重新优化、组方,形成了现在的跌打活血散、外洗剂,对家传秘方的挖掘和组方做出了重要贡献。

朱氏正骨术第四代传承人朱礼友(1862—1944),为朱书恒次子。他勤思好学,师承父辈,在总结前辈正骨经验的基础上,提出了正骨"稳、准、轻、快"的心得要诀,使朱氏正骨术的基础理论得到了很大的提升。朱礼友青年时举家迁往富平县东上官乡朱家庄。

朱氏正骨术第五代传承人朱义为(1880—1964 年),为朱礼友次子。他师承父辈,工于正骨术。《富平县志》记载:"正德年间县城西建药王庙,祀孙思邈,弘扬医道。民国时期,城乡知名医生张天贵、朱义为等 20 余人,则更是妙手回春,深得众望。"他还收集、记录了大量的医学资料和正骨心法,提出了"手摸心会、辨证施治、法从手出、手随心转"的朱氏正骨要旨。

朱氏正骨术第六代传承人朱丰荣(1941—2015),师承父辈的徒手整复和家传秘方,17 岁开始独立行医,技艺日渐精湛,进一步创新提出:在理论上强调整体辨证、手法整复、夹板固定、内外用药、筋骨并重和功能锻炼,运用摸、接、端、提、推、拿、按、摩正骨八法,用双手准确地诊断、整复各种骨折和脱位,尤其擅长陈旧性肩、髋关节脱位的整复。1965 年,朱丰荣成立了朱村红旗正骨站。1972 年,县政府响应挖掘、继承、发扬中医学遗产的号召,以朱丰荣为核心,组建了富平八里店骨伤医院。1993 年,朱丰荣同长子朱龙创建了富平供销职工医院,1998 年将其改名为富平朱老二骨伤医院;2013 年,该医院被评为国家二级甲等中医骨伤专科医院。

朱氏正骨术第七代传承人为朱龙、朱梦龙。朱龙,为朱丰荣长子,现为富平朱老二骨伤医院院长、陕西省非物质文化遗产保护项目"朱氏正骨术"代表性传承人。朱梦龙,为朱丰荣次子,大学毕业后在西安红会医院工作了 4 年,后师承父业回到富平工作,现任富平朱老二骨伤医院副院长。

朱氏正骨术第八代传承人朱博,为朱丰荣长孙、朱龙之子。他本科毕业于广州中医药大学骨伤专业,硕士毕业于山西医科大学显微骨伤专业,在北京 301 医院临床学习 3 年,现为渭南市中医学会骨科专业委员会常委。

临床经验

1.朱氏正骨术

朱氏正骨术的治疗精要:整体施治,筋骨并重,内外兼顾。复位时要求手随心到,顺势复位,心稳手准,慢中有快。在拔伸牵引的同时感觉骨折位置的变化,同时进行折顶复位,将顺纠正。

正骨宗旨:手摸心会,辨证施治,法从手出,手随心转。

手法要领:拔伸、对正、复位、捋顺。

主要特色:稳、准、轻、快。

复位整骨时的要点如下。

(1)根据病因、病机和 X 线检查结果做出明确诊断,分析骨折、脱位机制,根据自身经验,按照逆向复位思路,选择有效复位方法。同时观察全身气血虚弱情况,必要时临时固定或持续牵引,暂缓整复,待病情稳定后再考虑骨折复位。伤后 4～6 小时局部瘀血尚未凝结,肿胀未完全形成,复位较易,时间越久复位困难越大。

(2)确定术者和助手,并做好分工。根据受伤机理、骨折类型、移位情况、X 线表现、患者情况,仔细分析,确立整复手法和助手注意事项,做到认识一致,动作协调,复位时要求稳、准、轻、快。整复骨折、脱位时要精力集中,注意手下感觉,观察患者反应,体会局部畸形变化,判断手法复位效果。

(3)根据骨折需要,准备好所需物品,包括绷带、夹板、扎带、棉垫、压垫、药物以及一些必需的牵引装置。同时要准备好应急物品,以防止意外发生。

(4)复位时忌用暴力,拔伸用力要缓慢,整复时用力部位要准确,在保证复位的情况下避免因整复增加新的损伤。尽可能一次复位成功,多次复位易增加局部软组织损伤,使肿胀加重,可能造成骨折复位后不稳或骨折延迟愈合、关节僵硬、异位骨化等。复位时避免在 X 线下直视复位,整复后常规拍摄正、侧位 X 线片复查,以了解治疗效果。

(5)复位良好后固定,防止压疮,注意观察患处血运、感觉、运动,配合中药口服、外用,促进骨折愈合。

2.行朱氏正骨术后的功能锻炼

功能锻炼:根据骨折部位和骨折损伤严重程度,分步骤指导患者积极进行功能锻炼。

(1)伤后 2 周进行早期功能锻炼:早期功能锻炼时要防止骨折移位,目的是改善局部血运,促进肿胀消退,防止肌肉萎缩和关节粘连。鼓励患者主动进行肌肉收缩。①手腕骨折练习时要手指等张肌肉收缩和手指自主屈伸锻炼,禁止腕关节屈伸、旋转。动静结合,促进血液循环,加速骨折愈合,刺激骨折断端的骨质形成和生长,保持和恢复正常肌力与关节灵活度。②肘关节周围骨折,在练习等张肌肉收缩时,可以进行手指功能锻炼(如握拳、伸指活动)及适量的腕、肩关节屈伸活动,禁止肘关节旋转。③下肢则练习趾、踝的背伸、跖屈和股四头肌舒缩锻炼,禁止抬举活动。

(2)伤后3~6周进行中期功能锻炼:此期骨折局部症状基本消失,骨折断端初始稳定,骨痂开始生长,活动范围应加大,除加强临近关节活动外,开始活动被固定的关节,如练习上肢抬高、骨折部位上下关节的屈伸活动,活动量及时间应循序渐进,先由一个关节开始,逐渐到几个关节同时协调活动,但旋转和抬举动作仍要适当限制,以免产生畸形。下肢除关节活动外,还要注意股四头肌、小腿肌肉的收缩活动,解除牵引的患者如骨折基本连接,可进行伸膝抬腿和膝关节屈伸活动,甚至逐渐离床扶拐练习。

(3)伤后7~10周进行后期功能锻炼:此期可去除外固定,进行全面的肌肉、关节功能锻炼,逐渐增加肢体负重,上肢可逐渐旋转上举,使各关节全面协调,同时配合中药熏洗、按摩理疗,促进肢体功能恢复。

复位后的功能锻炼贯穿骨折治疗恢复的整个过程,在复位后要使患者充分了解功能锻炼的重要性和注意事项,调动患者的主观能动性,积极配合,坚持正确的肢体功能锻炼,使肢体功能早日获得恢复。在继承传统正骨的基础上,朱氏正骨术遵循华佗刮骨疗伤的思路,借助现代技术,开展各种骨科手术,对保守不能治疗的骨病实行手术治疗,使中医骨伤的应用范围更广。

3.朱氏正骨术的固定器具

朱氏正骨术的固定器具包括小夹板外固定、石膏外固定、骨牵引、外展支架等。固定用的小夹板已由原来随意取材的薄木板发展为现在带海绵的各型机制夹板。

4.配合朱氏正骨术的家传特色方药

朱氏正骨术临床使用的特色方有伤科接骨胶囊(口服)、跌打活血散(外用、外洗)。两方已由最初用碾槽碾碎、过箩、大盆搅拌制成粉剂的加工方式,发展为现在的以机械粉碎、搅拌制作成胶囊或粉剂应用于临床。

(1)伤科接骨胶囊:主要由骨碎补、当归、三七、自然铜、血竭、海马、乳香、没药、红花、甘草等药物组成。全方具有活血化瘀、行气止痛、续筋接骨、补益肝肾的功效。临床主要用于治疗各类骨折筋伤。方中君药骨碎补,性温,味苦,归肾经,有活血散瘀、消肿止痛、续筋接骨之功效。臣药当归,性温,味甘、辛,归肝、脾经,长于活血补血行瘀、祛寒止痛。如外伤后血溢脉外,可用当归活血化瘀消肿;外伤后气血不足,可用当归补血、活血;外伤后患者多有卧床,大便不畅,当归可行润肠通便之功。三七,性温,味甘、微苦,归肝、胃经,可止血止痛、活血化瘀,适用于各类外伤出血、胸腹刺痛、跌扑肿痛。佐药自然铜、血竭、海马、乳香、没药、红花,可活血止痛、续筋接骨。使药甘草,可祛热止痛、调和诸药。

(2)跌打活血散:该外用方主要由地骨皮、冰片、大黄、乳香、没药、川芎等药物组成。外洗剂主要由伸筋草、透骨草、附子、荆芥、威灵仙、地骨皮、桂枝、羌活、独活等组成。

特色优势

朱氏正骨术传承了中医学在诊疗疾病时辨证分析、组方遣药的特色,尤其注重望、闻、问、切四诊中的问诊和切诊。在中医骨伤的治疗中,朱氏正骨术注重应用手法复位和外固定,强调康复和锻炼的重要性,充分发挥了患者的主观能动性,取得了良好的疗效。朱氏正骨术历代传承人在300多年骨伤疾病的诊疗过程中,不断学习前人经验,形成了特色鲜明、自成一派的骨伤治疗体系。

典型病例

曹某某,男,32岁。

初诊:2020年8月23日。患者在踢足球时摔伤,行X线及CT检查发现右尺、桡骨远端粉碎性骨折,医生建议住院行手术治疗,患者拒绝手术来我院就诊。患者右腕关节呈餐叉样畸形,活动受限,皮肤肿胀,张力不大,腕关节及前臂旋转活动障碍,手指因疼痛而活动受限,感觉正常,血运正常,腕关节周围压痛明显,有纵向叩击痛,触之有骨擦音,尺骨茎突较桡骨茎突向远端突出。舌红,苔黄,脉弦数。

【中医诊断】 骨折。

【西医诊断】 尺、桡骨远端粉碎性骨折。

【治法】 利用传统手法整复,内服、外用中药,夹板外固定治疗。手法整复骨折依据"欲合先离,离而复合"的道理,拔伸牵引,先使骨折断端充分分离,解除短缩畸形,恢复骨端长度,再提、按、端、挤、折顶回旋,复位拨正,整复骨折侧方移位和向前成角。患者取坐位,助手立于患者背后,固定患者躯干及前臂近端,前臂放于中立位,术者左手反握骨折近端,拇指按压骨折近端;右手虎口按压骨折远端桡侧,拇指压住骨折远端背侧,双手对抗徐徐拔伸牵引,力量柔和,利用软组织铰链原理复位,直至感觉骨折部位已完全牵开,再双手拇指按压骨折远端,向前成角,其余手指向上端挤,使骨折移位纠正,右手拇指拨摸骨折断端,感觉复位情况。

如果复位满意,在牵引下徐徐使患肢旋后,腕关节保持在中立、尺偏位置。用棉垫、纱布包裹,辅以家传中药跌打活血散、筋骨止痛酊外敷,在骨折断端背侧远端、掌侧近端及桡侧辅以纸垫,小夹板局部外固定,组成外固定系统,通过扎带对夹板的约束力、夹板对伤肢的杠杆力、棉垫对骨折断端的束缚力来维持骨折复位的稳定效果。扎带固定应先中间,再骨折近端,最后骨折远端。打结在夹板上方,方向统一,接头留 3～5cm,扎带松紧要求在轻推下能上下移动 1.5cm,夹板固定不超过肘关节,腕关节外露,前臂旋前贴于胸部,手腕以远功能位稍微尺偏、背身。固定后拍摄 X 线片了解骨折复位情况。

复位完成后检查扎带固定的松紧度,查看手指感觉、脉搏、活动度。三角巾悬吊于胸前,拇指向上,指导患者观察肢端血运情况,如出现皮肤青紫、肤温较对侧下降甚至冰、疼痛剧烈或麻木,应立即报告医生或将扎带适量松解后及时复诊。

复位后即可检查并指导患者开始手指等张收缩锻炼,禁忌腕关节屈伸、旋转,做肱二头肌等张练习,防止肌腱粘连和肌肉萎缩,2 或 3 天后行肩部悬挂位摆动练习和肘关节主动屈伸练习,逐渐增加运动幅度及用力程度。定期门诊复查,及时调整扎带松紧度。另配合药物使用情况如下。

骨折早期(伤后 1～2 周):骨折部位瘀血肿胀,经络不通,气滞血瘀,此期治法主要是活血化瘀、行气消散。方用伤科接骨胶囊、消肿止痛液。

骨折中期(伤后 3～4 周):继续服用伤科接骨胶囊接骨续筋,促进骨折愈合。

骨折后期(伤后 5～6 周):骨折初步愈合,拆除夹板固定,以跌打活血散外擦,逐渐加强功能锻炼。

伤后 8 周功能恢复情况:腕关节外观及功能恢复正常。

许德全、许东许氏骨科治疗骨伤疾病

医家简介

许德全,中医骨伤医师。他自幼随祖辈学医,耳濡目染,深爱中医,刻苦钻研中医古籍,熟读《黄帝内经》《伤科秘要》《中医骨伤学》等,医学基础扎实。2005 年,许德全创建西安鄠邑许德全中医医院后任院长。他临床重视使用闭合手法整复与小夹板、可塑夹板、石膏等有效外固定,定期复查,以防对位丢失。关于复杂性骨折切开复位,许德全配合内固定术,扩大了传统治疗范围,提高了临床疗效,对于骨科疾病的治疗具有丰富的临床经验。

许东,1985 年生,汉族,陕西西安人。他出生于西安市鄠邑区中医骨伤世家,自幼受祖辈言传身教,酷爱医学;大学毕业后曾在北京煤炭总医院骨伤科进修学习 1 年余,又在北京积水潭医院进修深造 1 年,从事临床工作近 20 年,现为许德全中医医院业务院长。许东临床擅长四肢骨折、关节脱位的手法整复及手术治疗,对颈椎病、肩周炎、腰椎间盘突出症、关节炎、风湿疾病采用西医配合家传方药治疗均可达到预期效果。

许氏骨科创始人许发印,字双桥,生于清代道光年间,幼时淳善聪慧,家境清贫,尤善诗书。相传,隆冬的一天傍晚,天寒地冻,一个道士贫病交加晕倒在许氏家门前,年幼的许发印心怀善念,将道士背回家,用棉被为其保暖,仅有的粥米为其熬喂,精心照顾。几日后,道士身体康复,心生感念,观其敦厚,从怀中掏出几张药方,说"此可救人无数",遂云游四海。许发印熟背药方,搜索药名,对照实物,采集加工,偶遇伤痛患者,效如桴鼓。继而又翻阅《神农本草经》,熟读危亦林的《世医得效方》、薛己的《正体类要》、吴谦的《正骨心法要旨》、钱松溪的《伤科补要》,精读蔺道人的《仙授理伤续断秘方》,医学理论日臻完善,治愈伤科患者逐渐增多,声誉传播乡里。同治年间,太平天国兵退南京,转战陕西,军医杨文广路经闻及,察看指点,共叙伤科之要,交流骨伤精髓,赠予骨伤验方手抄本,许氏骨伤名气大增。

许氏骨科第二代传承人许登甲(1878—1946),为许发印之子,字美初,人称"四先生""双桥娃"。他自幼随父亲许双桥外出行医,刻苦钻研中医基础知识,熟知脉理药性,深谙理法方药,正骨手法复位独得真传。如清代吴谦的《正骨心法要旨》所云:"一旦临证,机触于外,巧生于内,手随心转,法从手出,或拽之离而复合,或推之就而复位,或正其斜,或完其缺,则骨之截断、碎断、斜断。筋之弛纵拳挛翻转,离合虽在肉里,以手扣之,自悉其情,法之所施,使患者不知其苦。"乃翁去世,继承父业,又到周至哑柏杨花村杨珍处进修学习深造,在其父方药的基础上,研制的活血化瘀、消肿止痛、续筋接骨中药效果显著,许氏骨伤得到了发扬光大,许氏医德广受赞誉,声望远及咸阳、渭南等地。民国初期他曾为陕西督军张凤翔、三十八军军长赵寿山诊疗,深受赞扬。

许氏骨科第三代传承人许致祥(1906—1975),为许登甲之子。他秉承父亲衣钵,得其父真传,儿时就读于户县(现西安市鄠邑区)苍溪小学,毕业后随父学习中医骨伤,博闻强识,善取众家之长,在古方、民间验方、家传秘方的基础上,结合医理,反复研习,创制了消肿解毒的琥珀丸、活血生髓的接骨散,疗效奇特。在伤科接骨整形上,许致详再创新法,应用中药辨证论治,初期活血化瘀以通畅其血脉,中期以和营顺气、调理气机,后期强筋壮骨以促其康复,与功能锻炼相辅相成。行医40余年,上至黄埔军校第二任校长关麟征、秦腔名家任哲中,下至普通百姓,他均一律热情接待,细心诊疗,践行《大医精诚》所言之"若有疾厄来求救者,不得问其贵贱贫富,长幼妍媸,怨亲善友,华夷愚智,普同一等,皆如至亲之想,亦不得瞻前顾后,自虑吉凶,护惜身命。"他的医德、医术深受称赞,为户县多届政协委员,并载入《户县县志》。

许氏骨科第四代传承人许日昇(1924—2007),为许致祥之子。他于西安二中毕业后,随祖父及父亲习医,对待患者,亲切关爱,检查详细,手法精、稳、准。后听从国家号召,到大王医院开创骨伤科,并学习利用现代医学诊疗设备,明确诊断、治疗,提高了徒手闭合整复与小夹板、石膏等外固定技术和牵引疗法的准确性,提高了临床疗效,使大王医院成为户县知名的骨科医院,周边地区,特别是铜川的患者常慕名而至。他常以活血化瘀、消肿止痛、接骨续筋、滋补肝肾等中药内服与外用,分期辨证治疗骨伤疾病。如以中药外洗、敷贴及留置药捻子等祛腐生肌,内服清热解毒、益气补血等中药,治疗骨髓炎。对带状疱疹等皮肤病用中药治疗也颇有心得,疗效显著。1983年,许日昇带次子许德全到户县中医医院组建骨伤科,极大促进了中医院骨伤科的发展。许日昇曾担任多届政协委员、人大代表。

许氏骨科第五代传承人许德全,为许日昇之子。1983年,他随父在户县中医医院组建骨伤科,积累了大量的临床经验;1985年在政法路地门巷创建了户县许氏骨伤诊所,1996年迁至人民路北;为提高骨伤骨痛疾病的诊疗技术,做大、做强户县许氏骨伤品牌,2002年申请成立了"户县骨伤病研究所"。2005年在户县人民路与财政局十字西侧创建西安户县许德全中医医院,许德全任院长。他注重家传骨伤技术的传承与发展,倡导中医骨伤医院现代化建设与管理,传承祖业,坚持初期活血化瘀以通畅其血脉,中期以和营顺气、调理气机为法,后期强筋壮骨以促其康复,功能锻炼相辅相成。在中医药治疗创伤骨折、骨病疼痛等方面不断发扬光大,并培养了一大批业务骨干,深受户县及周边地区患者信赖。

许氏骨科第六代传承人许东,为许德全长子,执业医师,毕业于华北理工大学临床医学系本科。现为西安户县许德全中医医院业务院长。

临床经验

1.消肿止痛酊

经许氏骨科六代人的临床实践和不断完善,治疗创伤肿胀疼痛的消肿止痛酊目前已成为消肿止痛特效药。消肿止痛酊的药物组成为木瓜、苏木、鸡血藤、乳香、没药等。该方的主要功效为活血化瘀、消肿止痛,为外用酊剂。方中乳香、没药活血行气止痛、消肿生肌;鸡血藤行血补血、舒筋活络;苏木活血疗伤、祛瘀通络;木瓜舒筋活络、祛湿除痹,借白酒活血行气之功,推动血液运行,促进局部代谢增速,达到消肿止痛的目的。上药合用,共奏活血散瘀、消肿止痛之效。该止痛酊广泛应用于肌肉损伤、筋脉瘀血等。

2.接骨散

接骨散由许氏骨科创始人许发印在道士授方、太平天国军医杨文广秘方的基础上整理而成,主治骨伤,可促进骨伤愈合;许氏骨科第二代传承人许登甲将其广泛应用;第三代到第六代传承人通过临床实践,不断调整,逐步完善。该方汇集了许氏骨科六代传承人的心血,由天麻、重楼、琥珀、三七、没药、乳香等组成。方中三七、乳香、没药化瘀止血、活血定痛、消肿生肌、行气止痛;瘀血易于生热,重楼可清热解毒;骨伤失神,琥珀可镇惊安神、活血散瘀;佐以壮骨生髓之品,并以息风止痛、祛风通络之天麻为引经药。诸药合用,共奏活血化瘀、行气止痛、续筋接骨、壮骨生髓之效,可促使骨折愈合。

特色优势

许氏骨科采用手法正骨复位,并配合活血化瘀、消肿止痛、接筋续骨之中药,历经 150 余年而不衰。家传精髓除了独特的手法之外,三期用药别具一格,初期活血化瘀以通畅其血脉,中期和营顺气、调理气机,后期强筋壮骨以促其康复,并与功能锻炼相辅相成。消肿止痛酊和接骨散疗效明显,不良反应和副作用较少,价格低廉,易为大众所接受。

典型病例

病例 1:邓某某,男,53 岁。

初诊:2021 年 12 月 14 日。患者双膝疼痛 3 年。3 年前,患者劳动中膝部受外伤,当时未在意,后偶感膝部疼痛,活动后加重,休息可减轻。曾于当地医院诊治,诊断为膝关节创伤性关节炎,外用止痛贴、内服消炎止痛药治疗效果不佳,疼痛逐渐加重,影响行动及生活,遂来就诊。

【中医诊断】 痛证。

【西医诊断】 创伤性骨关节炎。

【治疗】 予以消肿止痛酊。治疗后,患者膝关节疼痛消失、活动自由,精神良好。

病例 2:杨某某,男,47 岁。

初诊:2019 年 5 月 2 日。患者左前臂桡骨干骨折术后 1 年。1 年前,患者摔倒致左前臂肿胀疼痛,在当地医院住院治疗,行左桡骨干切开复位内固定术。术后 1 年,当地医院诊断为桡骨骨折术后骨不连,要求行二次切开复位内固定术。患者痛苦万分,经朋友介绍,来院就诊。许东接诊查看了患者前期病例和影像资料,认为骨不连诊断明确,骨折错位不明显。

【中医诊断】 骨不连。

【西医诊断】 桡骨骨折术后骨不连。

【治疗】 予以接骨散治疗。2 周后,患者来院复查 X 线片,骨折线出现了新鲜骨痂。后期继续口服接骨散 1 个月余,复查 X 线片示骨折完全愈合。

病例 3:赵某某,女,70 岁。

初诊:2020 年 3 月 22 日。患者左腕肿胀疼痛 3 小时。2020 年 3 月 22 日,患者行走时不慎摔倒,左腕部着地,遂感到左腕疼痛明显,于当地医院拍片检查后诊断为左尺、桡骨远端粉碎性骨折,要求住院手术治疗。家属考虑到患者年龄偏大,心、肺功能欠佳,遂携患者来本院就诊。

【中医诊断】 骨折。

【西医诊断】 左尺、桡骨远端粉碎性骨折。

【治疗】 许东了解到患者病情后运用家传的正骨复位技术对患者进行了手法复位,X线片显示对位良好。并行石膏固定配合接骨散口服,定期对患者进行家访及复查。

经过一个半月的治疗后,骨折愈合良好,老人左手腕能灵活活动。

病例 4:何某某,男,9 岁。

初诊:2022 年 2 月 11 日。患儿从高处跌落致左侧小腿肿痛,家长遂带其来本院就诊,后进行 X 线片检查。

【中医诊断】 骨折。

【西医诊断】 左侧胫骨中下段螺旋形骨折。

【治疗】 考虑到患儿年龄较小,门诊医师对患儿进行了手法复位,并用石膏和小夹板固定,复位后骨折线对位对线良好,门诊医师嘱咐家长和患儿复位后的注意事项,并予以接骨散口服。

一个半月后复查,X 线片显示骨折线完全愈合。

成含义成氏中医骨伤科治疗骨损伤疾病

医家简介

成含义,男,1944 年生,汉中宁强人。他幼承家学,现为成氏中医骨伤科第二代传承人。中学时代,成含义随父亲成玉福出诊,学习诊治接骨疗伤、痈疽疮毒及烧烫伤等外科疾病;16 岁时,他开始独立接诊;1960 年,拜宁强县四大名中医之一的成登唐为师,在其师的卫生所学习实践;1963 年,受邀参与创办当地生产大队合作医疗站;1999 年初,在阳平关镇火车站街道开设诊所,开展家传中医骨伤科、外科与内科等临床诊疗活动。成含义临床擅长治疗中医骨伤、痈疽疮毒、烧烫伤、皮肤病等。2018 年初,他将诊所迁至阳平关镇子龙新区,接诊至今。

传承情况

成玉福,成氏中医骨伤科创始人,曾师承宁强县骨外科名中医胡玉林,跟师学习与接诊多年后,取得宁强县半农半医行医证书。成玉福根据临床诊疗经验,从骨伤手法整复术、夹板固定术及外敷药方三方面对原来骨伤病治疗方法进行了系统性完善和创新,研制出了骨伤外敷方成氏接骨散 1 号方、成氏接骨散 2 号方和内服方成氏活络效灵丹。

成含义,成氏中医骨伤科第二代传承人,自幼随其父成玉福采药、学习接骨疗伤的医疗技术,在继承成氏中医骨外科技术的同时,创造性地提出了"三步两期"接骨术,令骨伤治疗更规范、更标准、更精准。

成温鲜、成俊青、成清莲、成琳为成氏中医骨伤科第三代传承人，跟随其父亲成含义学习、传承成氏中医骨伤科，致力于将成氏中医骨伤科历代家传手本与典籍整理编撰成册，并开设了世医康养馆，从正骨推拿入手，整骨正脊，理筋通络，针对颈肩腰腿痛患者、慢性病患者、康复疗养者，逐步开展身心康"三通一畅五基六法"。"三通"，即经络通、胃肠通、血脉通；"一畅"，即心情舒畅；"五基"，即合理膳食、适量运动、戒烟限酒、心态平和、规律作息；"六法"，即吃、住、养、疗、乐、学。

临床经验

成氏中医骨伤科的核心为成氏的"三步两期"接骨术。

1. 三步

(1)第一步——成氏手法整复术：摸骨检查和整骨理筋复位的心法技法口诀为先手摸心会，检查、感知骨损伤形态，根据病患骨伤的不同部位，采用不同整复理筋手法复位，或拔伸牵引，或旋转屈伸，或提按端挤，或摇摆触碰，或夹挤分骨，或折顶回旋。手法详解如下。

手摸心会：骨折整复前，医者用手触摸、感知骨折部位损伤形态，要求手法先轻后重、由浅入深、从远端向近端移动，从而确定骨折方位。

拔伸牵引：主要是为了克服肌肉拮抗力，恢复肢体长度。按照"欲合先离、离而复合"的原则，根据肌肉丰厚程度决定牵引力大小。

旋转屈伸：主要矫正恢复断端的旋转及成角畸形，旋转屈伸弥补了单纯拔伸牵引的不足，围绕肢体纵轴向左或向右旋转，以恢复肢体正常轴线。

提按端挤：主要用于纠正侧方移位，医者以掌、指置于骨折断端前、后、左、右用力压迫使骨折复位，将突出的骨折端向内挤按。

摇摆触碰：主要适用于横断型及锯齿型骨折，可加强骨折复位后骨折两端的紧密性，增加稳定性。

夹挤分骨：主要适用于矫正两骨并列部位(胫、腓骨，尺、桡骨)骨折的侧方移位。骨折后，两骨因为骨间肌肉牵拉而靠拢，形成骨折侧方移位，此时用指掌夹挤两骨间隙，可使之复位。

折顶回旋：主要用于矫正重叠移位的畸形。

(2)第二步——成氏外敷及内服秘方用药：手法理筋整复复位后，外敷成氏接骨散1号方(消瘀接骨散)和成氏接骨散2号方(八珍散)，如遇严重骨伤者还需配合内服成氏活络效灵丹。成氏接骨散1号方由五加皮、地龙、乳香、没药、土鳖虫、骨碎补、白及、三七、苦参、大血藤、小血藤(铁箍散)、灯台皮组成，上述药物粉碎研末使用。方中五加皮、地龙、乳香、没药、土鳖虫、骨碎补筋强骨，活血通脉；白及、三七、苦参收敛止血，泻筋骨之火；大血藤、小血藤活血通脉；灯台皮可促进骨折愈合，起到"以形补形"的作用。成氏接骨散2号方是由8味药物组成的八珍散。成氏活络效灵丹为内服方药,根据骨折后的恢复时间调整用药:前期即骨折后的前 10 天,使用桃仁 10g、红花 10g、当归 10g、赤芍 10g、党参 15g、乳香 6g、没药 6g、香附 10g、三七粉 3g(冲服,早、晚各 1.5g);后期即骨折后的第二个 10 天,药物主要为桃仁 6g、红花 6g、自然铜 15g、熟地黄 10g、当归 10g、白芍 10g、续断 10g、骨碎补 10g、狗脊 10g、杜仲 10g。使用时将成氏接骨散 1 号方用茶水(骨伤发肿有炎症时用绿茶,绿茶性凉)或者凉开水调成糊状涂于纱布之上,再将成氏接骨散 2 号方撒在其上面,敷裹于患处,每天外敷药干枯后,适当喷洒温开水于其上。严重骨伤患者需内服成氏活络效灵丹。

(3)第三步——成氏夹板固定术:夹板采用当地桐木树枝,依据骨折部位形态,削制成大小、长短、薄厚适当的光滑、数量不等的夹板夹固在外敷药物上,用线绳适度捆绑,再将外敷纱布缠绕包裹固定夹板即可。夹板固定期间,上肢部、下肢部、腰背部等不同部位需要辅助养护工具,以避免二次损伤。

2.两期

(1)骨骼愈合换药期:术后第四天首次松解夹板换敷药,将纱布松解后,解开绑缚固定夹板线绳,取下夹板,用温开水打湿敷药纱布,敷药纱布慢慢自行泡胀,轻轻松解开敷药纱布,将敷药部位清洗干净,每次换药时需观察触摸骨伤部位恢复情况,再次触摸检查整复到位的骨伤部位是否正常、愈合是否正常,并逐步小心地舒筋通络、畅通气血,避免筋脉粘连导致的长期肿胀,以利于骨伤快速愈合。之后继续如前所述敷药、固定夹板,每 3 天松解夹板换敷药 1 次,连续 7 个周期,即 21 天后取下夹板(第 22 天)。

(2)养护康复锻炼期:取下夹板,再敷药 3～5 次后,结束治疗。严重骨伤患者,延长 2 个换药周期后取下夹板(第 28 天),可适当推拿按摩以舒筋活络。

治疗期间应注意:观察、触摸检查骨伤患者后,根据患者骨伤情形准备所需的物品;上药时应避开开放性伤口;用茶水或者凉开水调药时,需根据伤口的面积确定药量;其他疾病对接骨的影响与防范,如糖尿病并发症、骨结核、骨瘤、骨质疏松等基础性疾病要兼顾治疗;忌食牛肉,以防周围皮肤长皮疹而发痒。

特色优势

成氏中医骨伤科历经百年师承家传,在中医骨伤理论的基础上,结合现代医学人体解剖学等知识,经三代人传承、创新与不断发展,通过手摸心会、拔伸牵引、旋转屈伸、提案端挤、摇摆触碰、夹挤分骨、折顶回旋、按摩推拿等步骤,对脱臼、骨折等骨损伤部位进行手法整复,配合使用自制家传的成氏接骨散 1 号方、成氏接骨散 2 号方外敷或成氏活络效灵丹内服,以促进骨伤部位愈合,可使一般骨损伤患者避免手术治疗,减少患者身心痛苦和经济负担。同时,成氏中医骨伤科对中医药文化知识传播与中医骨伤研究和骨伤科医疗事业发展具有重要意义,也符合新时代人们预防保健、康复理疗、筋骨经络调理养护的客观需求。

胡军峰接骨方治疗骨折

医 家 简 介

胡军峰,男,1977年生,陕西商洛人。他自幼跟随祖父胡龙全、父亲胡振荣上山认药、采药,学习各种接骨中草药的采集时间、加工调配及使用方法,至今在洛南县西新街胡家接骨诊所从业,擅长用手法复位、石膏或夹板外固定、祖传接骨中草药内服与外敷技术治疗骨折。

传 承 情 况

胡家祖辈在洛南县治疗跌打损伤,且将医术在家族中世代相传并持续在临床中应用,传承至今已达七代。据传承谱系记载,创始人胡天丙创制了胡家接骨方,第二代传承人为其子胡文舒,第三、四、五、六、七代传承人依次为胡太银、胡龙言、胡龙全、胡振荣、胡军锋。传承期间著有《跌打损伤秘方》手抄本一部,约抄写于民国初期,为胡氏接骨手录,共210页,并附有图画,记载有骨折整复、接骨方的药名及功效等内容。胡家接骨术在1999年及2018年的《洛南文史志》中均有记载。

临 床 经 验

胡家接骨一号方和接骨二号方以采自秦岭山中的中草药配伍而成,分别为内服、外敷方药。

接骨一号方的药物组成:小救驾10g,上山虎(海金子)10g,下山虎(雷公连)10g,轮叶景天10g,兔儿伞10g,黄酒250mL。小救驾,又名十里香,性温,芳香,有活血化瘀、行气止痛、消肿、续筋接骨等功效;轮叶景天,又名三步接骨丹;再配以清热祛火、消肿止痛的上山虎,化痰止痛的下山虎及解毒活血、消肿止痛之兔儿伞内服,对骨折早期的疼痛效果显著,对骨折中期的骨痂生成效果明显。

接骨二号方的药物组成:天蓬草20g,四叶七20g,夏至草20g,上山虎20g,下山虎20g,兔儿伞20g。方中天蓬草祛风除湿,活血消肿,解毒止血;四叶七清热解毒;夏至草养血活血,清热利湿;上山虎清热解毒,活血止痛;下山虎止痛;兔儿伞祛风除湿,解毒活血,消肿止痛。将上药药粉加蜂蜜、黄酒适量,调成糊状敷于患处,具有活血化瘀、消肿止痛、续筋接骨、舒筋活络之功效,对骨折后的肿胀疼痛以及骨折后骨痂形成缓慢、骨折后期关节强直疗效较好。

接骨一号方内服结合接骨二号方外敷对骨折早期肿胀疼痛,中期续筋接骨,后期关节功能恢复都有很好疗效。两方祛瘀作用较强,孕妇禁用;皮肤破损处外敷有感染的风险,如有皮肤破损、水疱等禁止外敷药膏;有相关药物过敏史者禁用。

特色优势

胡家接骨一号方和接骨二号方治疗骨折,选用道地中草药组方配伍,内服与外敷能有效缓解疼痛,消除肿胀,促进骨痂形成,药简力专,特色明显。

典型病例

白某,男,36岁。

初诊:患者右手第五掌指关节处肿胀明显,皮肤无破损,未见明显皮下瘀血。查体示右手第五掌指关节处压痛明显,可触及骨擦感,外周血运可。X线片示右手第五掌骨远端连续性中断,骨折端向背侧成角畸形。

【中医诊断】 骨折(瘀血阻滞证)。

【西医诊断】 右手第五掌骨远端连续性中断。

【治法】 治当活血化瘀,消肿止痛,续筋接骨。①手法复位后,用石膏将其固定于近指关节屈曲90°。X线片显示骨折对位对线可,无成角及侧向移位。②给予接骨一号方内服,即小救驾10g、上山虎10g、下山虎10g、轮叶景天10g、兔儿伞10g、黄酒250mL。2剂,水煎后分3次服用,间隔1周后再试用第二剂。

3周后更换石膏于功能位。疼痛明显消失,肿胀消除,骨折恢复良好,无明显活动不利。

钱书煊骨增丹治疗骨质增生与椎间盘突出症

医家简介

第一持有人:西安新通药物研究股份有限公司。西安新通药物研究股份有限公司成立于2000年,是一家专注药物研发的高新技术企业,现聚焦于慢性乙肝、肝癌、癫痫等重大疾病领域,致力于研发具有自主知识产权、安全有效、以临床价值为导向的创新药物。2011年,公司正式转型为一家创新药物研发企业。公司坚持"中西并举、仿创结合"的药物研发定位,累计取得各类中药临床及生产批件20余件,其中包括可欣舒片、口腔溃疡含片、乳康颗粒、妇科养荣胶囊、强筋健骨胶囊、益气复脉片等。公司重视中药新药的立项研究,时刻关注并积极调研有关临床验方、民间验方等的实际应用价值并将其转化为中药新药。公司于2020年12月开始关注"骨增丹"项目,经过项目调研、工艺重现、制剂工艺开发等必要的前期步骤,认为该项目具有进一步开发成中药新药的价值,并与原持有人钱书煊签订合作研发协议。

第二持有人:钱书煊。钱书煊,1933年生,四川德阳人,毕业于成都中医学院(现为成都中医药大学)医疗系本科,为骨增丹第三代传承人。他于1964年至1995年就职于德阳市人民医院,任中医科主任(其间曾任区政协委员);1997年创办德阳钱氏骨质增生研究所,专门致力于骨质增生、椎间盘突出症的研究与治疗;曾在北京沧州空军机场医院、北京总参三部医疗所和北京302医院分别做学术交流。钱书煊将中医学基础理论、家传古方与当代人体质相结合,运用中药传统疗法治疗因骨质增生、椎间盘突出症和椎管狭窄引起的各类酸麻胀痛,行医50余年,临床经验丰富。

传承情况

骨增丹始于20世纪20年代,源于钱氏家传手抄本,至今100余年,已传承五代。

第一代钱清和(1888—不详),为钱书煊的祖父,创制此方,用于治疗颈、背、腰、腿疼痛等骨痹方面疾病。第二代钱傑之(1913—1971),为钱书煊的父亲,他将骨增丹在临床上应用并传承。第三代钱书煊,从20世纪60年代末潜心致力于骨质增生与椎间盘突出症的研究与治疗,进一步对此方的治疗范围进行更加准确的定位,将中医学基础理论、家传古方与当代人体质相结合,通过细心观察,反复实践,认真总结,将骨增丹1号方用于气血失调的患者,骨增丹2号方用于下元亏损、督脉不通的患者,并不断改良,专门解决骨质增生、椎间盘突出症、椎管狭窄等临床疑难问题。第四代钱青,1972年生,为钱书煊之女,于20世纪90年代起在父亲的指导下学习和从事医疗活动,在跟随父亲行医的二十多年中完整地继承了诊疗技术,并对骨增丹的炮制方法进一步总结提高,以发挥其更强的疗效。第五代胡晓晨,1992年生,为钱书煊之外孙,于2016年从辽宁中医药大学毕业考取医师资格后,在诊所跟随外祖父学习诊疗,并于2019年开始担任诊所负责人。

2021年10月,西安新通药物研究股份有限公司就骨增丹的合作开发与钱书煊签订相关协议。公司接手后对骨增丹进行了中药新药的开发研究,进行了临床前药学研究(提取工艺研究、制剂工艺研究、质量研究及质量标准制定、稳定性研究、药理药效学研究、非临床安全性研究等)、临床研究(二期临床、三期临床)、注册申报等,最终取得了骨增丹的生产批件,上市销售,以满足广大临床患者的实际需求。

临床经验

骨增丹是名老中医钱书煊将家传方改良,专治骨质增生、椎间盘突出症的一种纯中药口服制剂,服用方便,起效快,临床运用已50余年。钱老通过对骨质增生、椎间盘突出症的病因、病理进行探索,认真总结,提出了自己独特的见解和治疗方法。他认为此类疾病是由于患者平素性格急躁、精神压抑、过度疲劳、有陈旧性外伤、房事过度造成的生理性代偿引起的骨质增生或椎间盘突出症,使周围的脂肪、结缔组织和关节产生一种无菌性炎症,导致局部肿胀,压迫到神经、血管,从而产生诸多症状,如酸、麻、胀、痛、头晕等。基于此认识,钱老扩大了纯中药制剂骨增丹的应用范围,将其广泛运用于临床实践。

骨增丹在临床应用中分为2个方子,即骨增丹1号方、骨增丹2号方。

骨增丹1号方的成药按20000g计算,含三七1300g、血竭1000g、归尾400g、红花500g、土鳖虫1500g、冰片80g、乳香500g、没药500g、牛黄80g等。其中,乳香、没药、冰片、牛黄需90℃烘制15分钟,其余药物烘制6小时。功效主要为调和气血,适用于气血失调的实证患者。此类患者长期性情急躁或精神压抑引起伤气耗血,气血壅滞,肿不散,则疼痛至甚。因此,骨增丹1号方重视气血,可活血化瘀,通过调和气血达到治疗目的。

骨增丹2号方的成药按20000g计算,含当归600g、杜仲500g、桑寄生500g、延胡索1000g、丹参1000g等。所有药物需90℃烘制6小时。功效主要为补肾通督,适用于下元亏损、督脉不通的虚证患者。此类患者白天过度疲劳,夜晚房事频繁,易耗精伤气、肾气亏虚,使经络失去濡养,不荣则痛。因此,骨增丹2号方通过补肾通督、温阳健骨以达到治疗目的。

钱书煊总结出不同疾病不同证型患者的临床表现,具体如下。

1.颈椎增生、椎盘膨出

(1)气血失调型患者多长期保持一种姿势,劳累后可出现颈部僵硬疼痛、头晕、上肢酸麻胀痛,夜间休息后上述症状并无缓解,甚至加剧,疼痛时拍打按摩能缓解。此为劳损过度,气血不畅所致。

(2)下元亏损、督脉不通型患者在夜间休息后,上述症状基本消失,仅在午后症状明显,手臂疼痛时向上举起能缓解症状,下垂则加重。静坐、睡卧时头不晕,但活动时出现头晕,多见于椎管狭窄、骨质疏松、牵引过度、妇女人工流产次数较多、月经失血过多等。

2.腰椎间盘突出症

(1)气血失调型患者坐、卧、睡时腰部酸胀疼痛加重,尤以晨起时行动不便,少量活动或拍打按摩后疼痛缓解。

(2)下元亏损、督脉不通型患者卧床休息时基本无症状,晨起也较为舒适,仅在午后或活动后出现酸麻胀痛。

3.膝关节增生

(1)气血失调型患者多表现为静坐、睡卧无不适,仅在坐后站立时行动困难,疼痛加剧,但少许走动后痛感又稍有缓解,蹲下困难。

(2)下元亏损、督脉不通型患者能蹲下,坐后起立时膝部无明显痛感,仅在行走后病痛加剧,并且下午症状较重、上午较轻。

4.混合型

在临床中也常常遇到患者中既有劳损过度、气血不畅而引起的症状,也有肾气亏虚、督脉不通的症状,如患者自感睡卧时基本不痛,近于正常人,仅在静坐、行走或站立时出现疼痛或加剧,可采用两种方案综合调理。

另外,少许跟骨增生患者,可参照"膝关节增生"治疗。

特色优势

骨增丹为钱书煊的家传方,历经五代人,传承百余年。在钱书煊的改良下,骨增丹临床应用时具体分为两方,即骨增丹1号方、骨增丹2号方。骨增丹1号方含三七、血竭、红花、土鳖虫、乳香、没药等药物,功效主要为调和气血,适用于气血失调的实证患者。骨增丹2号方含当归、桑寄生、杜仲、延胡索、丹参等药物,功效主要为补肾通督,适用于下元亏损、督脉不通的虚证患者。1号方主"医",2号方主"养",二者医养结合,标本兼治,临床疗效显著。1996年5月,经原德阳市科委、德阳市卫生局邀请省内专家评审鉴定,一致认为该药有明显疗效。经临床治疗213例患者,治愈率为81.3%,总有效率为90.1%,具有起效快、疗效确切、服用方便等特点。

典型病例

病例1:龚某某,男,73岁。

初诊:2021年5月20日。患者自诉手脚一直麻木,走平路无感觉,上下坡腿软无力,已发病3年。

【中医诊断】 痹病(气滞血瘀证)。

【西医诊断】 颈椎、腰椎骨质增生。

【治疗】 即日起服用骨增丹1号方以调和气血。

服用几天后,患者自觉麻木减轻,后续巩固服用骨增丹2号方以补肾通督。1个月后症状消除。

病例2:张某某,女,70岁。

初诊:2021年7月5日。患者自诉久坐后起身站立时膝关节疼痛,走动后减轻,走路时间较长后又疼痛,下蹲困难,已发病1年。久睡、久坐后腰椎胀痛,活动后减轻,腿易抽筋,已发病10年。

【中医诊断】 痹病(气血不和证)。

【西医诊断】 膝关节增生,腰椎间盘突出症。

【治疗】 即日起服用骨增丹1号方以调和气血。

后电话随访,患者称疼痛减轻,症状大部分缓解。续服 2 个月后基本正常。

病例 3：朱某某,女,34 岁。

初诊:2019 年 3 月 8 日。患者自诉平时走路或活动时头晕,休息片刻后好转,睡卧时无症状,午间后症状加重,甚则不敢下床,此种情况已持续 3 年,故辞职长期在家,无法出门。刻下见脸色萎黄暗沉,神疲无力,睡眠差,甚则彻夜不眠。

【中医诊断】 头晕(肾气亏虚证)。

【西医诊断】 颈椎病。

【治疗】 服用骨增丹 2 号方以补肾通督。

7 天后头晕无明显改善,但睡眠稍有改善。15 天后,患者可下地轻微活动,睡眠渐佳,头晕仅在午间活动量稍大时发作,脸色也较之前红润光泽。2 个月后头晕发作次数明显减少,气色好转,睡眠佳,已可外出活动。服用 3 个月后症状基本消失。患者自述服用效果甚好,自感身体各方面状况均有改善。后长期服用骨增丹 2 号方以补肾通督。患者现已正常工作。

病例 4：王某某,男,59 岁。

初诊:2019 年 10 月 25 日。患者自诉晨起下床时,脚后跟疼痛,腿部僵硬,起步困难,少许活动后疼痛有所缓解,已发病半年。

【辅助检查】 右脚跟处有弯钩状骨刺。

【中医诊断】 痹病(气血失调证)。

【西医诊断】 骨刺。

【治疗】 服用骨增丹 1 号方以调和气血。

7 天后,患者晨起腿部僵硬感已不明显,下床时脚后跟疼痛减轻。15 天后,晨起腿部已无僵硬感,脚后跟仅起步时有轻微痛感。1 个月后,疼痛已基本消除。为巩固治疗,又续服骨增丹 1 号方 1 个月,至今未复发。

病例 5：王某某,男,55 岁。

初诊:2021 年 1 月 8 日。患者自诉早晨起床时明显感觉腰痛、僵硬、脚麻,轻微活动后症状稍缓解,久坐后腰痛直不起来,不能负重,已发病 15 年。

【中医诊断】 痹病(气血不和证)。

【西医诊断】 腰椎间盘突出症。

【治疗】 服用骨增丹 1 号方以调和气血。

4 天后开始见效,患者早晨起床时腰痛、僵硬感都稍有减轻。10 天后,腰部仅有微痛,僵硬感明显减轻,脚麻好转。1 个月后,患者腰不痛、脚不麻,起床无僵硬感。连续服用 3 个月后,患者已可以去健身房做负重训练,开车数小时无酸痛感,感觉轻松。

第二节 筋 伤

陈贵斌、余平利古溪针刀疗法治疗疼痛

医家简介

陈贵斌,1948年生,男,汉族,古溪针刀疗法创始人。他现任世界针刀医学会联合会副会长、中国中医药促进会新中医分会副会长。

余平利,1976年生,男,汉族,现为古溪针刀疗法第二代传承人。他于1999年毕业于西安交通大学;2008年在北京中医药大学针灸推拿学院进修针刀医学;2009年在北京空军总医院师从国医大师冯天有学习新医正骨疗法;2012年在江苏泰兴跟随古溪针刀疗法创始人陈贵斌系统学习。余平利临床擅长运用古溪针刀疗法治疗颈肩痛、腰痛、腿痛等慢性软组织损伤引起的各类疼痛。

传承情况

1976年,朱汉章(1949—2006)发明了中西医结合的小针刀疗法,该疗法在治疗慢性软组织损伤、骨关节疾病等方面疗效显著,他于1993年创立了针刀医学。1990年,陈贵斌师从朱汉章,由此开始学习针刀医学。在大量临床实践的基础上,结合中医针灸理论、软组织医学理论,陈贵斌始创古溪针刀疗法,并在颈椎病、腰痛、腿痛等常见病的临床治疗经验的基础上,总结完善了古溪针刀新的理论体系,即独特的病因病理见解、独特的诊断方法、独特的治疗方法,使针刀医学理论得到了进一步的传承、发展和弘扬。2012年,余平利师从陈贵斌,开始系统学习古溪针刀疗法。

临床经验

古溪针刀疗法的特点可总结为"五新一合理"。

1. 五新

(1)新的病因、病理见解:即对腰椎间盘突出症、颈椎病等的病因、病理提出了新见解。他认为,该类疾病应属于软组织损伤,主要由急性或慢性劳损所致的软组织损伤、无菌性炎性刺激所造成,病变部位主要在肌腱、韧带和深筋膜附着点,确定了"痛点、骨面"的核心性理论。

(2)新的诊断原理：以症状、体征为主，以原发痛点为准。在明确区分"原发点""反应点"和"继发点"的前提下，主张"少""精""准"地诊断疾病。

(3)新的鉴别诊断原理：对颈椎、腰椎间盘源性疼痛的骨科手术适应证和古溪针刀适应证提出了"管内"和"非管内"病变的认识与临床鉴别标准。

(4)新的治疗原理：确定并验证了科学合理的、与病因病理相对应的古溪针刀治疗原理。针对不同的"治疗点"分别采取并发挥"针"和"刀"的手法作用。点切(原发点的骨面)发挥"刀"的"切割"作用，通过机体自身修复，改变原发点病变组织的病理形态，恢复正常血液循环，消除吸收原发点病变组织的无菌性炎症。刺激(痛点的骨面)发挥"针"的刺激作用，促进原发点病变组织的抗体、免疫细胞生成增多，局部血管扩张，加速无菌性炎症消退；降低反应点的兴奋性，使临床症状缓解。

(5)新的治疗手法：针刀疗法需要医者双手操作，临床应用快捷、安全。

2.一合理

一合理指合理的复诊时间。多年的临床观察证明，患者在接受古溪针刀治疗以后，症状改善明显，机体恢复较快，复诊时间较传统疗法延长3倍以上。

特色优势

古溪针刀疗法是基于针刀疗法之上发展而来的，是后世在治疗慢性软组织损伤方面的逐渐发展中提出的理论体系，来源于临床，并被广泛应用于临床，刺激小，痛苦少，只需门诊治疗，安全有效。

第四章

第四章

妇科疾病

第一节 月 经 病

杨晓希自拟止崩汤治疗崩漏

医家简介

杨晓希,1985 年生,女,汉族,陕西商洛人。她于 2009 年在洛南县妇幼保健院妇科工作至今,对妇科各种常见病、多发病有其独特的见解,尤其擅长使用自拟止崩汤治疗崩漏。

传承情况

杨晓希的母亲张晖利,是洛南县妇幼保健院的一名中医医生,从医 40 余年,尤其擅长治疗妇科病,在当地有较好声誉。杨晓希师从其母,总结完善了家传自拟止崩汤,用其治疗崩漏。

临床经验

自拟止崩汤以健脾化痰、凉血止血为法。该方由党参 15g、白术 15g、茯苓 15g、炙甘草 6g、半夏 10g、陈皮 10g、仙鹤草 10g、茜草 10g、地榆 10g、贯众炭 10g、龙骨 10g、川续断 10g、墨旱莲 10g、五味子 10g 组成。脾为气血生化之源,故以六君子汤为基础,取其益气健脾、燥湿化痰以"澄源"之功;收涩凉血之药止血以"塞流",以茜草、地榆凉血止血;贯众本身凉血止血,取炭与仙鹤草合用,以增强收敛止血之效;龙骨、五味子以增强收涩之效;川续断、墨旱莲补肝肾以止崩漏。服用方法:每日 1 剂,水煎,早、晚分服。

特色优势

自拟止崩汤治疗崩漏,以"澄源、塞流"立法,辨证配伍准确,效果较好。

典型病例

王某,女,36 岁。

初诊:患者月经量增多 2 天。血常规示血红蛋白 109g/L;平均血小板体积 8.0fL。妇科 B 超示子宫内膜增厚 1.9cm,回声不均,其内可见多个小液性暗区回声。

【中医诊断】 崩漏。

【西医诊断】 功能失调性子宫出血。

【治法】 运用自拟止崩汤治疗,每日 1 剂,水煎,早、晚分服。并注意卧床休息,7 天为

1 个疗程,连服 2 个疗程。

后患者诉子宫出血已停止,月经恢复正常。随访 6 个月未见复发。

第二节　不孕不育

白新爱家传方治疗不孕不育及妇科杂症

医家简介

白新爱,1966 年生,女,汉族,陕西蒲城人。她自幼随父学习中医,毕业于蒲城县卫生学校,中专学历,1988 年开始随其父在蒲城县白氏医馆从事临床工作,至今已 30 余年,并得家传的白氏通管汤、白氏排卵汤、山栀蒲黄汤、妊娠恶阻方等验方。白新爱临床擅长运用中药汤剂治疗不孕不育及妇科杂症。

传承情况

白新爱的曾祖父白生玉(19 世纪中期)以中医谋生,始创白氏通管汤、白氏排卵汤、山栀蒲黄汤、妊娠恶阻方,用于治疗不孕不育及妇科杂症。其祖父白振铎(20 世纪初),在蒲城县成立延年诊所,后参与建设了蒲城县城关医院。其父白宝兴(1931—2010),于兰州大学生物医学相关专业毕业后,汲取父辈之所学,致力于不孕不育的治疗。第四代传承人白新爱,毕业于蒲城县卫生学校,1988 年开始随其父在白氏医馆从事临床工作至今。白氏四代人均以治疗不孕不育及妇科杂症为主业,其家传方的配方、用法等不断调整完善,现已相对稳定。

临床经验

白新爱治疗不孕症疗效尤佳,她在家传的基础上,临床以中医辨证论治为主,灵活施治。

输卵管梗阻、多囊卵巢综合征是导致不孕症的主要因素。白新爱归纳出输卵管梗阻的主要病机为湿热下注、湿瘀胶结、闭阻胞宫,在临床中还可见兼夹气滞、痰湿、气血两虚等的证候,以白氏通管汤为主治疗该病,每获良效。白氏通管汤由路路通、通草、败酱草、皂角刺、黄芪、当归等药物组成,具有通利经络、清热解毒、消肿排脓、祛瘀止痛、补气活血的功效。方中路路通、通草除疏肝理气、通络外,兼具利水除湿之功;败酱草辛散行滞,入厥阴肝经,有清热解毒、消痈排脓、祛瘀止痛之功,对湿瘀胶结化热之不孕症效果明显;皂角刺味辛,性温,擅长消肿排脓,凡壅塞不通者,皆能借其通达之性直达病所。同时重用黄芪、当归补气活血,托里生肌。在辨证的基础上,遵循"三因治宜"的原则,根据患者的体质、生活习惯、生活环境,在白氏通管汤基础上加减运用,效果更佳。

针对多囊卵巢综合征导致的不孕症,白新爱常以家传白氏排卵汤为主方辨证治疗。排卵汤由丹参、麦芽、芡实、莲子、仙灵脾、补骨脂、石楠叶为主组成。患者如先天禀赋不足,血海空虚,冲任失调,则表现为月经稀少、闭经不孕、卵巢增大,常配以益母草、金毛狗脊、黄芪、当归、山茱萸等养血养精。如肝郁气滞、血瘀冲任所致的不孕症,伴面部痤疮、多毛,常配以路路通、木通、青皮、郁金香、香附、枳壳、益母草等疏肝理气,活血调经。若过食膏粱厚味,脾失运化,痰湿郁阻,可见肥胖、乏力、身重、舌苔厚腻等,常配以健脾除湿的茯苓、苍术、厚朴等健脾除湿。

白新爱家传的山栀蒲黄汤,由炒山栀子、炒蒲黄、龙骨、牡蛎、益母草、地榆炭、阿胶、天花粉、黄芪、当归等配伍组成,主要用于治疗血热、血瘀所致的崩漏。

特色优势

白新爱在治疗卵巢功能衰退和不明原因的不孕症时,临床辨证论治以肾为主,肝、脾、肾三脏同治,遵循月经初期行气祛瘀,月经中后期重于补肾阳,兼以疏肝柔肝之品,经后注重补肾阴、填精益髓的治疗原则,从而使血海充盈、冲任调达、宫暖易孕。白氏通管汤、白氏排卵汤、山栀蒲黄汤等,经白氏四代人应用完善,组方严谨,药简力专,疗效显著。白氏家传方中医药治疗不孕不育特色突出,优势明显,享有一定的声誉。

典型病例

病例 1:马某某,女。

初诊:2019 年 11 月 22 日。患者试孕 3 年未孕。患者 2018 年 8 月行人工授精 1 次,未怀孕。2018 年 10 月以拮抗剂方案促排,获卵 6 枚,配成 2 枚,养囊未成;2019 年 6 月以长方案促排,获卵 5 枚,配成 2 枚,新鲜移植未着床。输卵管造影示右侧输卵管基本通畅,左侧输卵管通而不畅。抗米勒管激素(AMH)0.98ng/mL。基础性激素检查(2019 年 4 月)示雌二醇(E2)68.86pmol/L,黄体生成素(LH)1.77IU/L,卵泡刺激素(FSH)6.45IU/L。既往月经规律,28 天 1 次,量少,色暗红,腹部下坠冷痛,自感潮热。末次月经为 2019 年 11 月 21 日,舌苔白厚,脉象缓和无力。子宫大小正常,活动度受限,左侧附件增厚,压痛(++),右侧附件正常,宫颈光滑,阴道颜色正常。

【既往史】 2007 年 10 月患者怀孕 27 周时引产一次。2008 年 10 月造影诊断双侧输卵管不通,并伴有非经期不规则阴道出血。2008 年 11 月经朋友介绍来诊。在此期间行中医汤药和针灸微波治疗。2009 年 3 月经白新爱医生治疗成功受孕。2009 年 12 月 29 日足月剖腹产下一健康女婴。

【中医诊断】 不孕症(脾肾阳虚,气滞血瘀证)。

【西医诊断】 不孕症。

【治法】 予以白氏通管汤加味,10剂。11月23号开始服用,水煎服,每日2次,连服10天,药渣外敷小腹。

二诊:2019年12月29日。末次月经为2019年12月27日,经量一般,经色正常,患者自感潮热。脉象缓和,舌苔正常。予以排卵汤加味,9剂。2020年1月1日开始服用,水煎服,每日2次。

三诊:2020年3月12日。末次月经为2020年3月11日,经量一般,经色暗,上次月经中期出现乳房胀痛、腹痛,2020年2月22日有少量褐色分泌物持续3天。脉弦,舌苔黄厚。予以白氏通管汤加味,4剂;白氏排卵汤加味,4剂。先服通管汤加味4剂,停药3天后服用排卵汤加味4剂。

四诊:2020年4月7日。末次月经为2020年4月4日,经量正常,经色正常,脉象缓和。2020年4月6日性激素六项提示:E2 121pmol/L,睾酮(T)1.090ng/mL,催孕素(PRL)24.07ng/mL,FSH 15.52IU/L,LH 9.84IU/L,性激素结合球蛋白(SHBG)39.24mmol/L。予以白氏排卵汤,7剂。2020年4月11日开始服用。

五诊:2020年5月8日。末次月经为2020年5月5日,经量一般,阴道分泌物量少,经前右侧腹部抽痛,同房略有干涩,脉象弦数。予以白氏通管汤加味,4剂;白氏排卵汤加味,4剂。经期服用白氏通管汤加味,月经干净服用白氏排卵汤加味。

六诊:2020年6月5日。末次月经为2020年6月3日,经量少,色暗,有少量血块。予以白氏排卵汤加味,7剂。月经干净服用。

七诊:2020年7月7日。末次月经为2020年7月4日,月经量少2天,2天后增多,乳房胀痛,痛经1天,有少量血块。予以白氏排卵汤加味,6剂。月经干净服用。

八诊(电话):2020年7月5日。在家自测尿HCG(+)。

2020年8月8日在当地某医院抽血检查示人绒毛膜促性腺激素(HCG)5954.21IU/L,孕酮(P)37.11ng/mL。于2021年3月31日在当地医院剖腹产下一男婴8斤。

九诊:2021年4月1日。患者自诉生产后小便不下,少腹胀满难忍,汗出严重,四肢乏力,困乏严重,腰困,长期性大便无力。诊断为产后癃闭。方药予以炙黄芪、当归、川芎、白术、茯苓、枳壳、升麻、肉苁蓉、川朴、大腹皮、泽泻、熟地黄、荜澄茄、益母草、天花粉、杭芍、败酱草、炮姜、甘草,3剂。水煎服,每日2次。

十诊(电话):2021年4月4日。患者服用1剂后小便通,3剂痊愈,大便无力亦得到改善。

病例2:杨某某,女,26岁。

初诊:2021年2月21日。患者结婚3年,夫妻生活正常,2017年怀孕3个月时,难免流产1次,后一直不孕。平时月经周期正常,经量少,颜色暗,经来腹痛,腰困。末次月经为

2021年2月2日。患者平素身体健康,无过敏史,无家族遗传史。舌苔薄白,脉弦缓。

【辅助检查】 2021年1月18日造影示右侧输卵管不通,左侧输卵管通而不畅。2021年2月16日B超示宫颈管积液,子宫直肠窝积液(24mm×16mm)。妇科检查示子宫中后位大小约为6.0cm×3.0cm,弹性差,质软,活动度正常,双侧附件正常,宫颈光滑。

【中医诊断】 不孕症(气虚肝郁证)。

【西医诊断】 输卵管不通。

【治法】 予以白氏通管汤,即路路通、通草、香附、郁金、益母草、黄芪、当归、白术、茯苓、桑寄生、续断、皂角刺、甘草。9剂,水煎服,每日2次。

二诊:2021年3月4日。末次月经为2021年3月2日,经量一般,腹痛、腰痛均无。舌苔薄白,脉象缓和。方药同上方。7剂,水煎服,每日2次。建议:下次就诊配合针灸理疗。

三诊:2021年4月5日。末次月经为2021年3月31日,患者无不适症状。予以针灸理疗。中药予以白氏通管汤。7剂,水煎服,每日2次。中成药予以八珍益母丸1盒(每日2次,每次1粒)、归脾丸1瓶(每日2次,每次6g)。

四诊:2021年5月4日。末次月经为2021年4月28日,月经量正常、色红,腹痛少许,舌苔正常,脉象缓和。方药予以白氏通管汤4剂(每日2次,水煎服)和白氏排卵汤(黄芪、当归、白术、石楠叶、丹参、炒麦芽、芡实、莲子、吴茱萸、山茱萸、柴胡、枳壳、甘草,每日2次,水煎服)4剂。

五诊:2021年6月18日。末次月经为2021年4月28日,患者自感乏力。2021年6月15日在当地医院抽血检查示孕酮17.01ng/mL,HCG 10000IU/L。诊断为早孕。

病例3:陈某,女,39岁。

初诊:2020年6月23日。月经量多,10余天不干净。患者平素月经40天一行,末次月经为2020年6月1日,于2020年6月13日行经干净,有血块,腹痛,腰困,乏力,头晕,脉象缓和。

【辅助检查】 2020年4月13日,医院B超检查示子宫大小为6.0cm×5.3cm×4.3cm,宫腔线居中,内膜厚0.6cm,宫腔内可探及节育器回声,位置正常,右侧附件区可探及一大小约2.5cm×1.6cm的囊性回声,边界清,其内可见线状分隔,左侧附件区因肠气干扰显示不清。结果提示宫内节育器位置正常,右侧附件区囊肿。

【中医诊断】 崩漏(气滞血瘀证)。

【西医诊断】 功能性子宫出血。

【治法】 予以当归、川芎、桃仁、炮姜、益母草、黄芪、白术、茯苓、龙骨、牡蛎、地榆炭、白及、仙鹤草、杜仲、天花粉、甘草。7剂,每日2次,水煎服。

二诊:2020年7月20日。末次月经为2020年7月10日,2020年7月16日干净,量可,无腹痛。方药予以炒山栀子、炒蒲黄、龙骨、牡蛎、黄芪、当归、白术、茯苓、地榆炭、白及、仙鹤草、杜仲、阿胶、天花粉、甘草。6剂,月经期间用,每日2次,水煎服。

三诊:2020年9月4日。末次月经为2020年8月11日,于2020年8月16日干净,无任何不适。予以八珍益母丸1盒、归脾丸1瓶,按说明服务。

病例4:还某,女,23岁。

初诊:2016年12月1日。患者结婚两年余,性生活正常,不孕,其夫行精液检查正常,患者平素月经3~4个月一行,量少,色暗,性欲淡漠,少腹冷,带下量多,清稀如水,头晕耳鸣,腰膝酸软,夜尿频,畏寒肢冷,神疲乏力,月经期加重。末次月经为2016年9月27日。患者体形瘦小,面色暗淡无华。舌体淡暗,苔白,脉沉细。

【辅助检查】 妇科检查示外阴正常;子宫中位,如枣大小,质软,无压痛;双侧附件正常;宫颈光滑,色红润。

【中医诊断】 不孕症(肾阳虚证)。

【西医诊断】 不孕症。

【治法】 方药予以白术、党参、巴戟天、杜仲、菟丝子、山药、芡实、肉桂、附子、熟地黄、补骨脂。10剂,每日2次,水煎服。

二诊:2017年5月12日。末次月经为2017年5月9日,服用上药后,月经40天一行,量稍有增多,上述症状缓解。现予以炙附子、肉桂、山药、山茱萸、菟丝子、枸杞子、当归、杜仲、莲子、熟地黄。16剂。月经干净后,先服用8剂,每日2次,水煎服,余8剂待下次月经干净3天后服用。

三诊:2017年9月15日。末次月经为2017年9月13日,量多,色暗红,性欲正常,小腹冷、腰膝酸软症状消失。舌苔淡白,脉沉。方药予以黄芪、当归、白术、艾叶、菟丝子、补骨脂、枸杞子、麦芽、香附、熟地黄、甘草。每日2次,水煎服。

四诊:2017年11月28日。末次月经为2017年10月13日,患者近日头晕乏力,纳差,呕吐,乳房胀,嗜睡。舌苔薄白,脉滑。检查示血HCG 1923.556IU/L,孕酮63.87ng/mL。

随访:于2018年7月在当地剖腹产龙凤胎一对。

病例5:惠某某,女,30岁。

初诊:2021年3月19日。患者结婚3年一直未孕,末次月经为2021年3月15日,平时月经周期正常,量少,用卫生巾两贴即净,颜色暗,有血块,经来时腹胀痛,腰困痛,头痛。

【辅助检查】 2020年5月1日在当地医院检查性激素示FSH 7.46IU/L,LH 14.11IU/L,PRL 44.83ng/mL,E2 57.83pg/mL,P 0.22ng/mL,T 0.55ng/mL;B超检查示子宫大小为6.0cm×3.0cm×2.2cm,左侧卵巢大小为3.0cm×2.2cm×3.5cm,右侧卵巢大小为3.0cm×1.9cm×3.3cm,双侧卵巢内见多个大小不等、圆形无回声区,同一切面大于10个,提示双侧卵巢多囊样改变。

【中医诊断】 不孕症(痰湿瘀阻证)。

【西医诊断】 多囊卵巢综合征。

【治法】 方药予以天麻、白芷、川芎、黄芪、当归、白术、茯苓、桂枝、益母草、丹参、麦芽、金毛狗脊、杜仲、巴戟天、甘草、吴茱萸、山茱萸、厚朴。9剂,月经干净后水煎服,每日2次。

二诊:2021年4月18日。末次月经为2021年4月13日,头痛无,腹冷。舌苔薄白,脉象缓和。方药予以附子(先煎40分钟)、肉桂(后下)、干姜、熟地黄、黄芪、当归、白术、茯苓、丹参、麦芽、独活、羌活、桑寄生、续断、巴戟天、牛膝、艾叶、补骨脂、山茱萸、甘草。7剂,水煎服,每日2次。中成药予以参茸固本还少丸,按说明服用。

三诊:2021年7月10日。末次月经为2021年4月13日,2021年7月10日抽血测孕酮大于40ng/mL;B超示子宫大小为8.0cm×6.0cm×8.3cm,宫腔内可见一7.1cm×3.6cm的孕囊,囊内可见一胎儿,头臀长约3.0cm,胎心正常,胎盘位于前臂,提示宫内早孕。

宋毅培坤丸治疗不孕症

医家简介

宋毅,字济身,男,汉族,陕西西安人,中医执业医师。他毕业于陕西中医药大学,为百年老字号"藻露堂"的第十代传承人,现任陕西孙思邈国医药专修学院教授,临床擅长妇科及不孕不育症的治疗与研究。

传承情况

明代天启二年(即公元1622年),宋林元(1582—1637)于长安(今西安)行医,创办德润堂(现为藻露堂),取"德馨心润"的医家祖训,寓"德心润民"之意。他采用汤药内服治疗妇科病,主治不孕不育症。1667年,第二代传承人宋应全(1630—1706)将德润堂更名为藻露堂。1670年,宋应全经过长期的摸索及实践,将家传秘方改良并命名为培坤丸,用于治疗不孕症,为藻露堂的发展、传承奠定了较好的基础。后由第三代传承人宋三元(1679—1754)、第四代传承人宋门金氏(1729—1797)、第五代传承人宋德润(1778—1839)持续传承。1900年,藻露堂第六代传承人宋羽彬,因给慈禧治疗头风病得愈,获慈禧亲笔御赐金匾"德润堂"(因鉴于当时慈禧威严,恐疗疾不愈连累医门,故报原名德润堂),从此名声大噪。此后由第七代宋赞臣(1858—1927)、第八代宋张金兰(1894—1972)、第九代宋树德(1935—1997)传承。1956年年初,宋树德被西安市政府评定为"私营工商业者积极分子"并参加了在北京举行的全国工商界青年积极分子代表大会,受到了当时党和国家领导人的接见,并合影留念。1964年,藻露堂第十代传承人宋毅出生,宋毅在传承藻露堂400余年祖传医术与300余种秘方的基础上发挥藻露堂擅长治疗女科(妇科)的核心优势,结合现代社会女性竞争激烈、压力大的特点,对原有传世古方进行精研后,对剂型和服药方式都进行了改良,提高了临床疗效。宋毅在继承家传的基础上,结合自己所学和临床经验,将家传经验整理成《宋氏藻露堂妇科》(陕西科学技术出版社,2007年出版)等专册,创立了"宋氏四位一体"的中医药特色疗法,即通过汤药、膏方、成药及外治四方面治疗,重在气血双补、滋养肝肾、固本培元,以促进自体平衡修复。1990年,藻露堂第十代传承人宋毅在继承藻露堂品牌和系统医学方略上创立了西安藻露堂国药研究所。1993年,藻露堂被国内贸易部授予"中华老字号"称号。1998年,宋毅接受武当道教机构邀请,参加道教文化与中医研讨会;2019年,获陕西省"十大杰出名中医"称号。2021年,藻露堂在海南博鳌乐城中国医疗先行区正式挂牌,开启了藻露堂发展的新时代。

临床经验

培坤丸主要由黄芪、陈皮、甘草、白术、沙参、茯苓等20余味中药组成,为黑褐色的小蜜丸或大蜜丸,气微香,味甜。小蜜丸,每45丸重9g;大蜜丸,每丸重9g。服用时,用黄酒或温开水送服,小蜜丸每次9g,大蜜丸每次1丸,每日2次。其功效主要为补气血、滋肝肾,可用于妇女血亏、消化不良、月经不调、赤白带下、小腹冷痛、气血衰弱、久不受孕等,主治证属体质虚寒、精血亏虚所导致的不孕症。近年来经临床实践,将该方应用范围拓展至月经不调、痛经、产后虚证、脏燥、便秘等,并配合桂枝茯苓丸治疗卵巢囊肿、子宫肌瘤、子宫内膜异位症,配合中成药乳癖消治疗乳腺增生症等。抑郁气滞,内有湿者忌服。

特色优势

培坤丸是藻露堂家传400余年的临床方剂,它在各代传承人不断地临床实践中传承发展,经历了400余年的实践检验,在治疗妇科疾病,尤其是不孕症方面取得了确切的疗效。

典型病例

病例1:徐某某,女。

初诊:患者备孕2年,未受孕,于2016年至2018年行2次试管婴儿技术治疗,均失败,多次排卵检测中发现卵泡发育不成熟。既往有痛经史。

【中医诊断】 不孕症(肝肾亏虚,寒阻胞宫证)。

【西医诊断】 不孕症。

【治法】 予以培坤丸配合温针灸治疗2个月余。治疗后,患者体质发生了改变,患者的生活质量得到了提高,后配合人工辅助生殖技术产下一子。

病例2:袁某某,女,35岁。

初诊:患者备孕7年,未受孕。B超提示子宫内膜薄。

【中医诊断】 不孕症(脾虚胃滞证)。

【西医诊断】 不孕症。

【治法】 予以培坤丸口服 3 个月余。治疗后患者顺利怀孕,产下一子。

病例 3:梁某某,女,28 岁。

初诊:不孕 2 年。近 2 年来,患者月经量少,不规律,白带正常,不孕,余无特殊不适。B 超检查结合激素六项诊断为多囊卵巢综合征。

【中医诊断】 不孕症(肝郁气滞,瘀血内阻证)。

【西医诊断】 不孕症。

【治法】 予以培坤丸口服 3 个月余。治疗后患者顺利产下一子。

孟彦荣孟氏中医妇科不孕三法治疗妇科病

医家简介

孟彦荣,男,1974 年生,汉族,咸阳兴平人,孟氏中医第四代传承人。孟彦荣自学校毕业后长期坚持临床诊疗并擅长总结创新,运用孟氏中医妇科不孕三法治疗妇科病、不孕症,先后发表论文 10 余篇,主编并出版《孟维礼中医世家经验辑要》《中医世家名医孟国栋经验辑要》专著 2 部。2006 年,孟彦荣被评为"兴平市杰出青年岗位能手";2018 年被评为"兴平市第二届有突出贡献优秀人才";现任兴平市中医医院业务副院长、陕西省中医药研究会名医分会委员。

传承情况

1882 年,在兴平市,17 岁的孟子章投师于妇科名医张有亮,将效方抄进现存 1 号秘籍《孟子章手抄验方集》。1920 年,他和长子孟维贤开办保安堂,总结"不孕六方"并抄录在现存 2 号秘籍《保安堂验方集》中。1932 年,关中霍乱流行,孟维贤染病早亡,孟子章三子孟维礼临危辍学,继承了父亲的"三法治方"秘籍,历时 7 年创制孟氏暖宫汤,并写进《保安堂验方集》。1972 年,孟维礼总结、整理撰写了《孟维礼中医妇科讲稿》,成为现存 3 号秘籍。第三代传承人孟国栋,17 岁开始在孟维礼的指导下学医。1966 年,孟国栋接受其父传授的 3 本秘籍及藏书 73 本,运用不孕三法及针灸治疗不孕症,临床推广通消煎灌肠,治愈了双侧输卵管伞端粘连引起的不孕症等疑难病。2004 年,孟国栋、孟彦荣主编《孟维礼中医世家经验辑要》并出版,该书被收入当代中医世家系列丛书。1990 年,第四代传承人孟彦荣始学不孕三法,并在兴平市中医医院门诊临床验治。在孟维礼、孟国栋的共同指导下,孟彦荣对孟氏中医妇科不孕三法不断继承创新,对祖传通消煎进行加减,用于治疗多囊卵巢综合征、卵巢囊肿、宫腔粘连、盆腔积液等疑难病。2006 年,孟彦荣、孟蕊荣主编的《中医世家名医孟国栋经验辑要》在中医古籍出版社出版。该书系统总结了孟氏三代治疗妇科不孕症的经验。2008年,孟彦荣、孟国栋全面总结孟氏四代人百余年中医妇科不孕三法治疗方药,并于2009年载入《国医年鉴》。2018年,孟彦荣之子孟承昊考入南阳仲景国医学院中医系,在理论与师承的结合下学习中医知识。

临床经验

孟氏中医妇科不孕三法治疗方药(三法十方)包括以下内容。

1.调经法

(1)室女闭经方:潞党参(15g)、黄芩(9g)、麦冬(4g)、牡丹皮(15g)、远志(9g)、菖蒲(15g)、白芥子(15g)等10味药,研细粉,米汤送服,每日3次。

(2)妇人闭经方:白芥子(4g)、当归尾(9g)、青皮(4g)、炙鳖甲(12g)、香附(6g)等8味药,水煎服。

(3)调经方(丸):当归(15g)、川芎(6g)、香附(3g)、蒲黄(6g)等5味药,研细粉,蜜制为丸,黄酒冲服。

2.消癥法

(1)培气汤(以气虚为主):炙黄芪(9g)、党参(9g)、白术(6g)、香附(8g)、菖蒲(6g)等8味药,水煎服。

(2)通消煎(四代人创方,以湿热为主):凤眼草(20g)、白鸡冠花(15g)、红藤(20g)、败酱草(20g)、蒲公英(20g)、皂角刺(10g)等11味药,水煎灌肠。

(3)孟氏培坤丸(以肾虚为主):当归(120g)、党参(30g)、桃仁(60g)、川芎(30g)、赤芍(24g)、白术(60g)、茯苓(90g)、杏仁(30g)、五味子(30g)、远志(30g)等20味药,研细粉,蜜制为丸服用。

3.促孕法

(1)孟氏暖宫汤(孟维礼创):吴茱萸(10g)、石楠叶(10g)、益母草(15g)、鹿角胶(烊化,6g)、香附(10g)、当归(10g)等11味药,水煎服。

(2)孟氏调经促孕丸:紫石英(15g)、当归身(12g)、熟地黄(12g)、陈皮(9g)、香附(18g)、延胡索(9g)、沉香(6g)、白附子(15g)等22味药,蜜制为丸,温水冲服。

(3)暖宫袋方(孟维礼创):肉桂(20g)、陈皮(15g)、香附(30g)、益母草(100g)、阳起石(100g)、丁香(15g)、艾叶(200g)、高良姜(20g)等18味药,研细粉,缝入袋中,入于脐中,热水袋暖之。

(4)洗方(孟国栋创):可调阴阳,促孕,分1号方和2号方。

孟氏中医妇科不孕三法将辨证与辨病相结合,主要以"调经、消癥、促孕"三法辨证用药,目前,已形成了口服、灌肠、针刺、艾灸、热敷、清洗、佩戴、按摩、拔罐等10余种治疗方法以治疗妇科疾病,在当地有一定的影响力。

典型病例

病例 1:梁某,女,26 岁。

初诊:2016 年 12 月 8 日。患者婚后 2 年不孕。刻下见消瘦,面色㿠白无华。舌红、有裂纹,脉细、双尺沉。有痛经史。

【辅助检查】 B超检查示卵泡发育迟缓。性激素六项测定示雌二醇 257pmol/L,促黄体生成素 7.02IU/L。

【中医诊断】 不孕症(肾虚宫寒,精气不足证)。

【西医诊断】 不孕症。

【治法】 ①调经:调经方加散寒理气药,经期配合针刺、艾灸、热敷、拔罐。②消癥:运用培气汤加减,通消煎灌肠,再配服戊酸雌二醇、黄体酮胶囊。待气血平和、湿热得除后,运用培气汤冲服培坤丸。③促孕:用孟氏暖宫汤冲服孟氏调经促孕丸,宫寒者外用暖宫袋,再加洗方 1 号方。

梁某于 2017 年 1 月怀孕,2018 年 11 月生下一男婴。

病例 2:赵某(病例 1 梁某丈夫),男,26 岁。

初诊:2016 年 12 月 8 日。患者头热,汗出,小便黄,腰酸困,乏力,面色虚红。舌边有齿痕,脉细数。精液检查示精子成活率为 25%。

【中医诊断】 不育症(心肝火旺,下焦湿热,肾精亏损证)。

【西医诊断】 不育症。

【治法】 先清热除湿、调肠胃,后运用孟氏男科十子养精汤调之。

第三节　其他妇科杂病

魏宏楷魏氏清躁除烦汤治疗脏躁

医家简介

魏宏楷,男,1930 年生。他出生于中医世家,幼年就读于私塾,学习四书五经,受其父魏尔毅(陕西省名老中医)熏陶,研习岐黄之术,遂立志学医,毕业于北京中医学院(现为北京中医药大学),师从秦伯未、任应秋等中医大家,先后担任中华全国中医学会妇科学会委员及西北组组长、陕西省中医妇科学会主任委员、陕西省中医药研究院妇科主任等职务。魏宏楷于1993年获国务院颁发的政府特殊津贴证书,同年又被载入《中国当代中医名人杂志》;1996年被收编入《中国专家大辞典》。他注重临床实践,先后发表专业学术论文百余篇,撰写《耿溪医案》《耿溪医话》等,书稿逾百万字;擅治内科杂病,在妇科病治疗方面有独到见解,传承、丰富和发展了魏氏济生堂中医理论。

传承情况

魏宏楷出身于中医世家,为魏氏济生堂第四代传承人,其中医诊疗思想受家中长辈影响颇多。

创始人魏源之,自学中医学,悬壶乡梓救人,博采医家众长,以中医外科精湛的技艺手法为民疗伤正骨,为魏氏济生堂的创建奠定了基础。

第二代传承人魏文卿,临证治病首重脾胃,魏文卿常说"人能吃就能活",推崇"脾胃为后天之本,气血生化之源"的理论,治疗脾胃病,重视调畅气机。脾主升,胃主降,脾升胃降,中焦枢机健运,气血津液运化输布正常,则身体如常。临床上强调补脾气,和胃气,调畅中焦气机。

第三代传承人魏尔毅,擅长肝胆病及脾胃病的治疗。魏尔毅治疗肝病尤其重视脾胃的健运功能。肝病患者往往以胸胁苦满、默默不欲饮食为主要表现。中医常讲"留得一分胃气,就有一分生机",治疗脾胃病,魏尔毅重视疏肝,重调气机。脾喜燥而恶湿,肝郁气弱,则脾土受伤,湿土之气下陷,脾精不守,不能化荣精血,百病犹生。因此,治疗脾胃往往佐以疏肝之品。

第四代传承人魏宏楷,继承祖辈治疗肝胆及脾胃病的临床辨治思想,并与自己多年妇科临证经验相结合,且对于"女子以肝为先天,以血为本""女子有余于气而不足于血"之理论颇有见地。他认为女性各个生理阶段的功能是否正常,皆以气血调和为前提,而气血的充盛,离不开脾胃功能的健运。女性绝经前后,因为生理功能减退,继而出现气血不足、气血失和,加之"脏躁",常常会伴有情志的异常。中医理论认为,肝主疏泄,气机的疏泄必须肝气调达,肝气调达则脾气健运、气血生化有源。因此,他认为该病的发生与脾胃、肝胆有着密切的联系。

第五代传承人魏经亚、魏卫亚、魏淑敏。魏经亚自幼继承家学,跟随祖父魏尔毅研习岐黄之术,掌握魏氏中医密中之秘,擅长内科杂病及妇科病的治疗。魏卫亚跟随其父亲魏宏楷临证多年,深得其传,擅长膏、丹、丸、散的配制,进一步传承和丰富了魏氏中医药物剂型的多样化。魏淑敏在接受规范化中医教育后拜其父为师,熟读经典,深受教诲;工作30余年,在妇科治疗上悉得家传,同时接受中医长辈的临床指导;发表学术论文数篇,获得陕西省中医药科技成果三等奖1项。

第六代传承人魏少华,在祖父魏宏楷口传心授和悉心教诲下,潜心研习家传精粹,尤得《耿溪秘录》真谛。第六代传承人魏少奔,主治医师,硕士研究生学历,毕业于成都中医药大学中医妇科专业。魏少奔自幼熟读中医典籍,跟随其父亲魏经亚学习中医十余载,深得家传;在求学期间,跟随魏绍斌教授潜心研习中医妇科,深得其师真传。第六代传承人梁星琛,中医师,博士学历,师从刘永家和周永学教授,得到其师悉心指导,对心血管病、方剂学的研究取得了一定进展。

第七代传承人魏子昂,现就读于黑龙江中医药大学中医专业,学习之余跟随其祖父魏经亚、父亲魏少华临证习医,在临床上初步形成了中医思维。

临床经验

1.月经病的调治

(1)调经须重视整体观念:魏宏楷认为,月经失调与脏腑、气血、经络的病机变化有关。因此,在治疗上,必须通过药物的性味消除引起病理改变的各种因素,调整及恢复全身的机体功能。徐灵胎云:"天下有同此一病,而治此则效,治彼则不效,且不唯无效,而反有大害者,何也? 则以病同而人异也。夫七情六淫之感不殊,而感受人之各殊,或身体有强弱,质情有阴阳,生长有南北,性情有刚柔,筋骨有坚脆,肢体有劳逸,年龄有老少,奉养有膏粱藜藿之殊,心境有忧劳和乐之别,更加天时有寒暖之不同,受病有浅深之各异,一概施治则病情虽中,而于人之体质,迥乎相反,则利害亦相反矣。"所以,治疗月经失调要从整体出发,更不可忽视机体所产生的其他潜在症状,这些症状往往也是导致月经失调的主要原因,诚所谓"先病而后经不调者,治其病而经自调"。

(2)调经须重视调养脾胃:脾为后天之本,位居中土,属阴,藏而不泻,其性主升,升则为阳,主运化,主统血,故脾体阴而用阳。胃属阳腑,泻而不藏,其性主降,降则为阴,故胃体阳而用阴。脾与胃二者虽性能不同,却相反相成,纳化水谷,取精去粕,注脉化血,滋养脏腑百脉。因此,脾胃的功能协调与失调,关系到月经的充盈与缺少,所谓"血盛则形盛,血弱则形衰"。忧愁思虑伤脾,饮食劳逸亦伤脾,前者损脾胃之阴,后者伤脾胃之阳,劳心劳力,脾胃受损,纳化、升降失调,招致月经失常,故其治则,当分别脾胃阴阳、纳化升降之不同而调之。

(3)调经须重视调理肝气:调经肝为先,疏肝经自调。肝为刚脏,性喜条达,主藏血,主疏泄,内寄相火,体阴而用阳,赖血以濡养。肝之生理功能正常,则情志舒畅,经络气血调和,以养五脏六腑、四肢百骸。肾藏精,肝藏血,乙癸同源,精血体润,皆属水也。女子以血为主,故有"女子以肝为先天"之说。

(4)调经须重视调治奇经:奇经八脉起于下焦,下焦虚损,必累奇经。妇女月经的正常与妊养和奇经有密切关系,而且冲、任、督三脉同起于胞中,一源而三歧,皆络带脉,带脉之所从出,则贯肾系,是当属肾,女子系胞。十二经脉、奇经八脉(除带脉外),均为上下循行,皆络于带脉。至于维脉与跷脉,也均与足少阴肾经有一定的联系。临床上往往因为某种因素,导致奇经的失调与损伤,必然影响气血、脏腑功能的失常,这就产生了一系列的月经病。

总之,月经失调的原因颇多,治法各殊,但首先应在整体观念的基础上进行辨证,掌握病机,论治时才不失其偏。其次,先天肾气不足及奇经为病,养肾气而益奇经;后天脾胃失调者,调脾和胃,资化源以统血;肝气不舒,藏疏失常者,宣通气机,使之舒畅条达,则月经自无不调之理。

2.首创清躁除烦汤治疗脏躁

魏宏楷治疗脏躁,强调"因郁致病,首伤气机,继损五脏"。胆为奇恒之腑,具备脏腑各自的特点。临证所见之证型,除了损伤脏腑功能之外,影响气机是其主要原因,特别是肝气的疏泄与胆的宁静与否有着紧密的联系。他根据《黄帝内经》中"六七,阳脉衰于上……"和叶天士"冲任血海,皆阳明主司"等理论,总结提出"女性生理功能衰退过程是由阳明胃脉衰弱,而后任脉虚少,天癸竭"的认识。阳明胃脉是气血生化之源、人体赖以生存的物质基础,胃脉衰弱必然导致脏腑气血的功能失调。同时,冲脉上隶阳明,下连肝胆,胃为阳土,胆为阳木,由于胃土失和,机体功能发生改变,必影响到胆木之气郁结而不宁。故出现绝经前后诸症,临床上虽然虚证居多,但因为胃土失和,胆气不宁者也很常见,遂自拟清躁除烦汤治疗本病。魏氏清躁除烦汤的组成:黄连、竹茹、枳实、法半夏、橘红、茯神、郁金、远志、石菖蒲、甘草等。功效为疏肝利胆,解郁除烦,宁心安神。如心烦易怒、头晕目眩、胸中烦热、口苦恶心者,加黄芩、白蒺藜、菊花清热除烦;如心悸失眠、烘热自汗、精神紧张,加酸枣仁、女贞子、墨旱莲滋阴养血,养心安神;如烦躁不安者,加胆南星、磁石清痰热以镇静安神;如大便干燥者,加火麻仁、郁李仁、柏子仁以润燥。

特色优势

魏氏清躁除烦汤由魏宏楷教授所创,他在继承了祖辈治疗脏躁的基本观点上,依据《黄帝内经》理论,结合自己多年临床经验创立此方,该方收录于蔡向红主编的《国家级名老中医验案》一书。其贡献是从理论上进一步完善了对脏躁病机的认识,开创了从胆论治脏躁的先河。因其疗效显著,至今仍被家族传承人所沿用。脏躁与西医的抑郁症相类似,也可见于癔症、自主神经功能失调、更年期综合征等。中医更好地发挥了其"简、效、廉"的优势,临床治疗时,患者不良反应少,病情恢复快,同时该方法也适用于男性患者有类似症状的治疗,治疗范围广泛。魏氏清躁除烦汤为治疗这一类疾病提供了更多的临床治疗思路,且临床疗效确切。掌握辨证要点后可以更加精准地用药,指导临床,为医者的诊疗指明了方向,从而更好地提升了治疗效果。

病例 1:陆某,女,46 岁。

初诊:1985 年 4 月 23 日。患者经前情绪烦躁不安 2 年,加重 2 个月。患者 2 年前曾与人争吵,愤郁不解,此后常夜寐不安,胸胁刺痛,脘闷不适,头痛且晕。近 2 个月来,头痛、胸痛逐渐加重,烦躁不宁,悲戚欲哭,多疑善怒,不寐,睡后易醒,四肢酸楚疼痛,上肢尤甚。末次月经为 1985 年 4 月 10 日,7 天干净,量偏多,色暗,夹血块,伴经行头痛,烦躁不安,带下无异常,二便调。舌质红,苔薄黄,脉弦滑。

【中医诊断】 脏躁(肝郁气滞,胆气不宁证)。

【西医诊断】 癔症。

【治法】 治当疏肝利胆、解郁除烦、宁心安神。方药予以清躁除烦汤化裁,即黄芩 10g、清半夏 10g、陈皮 10g、茯苓 12g、生甘草 3g、枳实 10g、竹茹 10g、生龙骨 12g、生牡蛎 12g、夜交藤 15g、桑枝 20g、豨莶草 15g、女贞子 12g。6 剂,开水煎,每日 2 次,饭后服。

二诊:1985 年 5 月 8 日。服药后,患者症状较前明显好转,睡眠有所改善,四肢酸痛亦好转,食量增加,惟仍感烦躁,遂于上方去桑枝、豨莶草,加黄连 3g、生地黄 12g、白芍 12g。

三诊:诸症全消,遂停服汤药,嘱其早晨服逍遥丸、晚上服养心安神丸以巩固疗效。同时嘱其静养,勿性急,调饮食,适劳逸,加强锻炼。

病例 2:田某,女,42 岁。

初诊:1980 年 6 月。患者情绪急躁易怒、起伏不定 1 个月。1 个月前患者因家中突发变故,此后即郁郁寡欢,进而出现烦躁易怒、喜怒无常,时而闭门独坐,时而登高而歌,伴有头痛项强,时有咳嗽,咳黄色黏痰,由家人陪同就诊。已绝经 1 年余,带下无异常,二便调。舌质红,苔黄腻,脉弦滑、关上小紧。既往有高血压病史。已婚,G2P1。

【中医诊断】 脏躁(肝郁气滞,胆气不宁,痰浊阻滞证)。

【西医诊断】 更年期综合征。

【治法】 治当疏肝利胆、化浊开窍、平肝潜阳。方药予以清躁除烦汤化裁,即黄芩 10g、清半夏 10g、陈皮 10g、茯苓 12g、生甘草 3g、枳实 10g、竹茹 10g、生龙骨 12g、生牡蛎 12g、夜交藤 15g、石决明 12g、桑枝 10g、女贞子 12g、石菖蒲 12g。6 剂,开水煎,每日 2 次,饭后服。

二诊:服药后,患者症状较前明显好转,情绪时有波动,但能自控,咳嗽、咳痰均明显减轻,血压亦较前下降。遂于上方去桑枝,加合欢皮 10g。嘱其早晨服逍遥丸、晚上服养心安神丸以巩固疗效。同时嘱其静养,勿性急,调饮食,适劳逸,加强锻炼。此后未再复诊。

病例 3:赵某,女,45 岁。

初诊:1983 年 8 月。患者失眠 2 年,伴随情绪波动半年。患者为工厂工人,由于经常上夜班,睡眠作息不规律,此后经常失眠,夜不能寐,平均每晚睡 3 个小时左右,加上高强度的工作,近半年出现了烦躁易怒、喜怒无常,由家人陪同就诊。平素月经规律,经前情志波动明显,失眠加重,带下无异常,二便调。舌尖红,苔薄黄,脉弦细、左寸虚。已婚,G4P2。

【中医诊断】 脏躁(肝郁气滞,胆气不宁,心神失养证)。

【西医诊断】 癔症。

【治法】 治当疏肝利胆、养心宁神。方药予以清躁除烦汤合酸枣仁汤化裁,即黄连3g、清半夏10g、陈皮10g、茯神12g、生甘草3g、枳实10g、竹茹10g、生龙骨20g、生牡蛎20g、夜交藤15g、珍珠母12g、丹参15g、焦酸枣仁30g、生地黄15g、麦冬12g。6剂,开水煎,每日2次,饭后服。

二诊:1983年9月。服药后患者症状较前明显好转,睡眠亦明显好转,每晚可睡5个小时左右,因睡眠改善,情绪也明显好转,服药后自觉食欲减退,偶有便溏。遂于上方去生地黄、麦冬,加木香6g以促运化。

三诊:患者情绪明显好转,谈笑自如,食欲增加,家属亦打趣服药后犹如脱胎换骨一般。效不更方,初诊方再进12剂,嘱其畅情志、适当运动。

病例4:段某,女,48岁。

初诊:1981年10月10日。患者情绪波动伴随头晕目眩半年。患者平素情绪易怒,伴随头晕目眩、心烦失寐,血压180/110mmHg,已达半年之久。曾以高血压病用中、西医治疗效果不显。现症见头晕目眩,心烦失寐,倦怠乏力,食纳一般,月经紊乱一年余,半个月一潮,或2~3个月一潮,量多淋漓不尽,有时持续20余天,经色暗红,有时夹血块。舌尖红,苔薄黄,脉弦细而略数。已婚,G3P2。

【中医诊断】 脏躁(肝肾阴虚,胆气不宁证)。

【中医诊断】 更年期综合征。

【治法】 治当疏肝利胆、滋肾养阴、清眩息风。方药予以清躁除烦汤合天麻钩藤饮化裁,即黄连3g、清半夏10g、陈皮10g、茯神12g、生甘草3g、枳实10g、竹茹10g、天麻10g、钩藤10g、石决明12g、盐黄柏10g、磁石10g、知母10g、生地黄12g。10剂,开水煎,每日2次,饭后服。

二诊:服完上方后,患者已能安睡,血压降至150/90mmHg,诸症亦减轻。舌苔薄黄,脉细略弦。嘱其早晨服逍遥丸、晚上服六味地黄丸,于上方加菊花12g、酸枣仁12g,连服2个月。后绝经,诸症消失。

病例5:李某,女,47岁。

初诊:1987年8月。患者情绪波动伴五心烦热半年。患者半年前出现五心烦热,脚心尤甚,不易入睡,情绪烦躁易怒,喉中有痰,不易咳出。平素月经规律,经前情志波动明显,失眠加重,带下无异常,二便调。舌红,苔薄黄,脉弦细。已婚,G4P2。

【中医诊断】 脏躁(肝郁气滞,胆气不宁,肾阴不足证)。

【西医诊断】 更年期综合征。

【治法】 治当疏肝利胆、补肾滋阴、养血宁神。方药予以清躁除烦汤合二至丸化裁,即黄连3g、清半夏10g、陈皮10g、茯神12g、生甘草3g、枳实10g、竹茹10g、郁金10g、合欢花10g、夜交藤15g、焦酸枣仁15g、知母10g、黄柏10g、女贞子12g、墨旱莲12g。10剂,开水煎,每日2次,饭后服。

二诊:1987年9月。服药后,患者症状较前明显好转,偶有手足心热,能入睡,情绪明显好转,喉中异物感减轻。遂于上方去黄柏,再进14剂。

三诊:患者诸症全消。嘱其宜静养,勿心急,适当运动。

按语:脏躁首见于张仲景《金匮要略·妇人杂病脉证并治·脏躁》篇中"妇人脏躁,喜悲伤欲哭,象如神灵所作,数欠身,甘麦大枣汤主之"。后世医家亦多有论述,该类患者因长期愤郁不解,日久成疾,从表现来看有心神失养的表现,然从根本病机看,实属肝郁气滞、胆气不宁。因为脏躁的证候表现比较复杂,辨证时需根据患者病情及家属旁述把握其精神抑郁、烦躁不宁、悲忧欲哭、心神惑乱、精神恍惚等症状的程度,再结合舌脉,方能获效。由于脏躁的主要病位在肝、胆,以情志所伤、心神失养为其主要表现,故对本病的治疗,应以疏肝解郁、养心安神为其基本治则,并始终贯彻。治疗的同时,应考虑到人的活动离不开社会,应结合患者实际情况,加以情志方面的疏导,情志条达,则气血调畅,神情自若,加之药物治疗,临床多可获得满意效果。

長安
醫學

第五章

儿科疾病

第一节　肺系疾病

赵保元赵氏鼻衄方治疗小儿鼻衄

医家简介

赵保元,男,1952年生。他于1970年在安村卫生所跟随董志俊、周志卿开始学习中医,直至1979年其师退休;1971年在铜川市人民医院进修1年;1979年至今,在安村卫生所工作已40余年。赵保元在治疗鼻衄方面积累了丰富的经验。

传承情况

鼻衄方现已传承两代。创始人董志俊,总结出治鼻衄方,并将其医术传授给赵保元。第二代传承人赵保元,经临床不断丰富、完善了赵氏鼻衄方。

临床经验

该方由董志俊创制,后经赵保元依个人临床经验加减化裁,主要用于治疗小儿鼻衄。

赵氏鼻衄方的药物组成:生地黄、玄参、麦冬、水牛角、白茅根、山栀子、黄芩、芍药(有瘀象时加赤芍10g,无瘀象时加白芍10g)8味。方中生地黄、玄参、麦冬为增液汤的组成,原方生地黄、麦冬量配比相当,赵氏鼻衄方重用麦冬(90g)用于治疗小儿鼻衄,效果良好。

该方治疗小儿鼻衄以口渴、烦躁、头摇动不定、舌红、脉洪大为辨证要点。

在应用本方时,需根据患者临床症状不同加减化裁,如患儿口唇发红者,山栀子、黄芩加量;出血较久者,水牛角、白茅根加量。根据患儿年龄确定用量,12~15岁患儿采用原方剂量;7~11岁患儿用量为原方的二分之一;其余年龄患儿酌情递减。

用法:上药按剂量称量后,先泡半小时,后大火煮开后,慢火煎煮30分钟。煎煮2次后,将所得药液混合均匀,晾凉后,加白糖一两为引。饭后服,每日1剂,一般需连续服用3剂。

特色优势

鼻衄是小儿常见疾病,以春末夏初常见。赵氏鼻衄方根据小儿稚阳之体,以增液汤为基础,重用麦冬,并佐以白糖润肺生津、矫正药味,适用于小儿。

典型病例

史某,男,11 岁。

初诊:2020 年 3 月 25 日。患儿每至春季则发生鼻衄,此种情况已有 5 年,近 2 日来每天数次,色鲜红,量多,衄后头晕,无汗,睡眠、饮食一般,大便稍干,溲黄,烦急,口干思冷饮。无外伤史。面色、精神正常,目赤。舌尖赤,苔薄白,脉滑数。鼻孔内棉球已被血浸透。

【中医诊断】 鼻衄(热迫上行证)。

【西医诊断】 鼻出血。

【治法】 治当凉血行血、引血下行。方药予以赵氏鼻衄方,即生地黄 30g、玄参 60g、麦冬 90g、水牛角 15g、白茅根 15g、山栀子 12g、黄芩 9g。水煎服,3 剂。

二诊:2020 年 3 月 29 日。药后鼻衄 1 次,量少。舌边、尖微红,脉滑稍数。效不更方,上方继服 3 剂而愈。

第二节 脾胃系疾病

王爱侠止涎方外贴治疗小儿流涎

医家简介

王爱侠,女,1982 年生,汉族。她于 2000 年至 2003 年在十堰市医药卫生学校学习中医理论知识;2003 年至 2004 年在郧县中医院实习;2004 年至 2005 年在父亲王保民的诊所学习、实践;2006 年考取乡村医生资格证书,同年于洛南县景村镇车垣村卫生室工作至今。王爱侠从事中医临床工作 10 余年,擅长用止涎方外贴治疗小儿流涎。

传承情况

王保民为商洛的一名乡村医生,曾经过中医培训班系统学习中医理论,通过学习及实践,总结出了止涎方,后将该方传授于其女王爱侠。

临床经验

止涎方共 4 味药,即吴茱萸、牛膝等组成。将以上药物打成粉末,用白米醋调匀,贴小儿双侧涌泉穴即可。一般 3 次可见效。

止涎方由降逆助阳之吴茱萸和补益肝肾、引药下行之牛膝等组方,并用益气健脾之白米醋调敷,治疗小儿流涎,方药对证。

李元昌李氏丁桂散贴治疗小儿腹泻

医家简介

李元昌,男,1985 年生。他毕业于山东大学临床医学院本科,2013 年起跟随父亲、祖父在李敬文诊所开始行医,现为李氏一门第三代传承人,传承了李氏丁桂散贴。

传承情况

李敬文于 1982 年开办李敬文诊所,主治小儿内科常见病。李氏丁桂散贴由李敬文于 20 世纪 60 年代根据传统中医理论研制,经过大量实践应用及不断改良后,成为李氏治疗小儿腹泻及咳嗽的贴剂专方。其子李卫,于 20 世纪 80 年代起在父亲的指导下学习和从事中医医疗,2000 年通过了中医助理执业医师考试,并开始担任诊所负责人,在跟随父亲行医的 30 多年中,完整地继承了李敬文的诊疗技术及经验。第三代传承人李元昌,受祖父和父亲的影响,自小学习中医,2009 年从山东大学医学院毕业后考取了执业医师资格证,后在李敬文诊所跟随祖父和父亲学习与诊疗,2017 年起担任诊所负责人。

临床经验

从 20 世纪 60 年代开始,李敬文以清末医家马培之所著的《外科传薪集》中的"丁桂散"为参考,将原本治疗头痛的方剂经过改良,通过穴位敷贴疗法用于治疗小儿腹泻和咳嗽。通过 10 余年的临床应用和观察,对大量病例进行经验总结,不断调整组方的剂量和比例,李敬文最终研制出了李氏丁桂散贴。

李氏丁桂散贴主要由丁香、肉桂、吴茱萸、荜茇等 6 味药组成。临床主要用于治疗脾胃虚寒所致的小儿腹泻、腹痛、大便不成形,对小儿顽固性咳嗽也有辅助治疗作用。药量根据患者病情配置,用低敏胶布将药物固定至神阙穴或肺俞穴,药效可持续 72～96 小时。穴位敷贴疗法的穴位选择与针灸疗法是一致的,以脏腑经络学说为基础,通过辨证选取贴敷的穴位,力求取穴少而精。

特色优势

李氏丁桂散贴在继承传统组方和治疗方法的同时,根据临床使用不断地改进和优化,与时俱进。穴位敷贴疗法既有穴位刺激作用,又可通过皮肤组织对药物的有效成分进行吸收,药理作用发挥明显,因而具有双重治疗作用。穴位敷贴疗法是一种较安全、简便易行的疗法,非常适合小儿疾病的治疗。

李建国清肠止痛方治疗小儿盘肠风

医家简介

李建国,男,1948年生,汉中宁强人,为清肠止痛方第四代传承人。他擅长治疗内科以及小儿杂病。

传承情况

清肠止痛方的创始人为黄家,后传至第二代传承人李万福,由李万福整理发扬后应用于临床。李万福又将此方传于第三代传承人——其长子李树林、次子李桂林。二人于20世纪五六十年代由公私合营在曾家河乡(现在改乡为村,叫曾家河村)创立营联卫生所,后于20世纪70年代末先后退休。李树林于20世纪60年代初收徒,即第四代传承人李建国,李建国擅长治疗内科及小儿杂病,尤擅长使用清肠止痛方治疗小儿盘肠风。

临床经验

清肠止痛方主治小儿盘肠风、气腹痛。盘肠风为一种中医病名,相当于西医肠炎、消化不良、胃肠功能紊乱等,临床多见于新生儿或婴幼儿。该病常以小儿突发性腹部疼痛(以脐周为著),伴腹胀、肠鸣、啼哭不休等主要症状。多因感受风寒之邪,或饮食当风、寒凝气滞,或乳食不节、饱食过度、损伤脾胃,或乳食积滞、气机受阻等引起,用清肠止痛方治疗每获良效。

清肠止痛方主要由乳香、没药、木香、僵蚕、全蝎、钩藤、延胡索、小茴香、甘草等组成。乳香活血、止痛、行气,可用于气滞血瘀所致的疼痛;没药活血止痛、消肿生肌,与乳香相须为用;木香行气止痛,健脾消食;僵蚕息风止痉、祛风止痛、化痰散结;全蝎通络止痛;钩藤息风止痉、清热平肝,常用于伴有高热不退、四肢抽搐等症;延胡索理气止痛;小茴香温肾暖肝、行气止痛、和胃;甘草缓急止痛、调和诸药。诸药合参,共奏活血止痛、祛风散邪、疏肝理气之功,用以治疗小儿盘肠风。临床辨证用药时需根据病情及小儿年龄酌情化裁、调整用量,如3个月以内婴儿上述各药用3g,1岁以上小儿上述各药用6g。

特色优势

小儿盘肠风临床多见,患儿痛苦,啼闹不止。清肠止痛方使用秦巴地区中草药,组方精当,药简效宏,经百年临床应用,历久不衰。该方水煎服,每日1剂,分2次服用,5天为1个疗程。中病即止,多数患儿1或2个疗程即可痊愈。

典型病例

李某某,女,2岁。

初诊:患儿反复啼哭伴腹部肠鸣音明显。家属代诉患儿晨起啼哭不止,有肠鸣音,伴腹痛,无呕吐、腹泻及抽搐,食纳差,轻微便溏,小便正常。检查后发现患儿发育正常,营养中等,生命体征平稳,腹部鼓胀,压之有疼痛感。舌淡,苔白,指纹色淡达于气关。

【中医诊断】 小儿盘肠风(风入大肠证)。

【西医诊断】 肠炎。

【治法】 给予患儿口服清肠止痛方(加减)以温经行气、疏肝止痛。其中以乳香、没药止痛,木香、青皮、延胡索、小茴香行气,僵蚕、全蝎、钩藤镇惊祛风,加肉桂温经散寒,全方以温经行气、祛风散邪、疏肝理气为主。考虑患儿年龄较小,中药剂量均以3g左右为主。1剂,早、晚各1次,共服5次。

二诊:用药5次后,患儿因腹部疼痛的啼哭减少,未闻及肠鸣音,但患儿仍有咳嗽、流涕的症状,则在上方基础上再加以羌活、细辛,继续治疗1个疗程。

患儿症状完全缓解,其后回访,未再复发。

第三节　其他疾病

张文焕治疗小儿疾病

医家简介

张文焕(1934—1995),是西岐王氏济世堂中医儿科学术流派第二代代表性传承人,西府知名中医儿科专家。

传承情况

张文焕出生于岐山周原宫里村沟西岸一农家,兄弟四人,他排行第三。张家世代皆以耕读传世,是当地有名的积善之家,张文焕自幼酷爱读书习文,勤学好问,乐于帮助他人,同情贫病之人。他年少时目睹家乡缺医少药、疾病肆虐、瘟疫流行、死伤惨痛的情景,自悔不能救治,深以为憾事,遂立志学医。

张文焕11岁时拜西府名中医王秀春为师,跟师学习11年。他刻苦学习,伺奉老师,眼观心记,身体力行,继承了王氏济世堂的医风医德和诸多优良传统,在全科医学中突显了小儿专科,悉获其师传学术经验及济世医学流派思想之真谛。1954年,张文焕创办了驸马庄、杜城联合诊所,后在公社卫生院工作,每日接诊出诊。1978年,张文焕应邀回乡创办宫里合作医疗站,后调任京当公社卫生院院长,除了每日诊疾问病之外,他对卫生院规范管理,使医院的基础建设、人才培养、业务水平等方面得到了较快发展和提高,受到政府和当地百姓的赞誉。2015年9月20日,京当乡人民政府在赠予张文焕先生的纪念牌匾上写道:"师承庭训,恩泽西府",以此表达了当地人民对张文焕的感念之情。退休之后,他还在岐山县城、宝鸡市坐堂行医,继续为中医药事业贡献自己的力量。他尤其擅长诊治小儿疾病。小儿被称为"哑科"。常言说:宁治十男子,不治一妇人,宁治十妇人,不治一小儿。可见小儿病之难诊难治的程度。看小儿病必须辨证准确,方药得力。他对小儿的《入门审候歌》《观面部》《看手指脉纹式》《小儿脉理》《脉歌》《小儿五脏主病脉歌》《看儿眼法》等,皆能朗朗上口,在实践中应用亦得心应手。在中医儿科学方面,除遵《颅囟经》《小儿药证直诀》和清代《医宗金鉴·幼科杂病心法要诀》等典籍之外,他尤其重视明代医林状元龚廷贤的儿科学;对《寿世保元》的"诊脉法"也很精通,重视三部九候、四季脉象,以浮、沉、迟、数四脉为宗,七表八里总归这四脉;主张临床上四诊合参,又有舍脉从证或舍证从脉之不同,从不机械搬用、套用。张文焕总结了小儿的四大症为惊、疳、食、积,治小儿疾病总以顾护脾胃为前提。

张文焕一生乐于传道授业,培养学生众多。他是20世纪后期西岐深孚众望的一代名医,在岐下周原一带(岐山县祝家庄镇、青化镇、京当乡,扶风县黄堆乡、法门镇),以及麟游县南部永安等地,几乎家喻户晓。2015年9月20日,在张文焕的故里举办了隆重纪念张文焕先生的学术活动,立石《张文焕先生济世功德纪》,砌石《张文焕先生济世医方铭》,制作《苍生大医张文焕》纪实视频,刊行《西府著名中医张文焕先生纪念专辑》,纪其医事,承其医道,彰其医德,以志缅怀。

临床经验

张文焕一生诊治小儿疾病无数,凡各种小儿疾病均有心得。小儿脾胃病及小儿外感病等是临床常见病,他的经验十分丰富。

1.治小儿脾胃病以健脾为主,兼消食化积

张文焕的学术传承人曾对他1964年至1966年的中医处方(存根32册)约1500个处方进行编号、拍照、存档、注释。并将其中405个儿科处方进行录入,选取主治小儿脾胃病的

150 个处方进行统计分析,得出以下结论。

(1)健脾益气,调畅气机:用药频次以甘草、陈皮、白术、茯苓位列前四位。用药类别以党参、白术、山药健脾益气药为首位,茯苓、猪苓、薏苡仁等利水渗湿药为第二位,陈皮、枳实、木香、香附、青皮、大腹皮等行气顺气药为第三位,石膏、黄芩、龙胆、银柴胡、胡黄连等清热药为第四位。

(2)消食化积,去菀陈莝:用药频次中,焦三仙、槟榔亦为常用药物,使用频次位居第七或第八位;并多次使用鳖甲,意在消食化积,常与山楂、麦芽、鸡内金等同用。用药类别中,苍术、藿香、厚朴等化湿药物的出现频次共为 147 次,居于第五位。通过消食化积、化湿燥湿,清理小儿体内积滞,可使气机调畅,健康恢复。

2.治小儿感冒以解肌透热为主,同时不忘健脾消积

(1)解肌透热,清解表邪:张文焕治疗感冒时,善用柴葛解肌汤和银翘散加减应用。小儿感冒主要表现为恶寒发热、鼻塞、流涕、咳嗽等症,多是由于小儿感受风、寒、热、暑、湿等外邪,外邪从皮毛、口鼻入侵肺卫,卫表不和而出现。由于小儿"阳常有余,阴常不足""阴不能配阳",体内阳气偏旺,故而小儿肺系疾病最易外感风热、温热之邪。其体质偏阳的特点,使其感受外邪时易于从热而化,如感受风、寒、湿等其他病邪,即使有相应邪气的表现,也为时短暂,多趋向从热而化,所以小儿外感疾病热证较多,典型的风寒、寒湿等证则较为少见。张文焕善用柴葛解肌汤和银翘散加减应用。他的这一经验在其处方的配伍应用中得到了证实。张文焕处方存根的用药频次中,使用频次较高的为柴胡、葛根、黄芩、甘草 4 味。这几味药为柴葛解肌汤的主要组成。柴葛解肌汤由柴胡、干葛、甘草、黄芩、羌活、白芷、芍药、桔梗所组成,具有解肌清热之功效,主治外感风寒、郁而化热证。该方以葛根、柴胡为君药,共奏透热解肌之效。他在治疗感冒的用药中除以上 4 味使用频次较高外,薄荷、金银花、防风、连翘、荆芥、桔梗等药物的使用频次次之,而这几味药为银翘散的主要组成。银翘散由连翘、金银花、薄荷、桔梗、荆芥穗、淡竹叶、淡豆豉、牛蒡子、甘草组成。该方具有辛凉透表、清热解毒之功,是辛凉解表剂中的辛凉轻剂。

(2)健运脾胃,消食化积:小儿脾常不足,由于小儿脾胃脆弱,肺卫受邪之后,常影响脾胃的受纳与运化功能,而易出现夹食之证,且食积又会使小儿易于感受外邪,而致感冒,他在治疗小儿外感病时常加减应用山楂、神曲、麦芽、乌梅等药物以健运脾胃,消食化积。

3.治小儿杂病效如桴鼓

张文焕擅治各种小儿杂病,疗效显著。

(1)新生儿病:在张文焕的处方中,以治风证方最多,按西岐的育儿习俗,新生儿多服荆芥薄荷汤,汤煎好后,以干净棉花如乳头大小,外用纱布包之,蘸药液让小儿吸吮。20 世纪60 年代新的接生技术还不太普及,小儿破伤风(当地俗称四六风、脐风)时有所见,得知有偏

远山区的接生婆接生时用普通剪刀剪新生儿的脐带,张文焕常预防性地予以中药,且那时的西药也不常用。如曹家沟一出生5天的男孩曹某,得了新生儿破伤风,张文焕组方(荆芥3g、防风3g、薄荷3g、天麻2g、钩藤2g、僵蚕2g、全蝎2g、天竺黄2g、大黄2g、石膏5g、二砂2g、生甘草3g、淡竹叶3g)予以治疗。总之,其治新生儿病用药以除风、清热、通里为多。

(2)小儿肺系杂病:以咳嗽为多见,喘息次之。以小儿支气管炎为常见,但见高热、咳嗽、肺部听诊有啰音、小儿鼻翼扇动者,先以十宣刺络,再予以必要的背部擦浴,后处以麻杏石甘汤,非常有效。

(3)小儿消化系杂病:多予以健运脾土和清虚热的方药。对于小儿口疮,常用生地黄、玄参、黄连、茯苓、山栀子、石膏、滑石、大黄、胡黄连、淡竹叶、生甘草、薄荷、荆芥、黄柏等,每有良效。对小儿吐利,大凡伤脾胃者要固护后天之本,热者清之,寒者温补之;消化不良绿便者,燥湿健脾;水泄者,多以茯苓、泽泻、滑石、车前子利水,利小便,实大便,否则易导致小儿脱水,或辅以苍术和藿香等化浊燥湿之品,以恢复脾胃功能。在脾胃病的治疗中,张文焕好用槟榔、焦三仙、使君仁、鸡内金,甚至少量二丑。对消化不良疳积患儿,他常于四君子汤中加软坚的鳖甲。当时小儿营养不良性浮肿也多见,其每以温补、温通的方药而取效。对疳积的治疗,张文焕除用退黄散之外,汤剂以脾、肝、肾三脏为准,注重健脾为主,次以疏肝、补肾为辅。

(4)小儿肢体疼痛、关节疼痛:有些为关节炎,有些当时被称为神经痛,按现代医学的观点,可能就是生长痛。治疗首先是止痛,其次才是针对病因、病位而施以祛风除湿、温通活络的药物,甚至是从健脾利湿辅以治疗,其效也好。

(5)慢脾风腹痛:一方面健运脾胃,另一方面祛风。小儿消化系统和神经系统的发育均稚弱,婴儿的胃底平,神经也在发育期,故而消化兼惊风的病症也较为常见。如郑某,出生2个月,被诊断为慢脾风,予以党参3g、白术3g、茯苓3g、苍术1g、陈皮1g、槟榔1g、白芍3g、香附3g、天麻2g、僵蚕2g、钩藤2g、薄荷3g、生甘草3g、全蝎2g、黄芩3g、荆芥3g(其是治疗慢脾风的代表方)治疗。

(6)小便淋漓:类似现代医学的泌尿系感染,多以八正散为主治疗,如有浮肿者,兼用五皮饮。

(7)小儿风疹发痒:多用荆防败毒散。

(8)黄水疮:又名脓疱疮,是一种急性化脓性皮肤病,具有接触传染和自体接种感染等特点。此病在儿童中多发。治黄水疮的外用方是二妙散,即黄柏、苍术、青黛研为细粉,用香油(或菜籽油替代)和,外擦。如患儿患黄疮迁延不愈,结痂后嘴左角处留下了永久疮疤,予以内服方药(玄参、桔梗、升麻、黄芩、荆芥、防风、连翘、金银花、牛蒡子、生地黄、栀子、柴胡、甘草、僵蚕、独活、羌活、蒺藜、蒲公英、苦参)结合外用方治疗,疮口不干裂,愈合快。

(9)荨麻疹:民间称之为风疹块,或鬼风刺疙瘩,多为过敏所致。常用荆芥、防风、连翘、金银花、牛蒡子、薄荷、枳壳、桔梗、蒺藜、蝉蜕、白芷、地肤子、胡麻、柴胡、香附、当归、白芍、莪术等治疗。若因缺钙引起的荨麻疹,可用钙剂,如当时予以静脉注射氯化钙、溴化钙等,往往有效。

(10)小儿五官科疾病:20世纪60年代,小儿的口齿病、沙眼、红眼病、鼻渊、中耳炎发病率较高,张文焕多采用清热药,或用硼酸水、淡盐水漱口,简便易行,效果亦好。对风火眼疾,其好用古方祛风清上散(黄芩、白芷、羌活、防风、柴胡、川芎、荆芥、甘草)。

(11)寄生虫病:以蛔虫病为常见,沿用乌梅丸,辅以宝塔糖,对肠道蛔虫、胆道蛔虫,甚至吐蛔,都有良效。他要求小儿在服药期间不宜进食油腻食物,如肉类、炒鸡蛋、食用油等,否则驱蛔无效。寄生虫病(包括蛲虫病)在现代儿童中已很少见到。

(12)小儿颈部、颌下、腋下、腹股沟淋巴结肿大:张文焕擅用仙方活命饮,该方出自于《校注妇人大全良方》,由白芷、贝母、防风、赤芍、当归尾、甘草、皂角刺、天花粉、乳香、没药、金银花、陈皮组成。张文焕将该方广泛地应用到许多急性化脓性疮疡痈疽的治疗上,都取得了满意疗效。他还采用当地民间常用的蚁狮和葱叶嚼服治淋巴结炎,更有"简、便、廉、验"之效。

(13)疝气:治法是先用绷带法固定患部,特别是腹股沟斜疝,使其不脱出,更要防嵌顿;其次是用棉布包硬币点压脐疝;再者嘱家长不要让小儿哭闹鼓肚,以防膨出。常用金铃子散加味,即川楝子、延胡索、小茴香、吴茱萸、橘核、荔核、乳香、青皮、香附、党参、白术、炙黄芪、肉桂、天台乌药、枳壳、山楂核、海藻等。常有不行手术而治愈者。

特色优势

张文焕治儿科疾病经验丰富,辨证精当,用药准确。无论小儿外感、内伤疾病,均以顾护脾胃之气为要。根据小儿"稚阳之体"的特点,以清热透邪为主治疗外感;根据小儿"脾常不足"的特点,常常伍用健脾消食化积之品治疗内伤疾病;根据小儿易湿、易痰的特点,伍用健脾祛湿利湿之品,以祛湿痰;常佐以行气止痛、柔肝养肝之品,治疗小儿胃脘痛、腹痛。他用药精准,药量稳定,治小儿疾病,屡起沉疴,达到了"四两拨千斤"的疗效。

第六章

五官科疾病

第一节　耳部疾病

王素文人体耳鼓膜再生技术治疗耳疾

医家简介

王素文,女,1975 年生,汉族,宝鸡岐山人。她于 1997 年毕业于西安交通大学临床医学系,大学本科学历,副主任医师,现任陕西省宝鸡市蔡家坡耳鼻喉专科医院院长、西安交通大学医疗联盟耳鼻咽喉头颈外科诊疗中心委员、西安交通大学医疗联盟中西医结合中心副主任,1997 年至 2006 年在岐山县医院从事神经内科(耳内方向)工作,主编出版《脑血管病预防与治疗》,并获得了"宝鸡市自然科学学术研究领域优秀成果科技工作者"二等奖。王素文曾在《中国中西医结合耳鼻咽喉科杂志》《国际精神病学杂志》发表论文 2 篇。自担任院长以来,她带领全院医务工作者围绕中医耳鼻喉临床、科研与中医传承等,不断发掘中医药宝库之精华,传承、创新与发展,运用人体耳鼓膜再生技术替代外科手术,以药代"刀",根治了多种急、慢性中耳炎与耳鼓膜穿孔,减轻了患者痛苦,使患者听力提高或恢复。

传承情况

1937 年,陕西省宝鸡市岐山县益店镇东堡子村村民白志英通过自学中医为群众治病,其间继承一位医者的家传秘方祛腐生肌散及配制技艺。白志英结合自己对当地民间中草药知识的掌握及其临床经验,为当地许多耳病患者解除了病痛。1967 年,白志英结识学医毕业后在当地卫生室工作的李峰,感其厚道勤奋,遂将祛腐生肌散的秘方及制作技艺传授给他。为了更好地传承和发扬这项技术,李峰扎根基层,在长期的医疗实践中,刻苦钻研,大胆创新,在临床应用中不断改进其配方、制作方法、用法等,其医术得到了很大提高。祛腐生肌散的持续改进和应用填补了国内外非手术治疗急、慢性中耳炎与鼓膜穿孔的空白。

祛腐生肌散的传承已有五代:第一代传承人白志英(学习时间:1937—1967);第二代传承人李峰(学习时间:1967—1992);第三代传承人白小玲、韩云利、鲁红娟、王虎云、马银军、柴向华(学习时间:1992—2006);第四代传承人王素文(李峰的儿媳妇)、李瑞宁(李峰的女儿)、王志勇、牟平、巨芳萍;第五代传承人芦萍、段飞茹、李兰妮(学习时间:2010 年至今);第六代传承人王嘉昊、杨鹏利(学习时间:2020 年至今)。

临床经验

人体耳鼓膜再生技术是根据中医祛腐生肌、煨脓长肉的理论,以人体耳鼓膜组织细胞的病理生理特点为基础应用于临床的,治疗时以非手术手段,采用中、西医相结合的治疗方式,应用少量中草药,采取内、外治法结合,以散药外治为主,内服中草药为辅,促进腐败组织脱落,利用残余组织与新生组织自主修复,使破损的耳鼓膜通过自身组织修复的方式起到再生愈合的作用,以达到彻底、永久、无创、自然的修复,从而根治各种急、慢性中耳炎,尤其是慢性化脓性中耳炎导致的鼓膜穿孔。

外用药物祛腐生肌散是经陕西省药品检验所、陕西中医药大学药理教研室、陕西省中医药研究院药理研究基地、陕西省卫生防疫站、陕西省中医药管理局等进行了临床检验和多次动物实验,组织国内、省内、大专院校、医院的专家教授技术鉴定并通过的外用散剂。该药呈土红色干粉散剂,不含任何西药和激素类成分。祛腐生肌散是经过近 90 年临床沉淀、30 多万例中耳炎或鼓膜穿孔患者的反复临床数据验证,对处方的不断定性、定量和严格细化定型以及反复优化改进,逐步去粗取精,最终博采众长,集中医药理论与实践之精华研制出的一种中药制剂,其特点是疗效显著、修复愈合速度快、使用安全且操作简便。该核心技术和专利药品在蔡家坡耳鼻喉专科医院临床应用至今。

1.人体耳鼓膜再生技术的操作要点

(1)外用时首先用双氧水清洗耳道和耳底,目的是使穿孔部位的视野能够最大限度地暴露。

(2)清洗干净病灶与周围组织后,用耳电镜仔细检查,注意穿孔的部位、形状、大小、血运情况,穿孔边缘的老化坏死程度、薄厚、面积大小、鼓室内是否增生,脓液的质、量、色、味情况以及听力损失程度等。通过以上检查结果综合分析患者患病时间的长短,对穿孔者可做贴补试验以判断听力受损程度;同时医生要总体把握、预判患者耳鼓膜再生修复成功的概率、治疗时间长短、耳鼓膜再生修复的速度以及愈合后的听力恢复和提高的程度。同时医生应制订个体化治疗方案,并告知患者与家属相关的病情、诊疗措施以及注意事项。根据患者实际情况选择相应的仪器检查,如 X 线、CT 检查排除胆脂瘤等,耳科内窥镜检查穿孔大小和部位,电测听、声阻抗、听觉脑干诱电位、耳声发射器等检查听力损失情况。辅助检查要根据患者的自身情况,有针对性地开展进行,如鼻咽部与心脑血管等周围组织器官的结构功能状况以及肝功能、肾功能、电解质、血糖、血脂、血常规、尿常规、结核、病毒感染等。

(3)在具体用药治疗的过程中,应首先向穿孔边缘涂抹加强祛腐药(该外涂药物是外用药物的加强剂,用来修复和改善穿孔病灶边缘的老化面积以及周围组织厚度等),然后着重向耳内病灶喷洒祛腐生肌散,以加快再生耳鼓膜祛腐生肌的速度,并有效缩短修复愈合的过程;每日 1 次,连续用药 7 天为 1 个疗程。

2.人体耳鼓膜再生技术的机理

(1)排脓化腐:向耳内喷药后大约2小时,绝大多数患者的患耳内开始流水、流脓。当腐败、老化、坏死组织被药物溶解液化后就变成脓水流出耳外,这就是化腐排脓的作用。

外用药是一种具有腐蚀作用的弱性氧化剂,它的浓度恰好能使老化、坏死的非活性组织氧化,而正常的活性组织不受损伤。坏死、老化组织在药物的氧化作用下,很快变酥、变碎、变烂,这是排脓化腐的第一步。该外用药有很强的渗透作用,通过渗透作用可使老化、坏死组织下的活性组织充血水肿、膨胀,迫使上面的老化、坏死组织分离,毛细血管的微循环明显加强,病灶周围的体液成分与组织细胞运输功能均有明显增强,此为化腐生新的第二步。经过上述两个过程后,有修复潜能的活性组织逐渐暴露,由于不断充血水肿,病灶外周活性组织的渗出,或漏出液、组织液中的成分(如组织间液、水、激素、酶免疫与成纤维细胞等)渐渐渗出病灶组织外,与之前被氧化分离的老化、坏死组织混合在一起,在既往感染的细菌或其他微生物与适宜温度、pH值的综合作用下,很快变成脓液流出耳外,这就是排脓化腐期,大约出现在用药后10~15天。

(2)活血化瘀:使用外用药后,穿孔周围组织表面充血水肿,局部温度升高,毛细血管的通透性增加,新生的两层内皮组织与中间的薄层大颗粒肉芽纤维组织恰成比例地形成"馍夹肉样"天然再生修复的筋膜样耳鼓膜组织结构;随着时间推移,穿孔日渐缩小,原来老化程度比较高且增厚的鼓膜穿孔边缘组织与四周基层结构也逐渐由灰白转变为红润;利用这一祛瘀生肌的作用逐步对新生的耳鼓膜组织进行筋膜样修复固化,卡他性中耳炎与听骨链粘连鼓室硬化也会同时得到完美的修复治疗效果。

(3)清热解毒(抗菌消炎):实验和临床均证明,祛腐生肌散对绿脓杆菌、乙型链球菌、大肠杆菌、金黄色葡萄球菌都有较好的抑制和杀灭作用。

(4)祛腐生肌(煨脓长肉):耳鼓膜修复主要是通过新生肉芽组织的再生逐步实现的,没有肉芽组织的生长很难达到修复愈合的目的。肉芽组织依赖耳内脓液中所含有的各种氨基酸与其他分泌基质(包括溶菌酶、渗出液以及漏出液等体液组织)的营养生长。如果耳内没有脓液,肉芽组织反而会生长不良,穿孔病灶无法达到最佳的愈合状态。脓液中氨基酸的含量在耳内、外用药后的15~20天测定,采用中、西医对照组进行比较。结果表明,采用中医祛腐生肌法组中测定的9种氨基酸中,有6种必需氨基酸的含量均高于西医对照组,其中胱氨酸与赖氨酸的含量最高。胱氨酸是促进伤口修复组织蛋白合成的必需氨基酸,在肉芽组织形成过程中,它的含量与胶原纤维蛋白的合成以及鼓膜张力强度的增加是呈正比关系的。正是由于脓液中利于病灶组织生长修复的氨基酸增多,才为穿孔周围组织的生肌修复积累或提供了原料。使用外用药后,鼓膜穿孔边缘与四周创面会渗出大量无臭味的脓液以"煨养"穿孔修复,使裸露的穿孔边缘再生中央的肉芽岛(肉芽纤维组织)和内、外两层岛外皮膜(上皮组织)逐渐扩大增生,最后连成一片,形成"馍夹肉样"天然再生修复的耳鼓膜组织结构,从而获得较好效果。

(5)提高和恢复听力:祛腐生肌散本身对听力没有提高作用,而是通过药物外用后广泛消除了诸多影响听力障碍的不良因素(如机械传动音响刺激的各个损伤环节),使患者听力得到明显改善和恢复。如鼓膜穿孔再生愈合后,听骨链粘连物同时被外用药物修复清除,从而使听骨链的传导功能得到有效修复,听力随之改善或恢复正常。

综上所述,人体耳鼓膜再生技术的机理是通过外用药物的排脓化腐作用后产生脓液,利用脓液中的氨基酸等有效成分促使肉芽增生,从而填补穿孔缺损,达到彻底根除中耳炎、最终提高听力的作用。

特色优势

人体耳鼓膜再生技术的临床疗效稳定,治愈率高(各类耳膜穿孔修复的有效率为96.8%、治愈率为90%,外伤性穿孔的治愈率可达100%),对听力提高和恢复显著,愈后极少复发,不影响患者的生活,替代了手术修补耳鼓膜穿孔的传统治疗手段,为非手术治疗急、慢性中耳炎及鼓膜穿孔找到了新途径,填补了当代医学史上人体耳鼓膜再生技术的空白。该技术传承了中医药文化精髓,结合当地中草药知识传播与民间疗法应用以及临床系列技术的推广,已经被临床实践验证了近90年,通过临床六代人的传承创新并不断应用发展,先后荣获国际、国内科技大奖以及国家发明专利多项,具备一定的中医药的历史文化价值。

对于鼓膜穿孔的治疗,目前国内外仍以手术修补为主,该方法治愈率低,技术风险大,花费成本高。人体耳鼓膜再生技术多年来在临床上已经得到了广泛的推广运用,为耳病患者解除了实际病痛,同时降低了广大患者的医疗费用负担,也为弘扬和传承中医药健康与文化事业以及保障人民健康需求与造福社会做出了贡献。

典型病例

病例 1:高某某,女,45 岁。

入院日期:2018 年 8 月 6 日。**出院日期:**2018 年 8 月 29 日。

【入院情况】 患者以双耳间断流水、流脓,伴听力下降 30 年入院。一般情况可,心、肺、腹部检查无异常。双侧外耳郭无畸形,皮肤无红肿,无触痛,无疱疹。双侧外耳道通畅,无疖肿,无耵聍栓塞。右侧鼓膜再生性改变;左侧鼓膜紧张部穿孔,约 6mm×6mm,上边缘粘连,咽鼓管不通畅。鼻通气畅,双侧下鼻甲不大,中鼻道无分泌物,各鼻旁窦区无压痛。咽黏膜无充血,悬雍垂居中,双侧扁桃体不大,咽后壁无淋巴滤泡增生、无赘生物。

【辅助检查】 电测听示双侧混合性耳聋。

【入院诊断】 双侧混合性耳鸣耳聋,左侧慢性化脓性中耳炎。

【诊疗经过】 入院后左耳外用中药祛腐排脓、活血通窍、煨脓长膜,内服补托排脓汤加减,行鼓膜再生治疗,西医改善微循环、营养神经,同时予以康复、对症治疗。

【出院诊断】 双侧混合性耳鸣耳聋,左侧慢性化脓性中耳炎。

【出院情况】 患者左耳流水、流脓减少,听力较前提高,未诉有不适。检查示左侧外耳道通畅,鼓膜紧张部穿孔引流通畅,边缘红润。嘱患者出院后继续用药,巩固疗效,预防外感,注意清洗,15天后复诊。

病例2:张某,男,57岁。

入院日期:2019年6月13日。**出院日期:**2019年6月24日。

【入院情况】 患者以双耳间断流水、流脓,伴听力下降30年,加重3天入院。一般情况可,心、肺、腹部检查无异常。双侧外耳郭无畸形,双侧外耳道通畅。左侧鼓膜紧张部穿孔,约5mm×4mm,边缘不规则,咽鼓管不通畅;右侧鼓膜再生性愈合,充血明显,咽鼓管不通畅。鼻通气畅,双侧下鼻甲不大,中鼻道无分泌物,各鼻旁窦区无压痛。咽黏膜无充血,悬雍垂居中,双侧扁桃体不大,咽后壁无淋巴滤泡增生、无赘生物。

【辅助检查】 电测听示双侧混合性耳聋。

【入院诊断】 双侧慢性化脓性中耳炎,双侧混合性耳鸣耳聋,1级高血压(高危组),脑出血后遗症。

【诊疗经过】 入院后左耳外用中药祛腐生肌、排脓通窍,内服补托排脓汤加减,行鼓膜再生治疗,西医改善微循环、营养神经,调控血压,同时予以康复听力、对症治疗。

【出院诊断】 双侧慢性化脓性中耳炎,双侧混合性耳鸣耳聋,1级高血压(高危组);脑出血后遗症。

【出院情况】 患者精神可,左耳流水、流脓、胀闷、耳痛消失,无头痛、头晕等其他不适。电耳镜检查示左侧外耳道通畅,耳底有脓液,鼓膜穿孔较前缩小,边缘红润。嘱患者继续行鼓膜再生治疗,注意休息,预防感冒,少食辛辣,2周后复诊。

病例3:李某某,男,39岁。

入院日期:2019年4月4日。**出院日期:**2019年4月9日。

【入院情况】 患者以双耳间断流水、流脓,伴听力下降2个月余入院。一般情况可,心、肺、腹部检查无异常。双侧外耳郭无畸形,双侧外耳道通畅,无疖肿,无耵聍栓塞。左侧鼓膜紧张部穿孔,约3mm×3mm,边缘红润;右侧耳底有脓液,鼓膜紧张部穿孔,约6mm×6mm,咽鼓管不通畅。鼻通气畅,双侧下鼻甲不大,中鼻道无分泌物,各鼻旁窦区无压痛。咽黏膜无充血,悬雍垂居中,双侧扁桃体不大,咽后壁无淋巴滤泡增生、无赘生物。

【辅助检查】 电测听示双侧混合性耳聋。

【入院诊断】 双侧慢性化脓性中耳炎急性发作,双侧混合性耳鸣耳聋,冠心病。

【诊疗经过】 入院后左耳外用中药祛腐排脓、聪耳通窍,内服补托排脓汤加减,行鼓膜再生治疗,西药予以扩张血管、改善微循环、营养神经,同时予以康复、对症治疗。

【出院诊断】 双侧慢性化脓性中耳炎急性发作,双侧混合性耳鸣耳聋,冠心病。

【出院情况】 现患者精神可,左耳流水、流脓减少,听力忽高忽低,无头痛、头晕及其他异常不适。检查示左侧外耳道通畅,鼓膜紧张部穿孔血运可,生长良好,引流通畅。嘱患者出院后继续用药,巩固疗效,预防外感,避免噪音,15 天后复诊。

病例 4:秦某某,男,41 岁。

入院日期:2021 年 4 月 30 日。**出院日期:**2021 年 5 月 12 日。

【入院情况】 患者以左耳间断流水、流脓,伴听力下降 10 年,加重 1 个月入院。一般情况可,心、肺、腹部无异常。双侧外耳郭无畸形,外耳道通畅。右侧鼓膜完整;左侧鼓膜松弛部扩大,肉芽增生,紧张部穿孔,约 4mm×5mm,边缘苍白,咽鼓管不通畅。鼻通气畅,双侧下鼻甲不大,中鼻道无分泌物,各鼻旁窦区无压痛。咽黏膜无充血,悬雍垂居中,双侧扁桃体不大,咽后壁无淋巴滤泡增生、无赘生物。

【辅助检查】 电测听示左侧混合性耳聋。

【入院诊断】 左侧慢性化脓性中耳炎,左侧慢性乳突炎,左侧混合性耳鸣耳聋,1 级高血压(高危组),2 型糖尿病。

【诊疗经过】 入院予以糖尿病饮食,左耳外用中药祛腐生肌、排脓通窍,内服补托排脓汤加减,行鼓膜再生治疗,西医改善耳蜗微循环、营养神经,调控血压、血糖,同时予以康复、对症治疗。

【出院诊断】 左侧慢性化脓性中耳炎,左侧慢性乳突炎,左侧混合性耳鸣耳聋,1 级高血压(高危组),2 型糖尿病。

【出院情况】 患者精神可,左耳流水、流脓、胀闷减轻,未诉其他不适。电耳镜检查示左侧外耳道通畅,鼓膜紧张部穿孔较前缩小,边缘红润,鼓室引流通畅。嘱患者预防感冒,少食辛辣,避免污水入耳,继续巩固治疗,2 周后复诊。

病例 5:李某某,男,38 岁。

入院日期:2021 年 4 月 3 日。**出院日期:**2021 年 4 月 16 日。

【入院情况】 患者以左耳间断流水、流脓,伴听力下降半年,加重 7 天入院。一般情况可,心、肺、腹部检查无异常。双侧外耳郭无畸形,双侧外耳道通畅。右侧鼓膜完整;左侧耳底有脓液,鼓膜紧张部穿孔,约 5mm×4mm,边缘厚钝,咽鼓管不通畅。鼻通气差,双侧下鼻甲肥大,表面不光滑,中鼻道有黏性分泌物,各鼻旁窦区无压痛。咽黏膜无充血,悬雍垂居中,双侧扁桃体不大,咽后壁无淋巴滤泡增生、无赘生物。

【辅助检查】 电测听示左侧混合性耳聋。

【入院诊断】 左侧慢性化脓性中耳炎急性发作,左侧混合性耳鸣耳聋,慢性肥厚性鼻炎,慢性鼻窦炎。

【诊疗经过】 入院后左耳外用中药祛腐生肌、排脓通窍,内服补托排脓汤加减,行鼓膜再生治疗,西医改善微循环、营养神经,喷鼻,同时予以康复、对症治疗。

【出院诊断】 左侧慢性化脓性中耳炎急性发作,左侧混合性耳鸣耳聋,慢性肥厚性鼻炎,慢性鼻窦炎。

【出院情况】 患者精神可,左耳流水、流脓减轻,无头痛、眩晕及其他不适。电耳镜检查示左侧外耳道通畅,用医用棉签轻轻擦去分泌物,见鼓膜紧张部穿孔缩小,边缘红润,鼓室引流通畅。嘱患者出院后继续用药以巩固疗效,预防外感,避免进水,15天后复诊。

第二节　咽喉部疾病

段雨苇吴氏喉疳散结合铜双吹治疗咽喉病

医家简介

段雨苇,女,汉族。她于1985年7月毕业于陕西中医药大学中医专业,毕业后被分配到西安市新城区中医医院工作;1987年进入中医喉科,跟随吴中强主任医师学习吴氏中医喉科的诊疗技术以及吴氏喉疳散的药物炮制与应用。在跟师12年的时间里,通过吴中强老师的言传身教以及在临床一线的诊疗,她不断总结、提升吴氏中医喉科的诊疗技术。2004年,段雨苇在西安交通大学第二附属医院进修学习,使其对于西医治疗耳鼻喉科疾病及疑难杂症方面又有了新的认识和提高。在中医喉科常见病、多发病及疑难杂症的诊疗方面,段雨苇结合自身中医专业优势,运用吴氏喉疳散,并配合针刺、穴位贴敷及扁桃体灼烙术等方法治疗取得了显著疗效。她在《陕西中医》等学术期刊上发表了《吴氏喉疳散治疗慢喉喑61例》《吴氏喉疳散治疗慢性咳嗽165例》《中药治疗喉痹266例》《吴氏喉疳散配合针刺、嗓音训练治疗声带息肉》等多篇文章,参加了2001年全国中医药临床研讨会、2018年全国中医喉科研讨会等学术会议并发言,得到了与会专家及各位同仁的认可。2018年9月,经西安交通大学管理学院徐佑民院长的帮助,段雨苇系统整理了使用吴氏喉疳散治疗的患者病例,经过随访统计显示,吴氏喉疳散对喉痹、红喉、慢喉喑、乳蛾、声带小结、息肉、顽固性咳嗽和口腔溃疡的有效率为98%,治愈率达80.82%。

传承情况

吴湛如29岁随父学习中医,学成后专事喉科,是著名的中医喉科专家、西安十大名医之一。吴湛如在祖传吴氏喉疳散的基础上,结合自己的临床经验,又研制出吴氏白喉散等喉科常用药剂。1942年,吴湛如以"专门喉科诊所"为名,坐诊于西安市案板街,治疗各种咽喉和口腔疾病;1959年,他又调任西安市中医医院,创立了中医喉科。吴湛如献出的家传秘方吴氏喉痹散、吴氏白喉散,经西安市防疫站鉴定表明其具有强烈的抑制与杀灭白喉杆菌的作用;西安市传染病院在1959年总结报告中指出,针对白喉杆菌,吴氏白喉散临床有效率为98.09%;西安市第四医院口腔科1958年的临床治疗经验集也有报道,吴氏喉痹散治疗口炎45例,疗效显著,对阿弗他口炎的效果尤其明显。1959年1月25日,由于吴湛如在抗击白喉杆菌造成的疫病大流行中表现突出,被授予银质奖章。

1956年,第二代传承人吴玉良在西安市建国路创立中医联合诊所,以中医喉科开门应诊,后独自创立中医喉科诊所。

1984年,第三代传承人吴中强在西安市新城区中医医院组建中医喉科,在临床一线工作15年,于1999年12月退休。

第四代传承人段雨苇,于1987年跟随吴中强学习吴氏中医喉科技术以及吴氏喉痹散的药物炮制与应用,并使用吴氏喉痹散等治疗各种喉科常见病、多发病、疑难杂症。

第五代传承人吴昊,2015年毕业于陕西中医药大学,获硕士学位;同年9月进入西安市新城区中医医院,跟随段雨苇学习并从事门诊工作。

临床经验

吴氏喉痹散采用麝香、牛黄、珍珠、琥珀、乳香、没药等数十种珍贵药材,经过传统手法炮制而成,具有利咽消肿、止咳化痰、活血化瘀、散结敛肺降火等功效,对急性咽炎、慢性咽炎、扁桃体炎、顽固性咳嗽、腺样体肥大、声带小结、息肉、口腔溃疡和牙龈炎等咽喉及口腔疾病有独特疗效,历经五代人的传承,历久弥新,仍然散发着其独特的魅力。

第四代传承人段雨苇与第五代传承人吴昊结合传统给药工具——铜双吹,将药物直接喷敷到病灶,通过风力作用使药物直达病所,从而发挥药物的治疗作用。同时,针对咽喉科常见的扁桃体肥大,采用吴氏喉痹散配合中医灼烙术,可在保留扁桃体正常功能的情况下对其进行治疗;针对儿童腺样体肥大,采用吴氏喉痹散和穴位贴敷双管齐下的疗法治疗。吴氏中医喉科针对就诊患者的个体差异进行辨证论治,以吴氏喉痹散为主、中医灼烙术和穴位贴敷为辅、内服中药为助的多种治疗方式相结合,以其独特、稳定的疗效吸引了众多的患者。

特色优势

吴氏喉痹散可治疗多种咽喉及口腔疾病,治疗中使用的特制铜双吹药鼓,通过风力将药粉喷敷在患者患处的给药方式可以使药物直达病所,药效发挥直接,疗法新颖独特,远期疗效确切可靠。临床使用80余年来,吴氏喉痹散治疗各类咽喉疾病的有效率可达98%,治愈率为80.82%。

典 型 病 例

刘某某,男,15 岁。

初诊:2021 年 3 月 9 日。患者以右颈部包块疼痛,伴高热 4 天就诊。患者从 2016 年开始,左颈部包块、咽痛反复发作,服结核菌素纯蛋白衍生物、醋酸泼尼松片、维生素 D 咀嚼片,一年内多次高烧,每次间隔 20 余天。2019 年 7 月 17 日转为右侧颈部包块及颈淋巴结肿大,反复发热,经穿刺活检为淋巴组织增生,超声诊断为双侧及颌下多发肿大淋巴结。2020 年 5 月14 日诊断为组织细胞坏死性淋巴结炎。2021 年 1 月 11 日转求中医治疗,超声提示右侧颈部 Ⅰ、Ⅱ、Ⅲ区淋巴结肿大,较大的约为 49mm×21mm;左侧颈部 Ⅱ、Ⅲ区淋巴结肿大,较大的为 31mm×9mm。服血府逐瘀胶囊、西黄丸、甲硝唑、阿奇霉素后,症状未减。体温 40℃。现症见发热恶寒重,纳食欠佳,大便溏,每日 1 或 2 次。舌红,苔白稍厚,脉浮紧。咽部稍红,喉核Ⅰ度,表面有脓点,右颈部及颌下可触及手掌大包块,质硬,压痛明显。左侧包块可触及,小于右侧包块。

【中医诊断】 痰毒(风寒外束证)。

【西医诊断】 组织细胞坏死性淋巴结炎。

【治法】 方药予以葛根汤加小柴胡汤 3 剂内服,咽喉局部以吴氏喉痹散喷敷,每日 2 次。

二诊:2021 年 3 月 11 日。体温 38.3℃,手心热,在上方的基础上加栀子、淡豆豉,3 剂。

三诊:2021 年 3 月 15 日。热退身凉,体温基本正常,颈项部包块疼痛感消失,但仍肿大。此次来诊的时间是春季,春令木气应疏泄,木气不足,疏泄失司,升而不降,本病为胆经木气不降、结聚于颈项部而不散所致。处方为巴戟天 10g,肉苁蓉 10g,紫花地丁 9g,昆布 12g,海藻 15g,厚朴 15g,半夏 12g,陈皮 10g,沙参 10g,麦冬 15g,薄荷 6g,桑叶 10g,大枣 4 枚,柴胡 9g,黄芩 9g。每日 1 剂。巴戟天、肉苁蓉补肝肾上升之阳;紫花地丁、昆布、海藻、厚朴、半夏、陈皮降胆胃之气;沙参、麦冬益肺阴;薄荷、桑叶疏肺气之滞;大枣补中气。另加,柴胡、黄芩合半夏含小柴胡汤之义。

四诊:2021 年 4 月 22 日。其母代述颈部包块已消失,纳食及一般情况良好,考虑到要复习备考,故口服以三诊方为主的中药 14 剂,另取吴氏喉痹散喷敷咽喉,每日 1 次,以巩固疗效,更以治疗咽部乳蛾以除发病之诱因。

第六章

五官科疾病

第七章

其他技术

欢乐村欢乐膏药治疗疼痛

医家简介

周至县广济镇欢乐村距周至县 7 公里,东邻马召镇,南毗骆峪乡,西接翠峰乡,北壤四屯乡,素有"鸡叫一声听三县"之称。村庄地形呈凤凰形状,村西有河道欢乐河,河水起源于太白山,经欢乐村流入渭河。欢乐村河道两旁生长着捆仙绳、紫花地丁、大黄等天然药材,造就了欢乐膏药的代代相传。清末至民国时期,欢乐膏药由村内各神头分担持有,相互协调,共同担负起膏药的生产制作。1949 年后,欢乐膏药由村集体持有。1961 年,药剂师朱证明、张兴林两人曾为部队伤员熬制膏药,同期一直为该地区及周边县市群众治疗疾病。2014 年,欢乐村成立膏药协会,建立制药厂。

传承情况

欢乐膏药的起源可追溯至唐朝贞观年间。唐贞观十一年(637 年)春,药王孙思邈前往太白山采药,从咸阳经兴平、武功,路过周至苦村(后改名欢乐村),看到家家门口挂的白帆便知晓此地发生了瘟疫,赶忙进村了解病情,最后带着还没有被感染的村民一起进山采药。经过孙思邈几天几夜精心地配药、熬制,将村子的瘟疫彻底去除了。为了表示对孙思邈的感谢,村民在村北为孙思邈塑像,世代朝拜,同时将"苦村"的村名改为"欢乐村",寓意为去除瘟疫笼罩的气氛。从此"欢乐村"的村名沿用至今,当时所用的方剂也就留在了此地。后依据宋代历史文献和方志文献的记载,该地区在宋代就发生了 100 余次疫疾,欢乐膏药对时气病、天行瘟疫、痢疾、疟腮均有过治疗。

元明清时期,欢乐膏药成为该地区治疗疾病的主要药物,常用于治疗胃脘疼痛、腰肌劳损、骨质增生、风湿性关节炎、肩周炎、坐骨神经痛、跌打损伤、刀伤扭伤、疮毒痈肿、中风后遗症、四肢麻木、月经不调、经行腹痛、白带过多、附件炎、骨蒸夜热、心慌心跳、呃逆不食及小儿食积、疳积、腹泻、厌食羸瘦、惊悸失眠等,且贴于肚脐上也可防病保健。

1890 至 1949 年,欢乐膏药由朱七等人传承;1950 年欢乐村合作社成立,由朱世隆、张怀林、马宏、朱证明、张兴林、朱世昌、侯安世、朱俊杰、朱自楠负责生产制药;1956 年开始,由朱证明、张兴林、朱世昌、侯安世、朱俊杰、朱自楠负责生产制药;1961 年生产大队成立,由大队朱俊武、朱彦勋、周俊兴、畅友堂、马步青、马根据牵头,药剂师朱证明、张兴林、朱世昌、侯安世、朱俊杰、朱自楠负责生产制药;1980 年村委会设立,由村负责人朱焕武、畅逢春、姚志奇等牵头,药剂师朱证明、张兴林负责生产制药;1994 年,由村负责人畅逢春、朱建维、畅和平、张君子、朱养林、陈全森牵头,药剂师朱证明、张兴林、马经纬、朱琳负责生产制药;2014 年,由村负责人畅达、朱琳、朱养林、马关向牵头成立膏药协会,马辉、朱琳、朱养林、马向明担任会长,药剂师朱琳、张炳训、马关向等负责生产制药。

临床经验

欢乐膏药由川乌、黄连、黄芩、当归、川芎、知母、贝母、没药、乳香、全蝎、蜈蚣、血竭等百余味中药组成,其功效为活血化瘀、止血止痛、理气消散、祛风化湿、舒筋通络、祛腐生肌、化痞消结。使用时应注意:丹毒疮疖溃破前禁贴;烫伤、火伤禁贴;孕妇忌贴腹部。欢乐膏药的具体用法是将膏药烘软后,直接贴于有关穴位。胳膊、腿麻木、疼痛时,须同时在相关穴位各贴一张。关节活动处可用布条缠住,以防移动。需注意,贴后会有皮肤发痒的现象,此乃药力渗入病体刺激皮肤所致,难忍时可揭开膏药,用热毛巾轻擦后(切勿搔破),再敷上膏药;贴后任其保留,直至脱落。其间出现痛痒感、皮肤红疹均为正常现象。慢性病应多换贴几次,直至痊愈。欢乐膏药起效迅速、疗效显著,在当地长期传承应用,口碑良好。

特色优势

欢乐膏药在风湿性关节炎、肩周炎、四肢麻木、无名肿痛、腰腿疼痛、腰肌劳损等的治疗方面疗效显著。欢乐膏药结合当地中草药知识与民间疗法,已传承 1300 余年,在欢乐村相传并不断应用发展,具有重要的历史文化价值。

霍静堂中医药治疗脾胃病、妇科病

医家简介

霍静堂(1893—1972),男,汉族,陕西清涧人,著名中医,家中兄弟四人,排行第四,当地人尊称其"霍四先生"。霍静堂于清代光绪末年出生于清涧县城的一个中医世家,其祖父霍承珍精于痘诊儿科,伯父霍冀州、长兄霍瑞堂均为清末秀才,是该县知名中医内科、妇科医生。及至霍静堂幼年,家族自立"益生堂"药铺已近百年,名满乡里。霍静堂幼年父亲早逝,与母亲及长兄一起生活。他聪颖好学,18 岁进药铺,一边当司药一边随长兄学医习德。他学《医学三字经》《药性赋》《医宗金鉴》启蒙,后研读《黄帝内经》《伤寒论》《金匮要略》《千金要方》《脾胃论》等中医经典著作,26 岁精通岐黄医术,悬壶于清涧及邻县。1936 年赴西安考中医师并挂牌(现有当时诊所牌匾留存)应诊数月,后归于乡里,服务于当地百姓。

1940 年,清涧县人民政府成立,他响应政府号召积极投身于中医事业,到保健药社义务坐诊。1941 年,霍静堂与内弟王瑶璋开设"益寿堂"。1942 年,他将自家药铺的多数药材投入保健药社,以支持保健药社发展。1944 年至 1947 年 1 月,因保健药社资金不足,他将自己的应得股金 500 余银圆分文未取,用作保健药社发展资金。由于霍静堂对陕甘宁边区卫生事业做出的贡献,作为开明人士,他受到群众赞扬和政府褒奖,1946 年当选为陕甘宁边区政府第三届参议会参议员,1949 年后担任保健药社医生、主任,当选为县人民代表,1956 年出席陕西省卫生系统先进工作者代表大会并获奖,1957 年被陕西省中医研究所聘为通讯研究员,1958 年任清涧县中医院院长,1959 年出席绥德县群英会,1960 年被推选为陕西省政协委员。20 世纪五六十年代,霍静堂多次应邀到绥德、米脂、子长及延长等地为群众诊病。在清涧县中医院任院长期间,他采取院内筹资和政府拨款相结合的办法,筹办了陕北第一家中医病房。霍静堂中医理论扎实,临床经验丰富,尤其擅长治疗内科疾病和妇科疾病。

传承情况

霍氏中医传承的脉络:创始人霍承珍(中医儿科);第二代霍冀州(中医内科、妇科,师从其父霍承珍)、霍豫州;第三代霍瑞堂(中医内科、妇科,师从其叔父霍冀州);第四代霍静堂(代表性传承人,师从其大哥霍瑞堂)、霍味三(霍瑞堂之子,师从其父霍瑞堂);第五代霍天锡(霍静堂之子,师从其父霍静堂)、霍大鹏(霍味三之子,师从其叔祖父霍静堂)、师乐天、师随平、刘茂林、马庆阳、呼振辉、薛振兰、惠明升等(后几位均为霍静堂徒弟);第六代霍永生(霍天锡之子,师从其父霍天锡,延川县中医院工作)、霍涌波(霍天锡之女,师从其父霍天锡,延安市中医医院工作)、霍青霞(霍大鹏之女,师从其父霍大鹏,清涧县中医院工作)

清涧霍氏从事中医年代久远,按清涧县志记载可追溯到 1800 年至 1830 年。

创始人霍承珍(1800—1865),为霍静堂的祖父,在清涧县内精于儿科痘诊,其伯父霍冀州、父亲霍豫州,即第二代传承人在清涧县城内霍家大院自办"益生堂"药铺,业于中医诊疗并销售中药。第二代传承人霍冀州、第三代传承人霍瑞堂均为清涧县知名中医内科、妇科医生。

第四代传承人霍静堂于 18 岁进入自家药铺"益生堂"随兄长,即第三代传承人霍瑞堂学习,26 岁独立行医。霍氏家学渊源深厚,霍静堂一生行医近 60 年,理验俱丰,擅长内科、妇科,尤以脾胃病、妇科病传名于世,其学术经验由其弟子、学生整理成《霍静堂医疗经验汇编》,被录入《陕西省名老中医经验荟萃》(第四辑)。霍静堂主张,治病必求其本,先天在肾,后天在脾,脾为中宫之土,土为万物之母,母肥子壮,百病不生。其临床治疗疾病不论外感、内伤、妇、儿诸科均强调脾胃,用药不忘培土,强调饮食宜忌,告诫患者忌口,强调不宜饮食生冷以防损伤脾胃阳气,使病情加重或复发。对妇科调经,他强调从肾、肝、脾三脏论治,主张"经行产后祛瘀为要"。瘀血不去,新血不生,养血不忘祛瘀,妇女尤应忌生冷寒湿。霍静堂一生繁忙诊务,同时非常注重中医后继人才的培养,自 1942 年至 1962 年先后举办中医学习班 4 期,教授学徒五六十名,学员遍及榆林、延安等地,知名者有霍天锡、师乐平、师随平、刘茂林、薛振兰、呼振辉、惠明升等。榆林市中医医院刘茂林及其儿子刘筱茂于 2018 年申报并获批的霍刘氏妇科流派是对霍氏妇科的优秀传承和发扬。

第五代传承人霍天锡(1937—1994),中医妇科副主任医师。1980 年至 1986 年任清涧县中医院院长、清涧县政协委员,1988 年任延安市人民医院中医门诊部主任、陕西省中医药学会理事。他幼年以儒家思想启蒙,承载家学,从小在父辈潜移默化的影响下,对中医有着浓厚的感情,诵读《医学三字经》《汤头歌诀》,遍读家藏中医典籍,树立"不为良相,即为良医"的人生信念,积累了深厚的中医理论知识和实践诊疗经验,深得家族中医真传,在近 40 年的诊疗过程中,继承并发扬了中医内、妇、儿科理论和实践,中医医术日臻娴熟。他年轻时就读于清涧中学;1956 年到清涧保健药社工作,做中医学徒;1959 年开始独立诊疗;1960 年在绥德卫生学校学习;1960 年至 1964 年在清涧县中医院工作;1964 年至 1965 年在陕西中医学院进修学习;1977 年至 1978 年受聘于清涧县卫生学校,为乡村医生普及中医理论知识及诊疗技术;1978 年至 1979 年在清涧县中医院中医科工作;1980 年起历任清涧县中医院副院长、院长,在任期间得到原陕西省卫生厅的大力支持,主持建设了清涧县中医院门诊住院综合大楼,为医院发展奠定了良好基础,该院一直使用至 2014 年搬迁。1986 年霍天锡工作调动到延安市人民医院(现为延安大学附属医院),1989 年任中医门诊部主任,1994 年因病去世。他在延安工作期间求医者甚众,众多患者送来锦旗以表谢意。在近 40 年的从医生涯中,他继承前辈几代人的学术经验并续有阐发,临床用药注重辨病、辨证相结合,辨证施治,依据主证采用适宜主方加减,对于胃病的治疗善用六君子汤、香砂六君子汤、理中汤、四七汤等方剂加减,应用于临床取得了显著疗效。在治疗妇科、儿科,以及心血管、呼吸系统等疾病时均注重保护胃气,遣方用药充分体现补土的特点。应用二十四味流气饮治疗肝硬化,以"见肝之病,知肝传脾,当先实脾",肝脾同治作为理论指导,兼以行气利水、活血化瘀诸法并进;以宣肺发表、祛风利水为法治疗风水肿(即急性肾小球肾炎),用麻黄连翘赤小豆汤和五皮饮加减;对糖尿病的治疗宗"治上消者润其肺,兼清其胃;治中消者,宜清其胃,兼滋其肾;治下消者,宜滋其肾,兼补其肺",用六味地黄汤系列方加减化裁治疗,极大地改善了患者的症状,有利于稳定血糖、提高患者生活质量、预防或延缓并发症的发生;对妇女更年期综合征依据中医"肝肾同源""精血互化"的基础理论,从肝论治,由后人总结撰写了《霍天锡治疗更年期综合征经验探讨》发表于《陕西中医》2019 年第 7 期;治疗慢性肠炎、胃肠功能紊乱或其他疾病引起的腹泻,从脾虚夹湿、后期脾虚及肾论治,以健脾燥湿、温补化滞、兼补肾固涩为治法,常用六君子汤、胃苓汤、四神汤、参苓白术散、八柱散等为主方加减治疗,该经验总结被撰写为《霍天锡先生治疗泄泻经验》一文,在 2019 年 11 月陕西省第三届名老中医药经验大会上进行了交流;对妇科月经病从肾、肝、脾论治,以"气为血之帅,血为气之母""瘀血不去,新血不生"为理论指导,如对功能失调性子宫出血的治疗,遵前人治疗崩漏"塞流、澄源、复旧"三大法则,月经期以脾主统血理论为指导,方用大剂量的益气药物,益气以摄血、祛瘀止血以生新等治法治标以止血,待月经停止后调补脏腑气血阴阳以恢复月经周期,使月经恢复正常;对妇科炎症性疾病的治疗补益气血以扶正,清热利湿以祛邪,标本兼治;对乳腺增生症的治疗,他认为肝郁气滞是其发生的基础,由肝气不疏致脾运不健,痰湿内生,痰气交结,气滞血瘀而致,疾病发展具有"气滞—痰凝—血瘀"三部曲的特征,故治以健脾化痰、疏肝理气、活血化瘀为法,疗效显著。

第六代传承人霍永生,1957年生,为霍天锡之子,中医妇科副主任医师。他于1982年本科毕业于陕西中医学院中医学专业,1981年至1983年实习期间及大学毕业2年多的时间里,一直随父临诊学习,深得霍氏中医精髓,在扎实的临床实践中传承霍氏中医内科、妇科诊疗技术。他曾任延川县中医院副院长,从事中医临床工作30余年,擅长治疗中医妇科、内科及杂症,对脾胃病、胸痹心痛、失眠焦虑、月经不调、崩漏、绝经前后诸症、妇科炎症、不孕症等疾病的中医治疗有独到之处,其中医医术在延川县享有盛誉。

第六代传承人霍涌波,1966年生,为霍天锡之女,中医内科副主任医师,陕西省中医药专家协会会员。她于1984年毕业于榆林卫生学校,其后一直跟随父亲霍天锡临床学习,1986年9月至2018年9月在延安市人民医院(现为延安大学附属医院)工作,其间于1986年10月至1989年9月在陕西中医学院医疗系中医班学习,1998年9月至1999年9月在中国中医研究院西苑医院中医内科班进修学习。霍涌波随父临诊多年,深得霍氏中医家传,从事临床工作30余年,继承发扬了霍氏中医"补土理论",对中医内科、妇科疾病的治疗积累了丰富经验。2018年延安市中医医院新院落成之际,调到该院工作,门诊量连年增加(2019年6500余人次,2020年8400余人次,2021年9200余人次),极大地推动了延安市中医医院中医门诊工作,因工作业绩突出,被评为"2020年度先进工作者",同年被延安市妇女联合会评选为延安市"三八红旗手",2021年5月被延安市文明办推选为"爱岗敬业模范",2021年7月被评选为"延安市卫生系统优秀党员",2021年获评延安市中医医院中医药突出贡献奖。

临床经验

霍氏中医学术传承至今已六代。霍静堂祖父霍承珍擅长儿科痘诊,其伯父霍冀州、大哥霍瑞堂擅长内科、妇科。霍静堂一生业医近60载,擅长中医内科、妇科杂病,尤其擅长脾胃病、妇科病,在临床诊疗疾病过程中,无论外感、内伤、妇、儿诸科均不忘保护脾胃,顾护胃气。他主张要充分认识到脾胃的重要性,脾胃健旺则气血生化有源,正气旺盛,有利于提高机体抗病能力,使人身体强健。若疾病病程日久,证多以虚为主,其实证亦主要指脾胃虚弱所产生的食积、气滞、瘀血等病理产物。古人有"实则阳明,虚则太阴"之说,"脾胃病无实火,宜消补兼施,不用三黄泻热,不用诸承气攻下"。其所指脾胃病主要见于现代医学的急性胃炎、慢性胃炎、食管炎、胃食管反流、功能性消化不良、胃及十二指肠溃疡、急性盲肠炎、溃疡性结肠炎、呃逆等消化系统疾病。

1.霍氏脾胃病学术思想

陕北地处黄土高原,自然条件艰苦,民国时期经常发生旱灾,人民生活贫困,老百姓靠天吃饭,饥荒频发。1949年后条件虽有改善,但物质仍比较匮乏,冬季保暖条件也差,因而脾胃病多发,以虚寒胃病多见。基于此,霍静堂论治脾胃病以健脾温中为主,经过几代人持续的临床经验积累、研究完善,对脾胃病的治疗形成了一定的遣方用药规律。如在20世纪五六十年代,脾胃病胃痛患者多见白厚苔,早期常用丁萸附子理中汤温中健脾,并辅以消食、理气、止痛之法。丁萸附子理中汤由丁香、吴茱萸、附子、干姜、党参、白术、茯苓、白豆蔻、砂仁、神曲、焦山楂、厚朴等组成,可温中健脾、消食化滞、行气止痛。组方以理中汤温脾和胃,丁香、吴茱萸既助理中汤温中之力,又芳香开胃、暖胃健脾,合消食类药物可助脾胃运化。脾胃气虚,必然导致其受纳、运化、升降功能的异常,见腹胀、大便稀溏、饮食积滞、大便干结等,可随证化裁。方以温脾健胃为主,既针对脾胃本虚,又兼顾因脾胃气虚或虚寒引起的气滞、寒凝、饮食积滞,顾护周全,体现了中医整体观念、辨证施治的特点。这一治法适用于急性胃炎、慢性胃炎、胃及十二指肠溃疡、胃下垂或病后脾胃虚弱等属中焦虚寒者。随着经济的快速发展,人们的生活条件、饮食结构发生了根本性改变,饮食中肉、蛋、奶增加,蔬菜种类日渐丰富,冬季取暖条件也得到了极大改善。反映到临床可以看到,脾胃病患者舌苔也发生了变化,以黄厚苔或黄腻苔多见,白厚苔少见,方剂也需随环境、饮食变化而调整。故治疗时用药不宜过于温燥,后期常用六君子汤、香砂六君子汤为基础方加味,兼重消导,基本配方为党参15g、白术6g、茯苓15g、砂仁6g、木香6g、干姜7g、桂枝10g、神曲6g、焦山楂6g、厚朴10g等,组方基本从益气健脾、温中止痛、消食化滞、理气和胃这4个方面来考虑。

《素问·五脏别论》云:"夫胃、大肠、小肠、三焦、膀胱,此五者天气之所生也,其气象天,故泻而不藏。此受五脏浊气,名曰传化之腑,此不能久留,输泻者也……所谓五脏者,藏精气而不泻也,故满而不能实。六腑者,传化物而不藏,故实而不能满也。所以然者,水谷入口则胃实而肠虚;食下,则肠实而胃虚。故曰实而不满,满而不实也。"这是古代先贤对脾胃生理特点的高度概括与总结,也是治疗脾胃疾病的指导纲领。霍氏几代人治疗脾胃病正是遵循这一经典理论,指导并运用于临床,依据五脏六腑的功能特点顺势而为。概括总结如下。

(1)益气健脾:此法为治疗脾胃病的基础,在脾胃病治疗中占统领地位。《素问·经脉别论》云"饮入于胃,游溢精气,上输于脾,脾气散精,上归于肺",说明饮食物中营养物质的吸收,全赖脾转输和散精的功能。人体必需的糖、脂肪、蛋白质、维生素、微量元素等各种营养物质,都是从人体每日摄取的食物中来的。饮食水谷代谢中脾主运化、主化生气血、主升清、主四肢肌肉,胃主受纳、腐熟水谷、主通降。用四君子汤、六君子汤为基础方以健脾助运化,主药为党参、人参、太子参、黄芪、白术、山药、白扁豆等健脾之品,临证应根据脾气虚的程度具体选择,一般常用党参,剂量为10～15g。对于重病、久病者,如胃癌术后见纳呆、乏力、腹胀、呃逆、嗳气、口腻,可选用红参功专而力宏,常用旋覆代赭汤合六君子汤加味,兼以消食化滞、理气消胀、和胃降逆之品,以白术健脾利湿、茯苓利水助脾运化、麦冬滋润胃肠之用促胃气下行。

(2)温中止痛:临床在选用党参、人参、太子参、白术等补气健脾的同时,加温中药物以温补脾胃阳气,温中以增健脾运化之力。常用的温中药物主要有附子、干姜、高良姜、肉桂、吴茱萸、小茴香、丁香、胡椒、花椒、荜澄茄等,胡椒、花椒药性辛辣、口感发麻,临床一般少用。为脾胃病所久困、病情较重、寒象明显时选用附子、肉桂、吴茱萸。最常用者当为干姜、高良姜、丁香,其中干姜具有温中散寒、回阳通脉、温肺化饮之功效,常配伍党参、白术组成理中汤,用于脾胃虚寒、脘腹冷痛、大便溏稀,但该药药性辛热燥烈,用量不宜过大,过大则口感不好且易使胃部产生灼热感。干姜入小青龙汤可用于寒饮喘嗽、痰多清稀者,脾肺两脏虚寒、寒湿者亦可用。高良姜具有散寒止痛、温中和胃的功效,胃寒痛、冷痛、呕吐者常用此品,热性较干姜略缓,非常适合于慢性脾胃疾病有胃痛、腹胀满、恶心、呕吐等症,胃寒夹肝郁时可与香附合用。脾胃疾病大多病程日久,多虚实夹杂,脾虚必以温补方收效更捷。脾胃久虚易伤及肾阳,这种情况多见于久泻患者,治疗时应考虑脾肾同治,可温脾健胃、温阳补肾、燥湿消食,用六君子汤合四神汤加减,临证应用疗效确切。

(3)消食化滞:此类药物常在方中作为辅佐药,以消食化滞助脾胃运化,达标本兼治之功。常用的消食化滞的药物有神曲、炒谷芽、炒麦芽、焦山楂、鸡内金、炒莱菔子、鸡矢藤、隔山消等。神曲化水谷宿食;谷芽、麦芽消米面之积;山楂善消肉类积滞;鸡内金消食化积;炒莱菔子善于消食行气消胀;鸡矢藤消食健脾、化痰止咳、清热止痛,可用于食积腹痛;隔山消消食健胃、理气止痛。临证需依饮食积滞种类适度合用或单独选用。

(4)行气和胃:常用的理气药有青皮、陈皮、厚朴、枳壳、木香、香附、郁金、乌药、佛手、沉香、玫瑰花、大腹皮、香橼等,临证依据症状轻重、有无兼夹症等合理配伍使用。枳壳、厚朴、大腹皮在胃脘痞满、腹胀气时常被选用。青皮为橘的幼果或未成熟果实的干燥果皮,陈皮为芸香科植物橘及其栽培变种的成熟果皮。青皮用于肝郁气滞见胸胁胀痛、疝气疼痛、月经前乳房胀痛、乳房肿痛等,陈皮一般用于中焦寒湿、脾胃气滞的脘腹胀痛、恶心呕吐、泄泻等。香附、佛手、郁金长于疏肝解郁,于肝郁脾虚证常用。脾胃病患者多因脾的运化功能减退,影响到胃的受纳腐熟,伴随有脾虚运化失职所致的气滞,脾胃气机失调可见腹胀满、呃逆、反胃、呕吐等,其腹胀满尤以饭后、午后为甚。现代药理研究证实,枳实、枳壳对胃肠道平滑肌有兴奋作用,能增强胃肠道的收缩节律;陈皮含有挥发油,可促进胃液分泌。故理气药的作用机理,一是增加胃肠动力,促进胃肠蠕动;二是促进胃肠道消化液的分泌,可配合健脾药实现消胀的作用。理气药药量不宜过大,过大则容易引起大便次数改变。

(5)胃痛治法:胃痛的病因有因寒而痛、因瘀而痛、因虚而痛、气滞而痛、食积而痛等,病机概括为不通则痛、不荣则痛。因寒而痛者治以温中止痛,常用桂枝汤、当归建中汤、理中汤等化裁。活血止痛加用莪术、延胡索。气滞而痛者治以理气止痛。食积者消食以止痛。临证常见多因致痛,应具体明确胃痛病因,治疗才能更加有效快捷。

（6）兼症治疗：胃病常合并有胆道系统疾患，如胆囊炎、胆囊结石，症见腹胀、腹痛、胁肋痛引右侧后背痛、口苦、食欲差，为胆胃同病，这种情况宜健脾和胃兼以利胆，在六君子汤合温胃药基础上加利胆药物，如虎杖、金钱草。四季脾旺不受邪，如患肝炎或肝脏系统疾病，应肝脾同治，当益气健脾、疏肝行气、活血等法并进，方能达到治疗目的。此外，肝郁脾虚者既有脾虚的表现，又可见口苦、两胁肋隐痛不适、腹胀满、大便干或不调等表现，治疗应益气健脾、和胃消食，兼以疏肝理气、肝脾同治，处方常用四君子汤合逍遥散加减。脾胃病者常合并大便稀溏、次数多，为脾虚运化水湿失职，小肠丧失分清泌浊之职，治疗应益气健脾化湿，多用或重用白术、苍术、白扁豆、炒薏苡仁、山药之属以燥湿健脾，使清者归于脾，浊者归于大肠，其泄泻自止。还有许多脾胃病患者，除有胃痛、胀满、饮食不正常等表现外，常常伴有嘈杂、吞酸，一类用温胃药即可缓解，一类属肝胃不和，须用疏肝和胃药，可加用牡蛎、海螵蛸、瓦楞子、鸡蛋壳等制酸药物，这类药物含有中和胃酸的物质，能起到保护胃黏膜的作用，以消除相应症状。

2.霍氏妇科病学术思想

霍氏临证用药注重辨证施治，常将经方、时方相结合。其对月经病注重从补肾、疏肝、健脾治疗，益气健脾以滋血之源，营血充盈则冲脉旺盛，补肾以补元阳，疏肝以调气机，脏腑协调、气血调和则经水自安；对妇女习惯性流产以自拟圣愈汤化裁方治疗，可益气补肾安胎；对妇女经行不止的崩漏，谨遵明代方约之提出的治疗崩漏的三大法则"塞流、澄源、复旧"，在经血淋漓不止或经量过多时，治以益气摄血、祛瘀生新止血，"塞流"以治标，血止后求因治本以"澄源"，用补益气血、补肾固冲、调补冲任培补正气，或兼疏肝理气助恢复脏腑功能以"复旧"固本。

（1）"经水出诸肾"，调经当首重调肾：月经的期、量、色、质与人体脏腑功能密切相关。《本草纲目》有云："女子阴类也，以血为主，其血上应太阴，下应海潮，月有盈亏，潮有朝夕，月事一月一行，与之相符，故谓之月信、月水、月经。"《素问·上古天真论》曰："女子七岁，肾气盛，齿更发长。二七而天癸至，任脉通，太冲脉盛，月事以时下。三七，肾气平均，故真牙长极……七七任脉虚，太冲脉衰少，天癸竭，地道不通，故形坏而无子也。"月经的行与止是肾气、天癸、冲任、气血协同作用的结果，在人体脏腑、经络的协同作用下使胞宫定期藏泄。女子发育到一定年龄，肾气旺盛，天癸至，任脉通，太冲脉盛，月经来潮。故《傅青主女科》载："经水出诸肾。"

霍氏认为，调经首重调肾。肾为先天之本、天癸之源、气血之根，肾气为元气、人身诸气之根，肾主藏精、主生殖。肾为冲任之本，冲任的通盛以肾气盛为前提，肾与冲、任、督脉相关且与胞宫相系，胞宫司月经，故肾之功能状况直接影响月经的产生与调节。肾气足则任通冲盛，月事以时下；肾气虚则任虚冲衰，经水断绝。此外，肾主生髓，而脑为髓海，现代医学证实，脑通过垂体性腺轴可直接参与月经的调节；肾为五脏阴阳之本，肾气调节机体代谢和生理活动是通过肾中阴阳来实现的,肾之阴阳平衡协调可维持机体生理,包括月经的正常。因此,肾通过多渠道、多层次、多位点对月经的产生和调节发挥着主导作用。

霍氏治疗用药谨遵"守其常度,调其过度,补其不足,泻其有余"之训。补肾常用中药分补肾阳、补肾阴两类。温补肾阳常用肉桂、山茱萸、淫羊藿、仙茅、仙灵脾、菟丝子、川续断、巴戟天等,滋补肾阴常用生地黄、熟地黄、白芍、玉竹、麦冬、女贞子、墨旱莲、肉苁蓉、麦冬、桑椹等,常用基础方剂为右归丸、六味地黄汤、二仙汤、二至丸等。

在调肾为主的基础上,基于脾肾先后天相互补养的关系,先天之肾气需要后天水谷精微的充养,女子以血为用,而肝主藏血、主疏泄等,霍氏遵《景岳全书》中"调经之要,贵在补脾胃以滋血之源,益肾气以安血之室"及《临证指南医案》中"今观先生案,奇经八脉固属扼要,其最重要调肝。因女子以肝为先天,阴性凝结,易于抑郁,郁则气滞血亦瘀"之旨,治疗中会适当配伍健脾疏肝之品。

(2)妇女以血为本、以血为用,健脾助运、益气生血为调经的常用治法:月经的产生源于先天肾气旺盛,肾精发育到一定程度会产生与生殖有关的重要物质——天癸。天癸源于先天肾气,受后天脾胃水谷精气之充养,且月经的主要成分是血,而营血由脾所化生。同时,气为血之帅,血为气之母,古人有"血之与气,异名而同类也"之说。血是月经产生的物质基础,气是血脉运行的动力,气血和调,则经候如常。故月经行止有常离不开脾气的健运、经血之源有赖于脾之生化。《景岳全书》云:"女人以血为主,血旺则经调……故调经之要,贵在补脾胃以资血之源,养肾气以安血之室,知斯二者,则尽善矣。"故霍氏调治月经病注重健脾助运,益气健脾生血是常用治法之一。

霍氏常用的健脾中药有党参、黄芪、白术、红参等,常用方剂为四君子汤、六君子汤、补中益气汤、归脾汤、十全大补汤、当归补血汤等。常用的补血药有当归、白芍、阿胶、熟地黄、鸡血藤、何首乌、龙眼肉等,常用方剂为四物汤、胶艾四物汤、归脾汤等。

(3)"血气宜行",调经当予以理气调肝:《景岳全书·血证》载,"人有阴阳,即为血气,阳主气,故气全则神旺;阴主血,故血盛则行强,人生所赖,唯斯而已。"《校注妇人良方·产宝方序论》有云"血气宜行,其神自清,月水如期,血凝成孕"。女性因经期出血、孕育胎儿、产时出血、产后哺乳等更易发生血虚,血虚则肝藏血不足,同时致肝体失养,由体阴不足不能制约肝之阳气而影响其"用阳",肝气偏旺,肝失条达,加之女性心思细腻易情志不畅,可致气结、气郁、气滞、气逆等,气滞者血行不畅可致血瘀。此外,如肝气横克脾土,致脾运失职,则气血生化乏源,可致经少或月经后期,甚或闭经,气滞还可引起经前乳房胀痛、两胁隐痛、心烦易怒、手脚心热、月经先后不定期等。因此,霍氏主张调经必理气调肝,肝气条达则气机调和,脾运正常,气血调和,月经方会按期行止。

妇女月经与先天肾气充盛产生的和生殖有关的精微物质天癸,脾胃对水谷精微的受纳、运化、吸收,以及肝脏的疏泄密切相关。霍氏治疗妇科疾病注重从肾、肝、脾三脏治疗,治疗用药"守其常度,调其过度,补其不足,泻其有余"。

霍氏常用的理气疏肝的中药有柴胡、郁金、香附、乌药、川楝子、青皮、枳壳、瓜蒌等,常用的理气方剂为逍遥散、丹栀逍遥散、金铃子散、越鞠汤、乌药散等。

此外,临床还需根据证型之寒热虚实以调配处方,如温经药常选配肉桂、桂枝、干姜、附子、小茴香、吴茱萸、炮姜、艾叶等,清热药常选配焦栀子、牡丹皮、黄芩、黄柏、金银花、连翘、败酱草、土茯苓、蒲公英等,兼有湿邪者常选配苍术、薏苡仁、佩兰、滑石、车前子、泽泻等利湿药。

附:霍氏妇科治疗常用方剂及验方举隅

(1)四物汤:为"妇科第一方"、妇科疾病常用基础方。原方出自《仙授理伤续断秘方》,后世取宋代《太平惠民和剂局方》卷九中的方剂用治妇人诸疾。四物汤由当归10g、川芎8g、白芍12g、熟地黄12g组成。功效为补血调血。主治冲任虚损所致的月经不调、脐腹疼痛、崩中漏下,妊娠胎动不安、血下不止,产后恶露不下,血瘕癥块、时作疼痛等。

(2)桃红四物汤:出自《医宗金鉴》,由四物汤加桃仁、红花组成。功效为养血、活血、祛瘀。主治月经提前、量多、色紫质黏或有血块,腹痛腹胀,月经后期、色暗夹块。临证当辨清虚实,活血化瘀之红花、桃仁的剂量当因人而异、适量即止。

(3)胶艾四物汤:出自《金匮要略》,由阿胶9g、艾叶9g、甘草6g、川芎6g、当归9g、芍药12g、干地黄12g组成。功效为补血止血、调经安胎。主治妇人冲任虚损,崩中漏下,月经过多,淋漓不止,或半产后下血不止,或妊娠下血,腹中疼痛。

(4)逍遥散:出自《太平惠民和剂局方》,由柴胡、当归、白芍、茯苓、白术、甘草、薄荷、生姜组成。功效为疏肝解郁、健脾养血。主治肝郁血虚脾弱之两胁作痛,头痛目眩,口燥咽干,神疲食少,或寒热往来,或月经不调,乳房作胀,舌淡,脉虚弦。还常用于肝脾不和证,如症见乏力纳少,心烦易怒。逍遥散是妇科临床广泛应用的一剂良方,临证化裁可用于治疗妇科多种疾病,如月经不调、月经期先后不定期、绝经前后诸症、郁证、肝郁血虚所致之不寐病、气滞痰凝之乳癖等。

(5)丹栀逍遥散:为逍遥散加丹皮、栀子而成。主治肝郁血虚,气郁化火生热之证,伴烦躁易怒、自汗盗汗、头痛目涩、口干口苦、月经不调、少腹作痛、小腹胀满、小便赤涩等。此方加生地黄或熟地黄,名为黑逍遥散,用于治疗肝郁血虚,症见经前腹痛、手脚心热、脉虚细弦。

(6)归脾汤:出自《济生方》,由白术、茯神、黄芪、龙眼肉、酸枣仁、人参、木香、甘草、当归、远志组成。功效为益气补血、健脾养心。主治心脾两虚,思虑过度,劳伤心脾,气血不足之证,如见心悸怔忡、健忘失眠、盗汗虚热、食少体倦、面色萎黄、舌淡、苔薄白、脉细缓或沉细;脾不统血证,症见便血、妇女崩漏、月经提前、量多色淡或淋漓不止、带下。

(7)金铃子散:出自《素问病机气宜保命集》,由川楝子、延胡索组成。功效为行气疏肝、活血止痛。主治肝郁有热所致的心腹胁肋诸痛、时发时止、口苦、舌红、苔黄、脉弦数,以胸腹胁肋疼痛、舌红、苔黄、脉弦数为辨治要点。金铃子散长于疏肝行气活血,常用于肝郁气滞所致的痛经、妇科炎症引起的少腹痛、胃脘痛、胆囊炎、胃十二指肠溃疡、慢性胃炎等妇科、内科疾病。

(8)大温经汤:出自《金匮要略》,由当归、川芎、白芍、党参、肉桂(恶寒用桂枝)、吴茱萸、炙甘草、牡丹皮、阿胶、半夏、麦冬组成。手足胀、少腹满痛、腰困者,加桃仁、红花、牛膝、生姜。主治胞宫虚寒所致的经来过多或过少、血色不正常。

(9)艾附暖宫丸:出自《仁斋直指》,由艾叶、香附、吴茱萸、大川芎、白芍、黄芪、续断、生地黄、官桂、当归组成。功效为暖宫温经、养血活血。主治妇女胞宫虚冷所致的带下清稀、面色萎黄、四肢疼痛、倦怠无力、饮食少,经脉不调所致的肚腹时痛,久不受孕。

(10)生化汤:一说最早出自明代钱氏《胎产秘书》,后人多认为其出自《傅青主女科·产后编》。生化汤由全当归25g、川芎9g、桃仁6g、干姜2g、甘草2g组成。功效为养血生血、温经祛瘀。主治血虚兼瘀所致的月经量少、经行腹痛、小腹凉、经血有块。

(11)吴茱萸汤:出自《证治准绳》,由当归、肉桂、吴茱萸、牡丹皮、半夏、麦冬、炙甘草、防风、藁本、细辛、干姜、茯苓、木香组成。手足胀者,加桃仁、红花、牛膝;腹胀者,加乌药、生姜。主治妇女胞宫受风寒,月经不能按时,经期推后,脐两旁痛,血色不正。

(12)加味乌药散:由乌药、延胡索、香附、玉片、木香、炙甘草、生姜组成。主治妇女经前少腹胀满。

(13)八珍汤:出自《薛氏医案》。由当归、川芎、白芍、熟地黄、人参、白术、茯苓、甘草组成。功效为补益气血。主治气血两虚所致的面色萎黄、头晕眼花、四肢倦怠、少气懒言、心悸怔忡、食欲不振、舌淡、苔薄白、脉细虚。小珍汤可用于身体虚弱、各种慢性病、妇女月经不调、胎产崩漏、疮疡久不收口等属气血两虚者。补气可加用黄芪,月经不调可加益母草、红花等(称八珍益母丸)。

(14)十全大补汤:出自《太平惠民和剂局方》,由八珍汤加黄芪、肉桂组成。功效为气血、阴阳双补。主治诸虚不足,五劳七伤,不欲饮食,久病虚损,时发潮热,夜梦遗精,脚膝无力;忧愁思虑,动伤血气,喘咳中满,脾肾气弱,五心烦闷,兼治之。

(15)人参养荣汤:出自《太平惠民和剂局方》,由十全大补汤去川芎,加五味子、远志、陈皮、生姜、大枣组成。功效为益气补血、养心安神。主治积劳虚损,呼吸少气,心虚惊悸,咽干唇燥等症。

(16)少腹逐瘀汤:出自《医林改错》,由小茴香、炮姜、延胡索、炒五灵脂、没药、川芎、当归、生蒲黄、官桂、赤芍、贝母、生姜组成。腰痛者,加牛膝。主治妇女赤白带下,经行少,腹痛,手足胀,久不受孕。月经期服用,月经止停服。

(17)失笑散:出自《太平惠民和剂局方》,由蒲黄、五灵脂组成。功效为活血祛瘀、散结止痛。主治瘀血停滞所致的心腹剧痛,或产后恶露不行,或月经不调,痛经,少腹痛。

(18)圣愈汤:出自《医宗金鉴》,由四物汤加人参、黄芪组成。功效为益气、补血、摄血。主治月经先期、量多、色淡,肢倦乏力,体倦神衰,崩漏,经期延长。

(19)四妙丸:选自《全国中药成药处方集》,由黄柏、薏苡仁、苍术、怀牛膝组成。功效为清热利湿。主治湿热下注所致的两足麻木、下肢萎弱、筋骨疼痛、足胫湿疹痒痛;还可用于妇科炎症性疾病,症见带下色黄、量多、阴痒,与补益气血药同用,疗效甚佳。

(20)桂枝茯苓丸:出自《金匮要略》,由桂枝、茯苓、牡丹皮、桃仁、芍药各等份组成。功效为活血化瘀、缓消癥瘕积块。主治妇人少腹宿有癥块,按之痛,腹挛急;或经闭,腹胀;或产后恶露不尽,腹痛拒按;或妊娠后漏下不止,血色紫黑晦暗。用该方加减还可治疗子宫肌瘤、卵巢囊肿。

(21)二至丸:出自《医方集解》,由女贞子、墨旱莲组成。功效为补肾养肝。主治肝肾阴虚所致的口苦咽干、头昏眼花、失眠多梦、腰膝酸软、下肢萎软、遗精、早年发白等;还可用于治疗绝经前后诸症,症见潮热汗出、心烦眠差、眼睛干涩、眩晕耳鸣、腰膝酸软、足跟痛,常与养血、凉血、疏肝的药物配合应用。

(22)完带汤:出自《傅青主女科》,由白术、山药、人参、白芍、车前子、苍术、甘草、陈皮、荆芥穗、柴胡组成。功效为补中健脾、化湿止带。主治脾虚肝郁、湿浊下注所致的带下色白或淡黄、清稀无臭、面色㿠白、倦怠便溏、舌淡、苔白、脉缓或濡弱。

特色优势

霍氏中医传承一百余年,历经六代人的坚守和积淀,形成了对脾胃病及妇科病诊治的系统认知。霍静堂认为,脾胃病为临床常见病、多发病,以虚寒胃病多见,治疗以健脾温中为主,兼健脾疏肝,肝脾同治,依据脏腑功能特点顺势而为,从益气健脾、温中止痛、消食化滞、理气和胃这4个方面来考虑,以理中汤、丁萸附子理中汤、三建中汤为基础方、常用方灵活化裁。既病早治、未病先防,脾胃强健、百病不生,霍氏对于脾胃病饮食宜忌的认识观,是对中医"未病先防,既病防变"思想的生动阐释。

霍氏对于妇科疾病的治疗,谨守中医整体观念、辨证施治之大法,气虚必补气,血虚须养血,寒则温之,热则寒之,郁则疏之,瘀则化之。其临证既重视正气虚的一面,又兼清热利湿、活血化瘀以祛邪。不一味地清热使过度寒凉,也不大量活血化瘀,更未一味地补益,即为"谨察阴阳以调之,以平为期"。

总结霍氏临床治疗经验、用药规律特点,具有较高的临床推广实用价值、长远的学术研究和传承价值。

典型病例

霍静堂临床验案

病例 1:卡某某,男,26 岁。

初诊:患者以阑尾炎 2 个月余就诊。1956 年 12 月 14 日,患者突发腹痛,2 天后于当地县医院诊断为阑尾炎,给予内科对症治疗(具体药物不详),效果不佳,建议转院行手术治疗。患者因经济条件差,未行转院,遂来寻求治疗。患者症状重,腹满疼痛,大便不通两三日,小便不利,剧烈呕吐,饮食入口即吐,伴有呃逆,面色苍白。舌苔滑而厚,脉小而迟。

【中医诊断】 腹痛(肝、脾、胃寒极三痛证)。

【西医诊断】 阑尾炎。

【治法】 方药予以丁萸六君子汤加柿蒂、干姜、附片、油桂、延胡索、杭芍、枳壳、玉片。

患者服药 1 剂后,当晚大便 2 次,诸症全减。

病例 2:刘某某,男,40 岁。

初诊:患者衣不着身且汗大出,以手扪之身上不觉润泽,反而如皮革之干涩,大小便不得行,腹痛不甚剧烈,平按之即痛,六脉洪数而大。

【中医诊断】 肠痛(血瘀热毒证)。

【西医诊断】 急腹症。

【治法】 方药予以丹皮汤合薏苡汤,即薏苡仁、瓜蒌仁、牡丹皮、桃仁、芒硝、大黄。

患者服药后行脓血便 4 次,便后饮食如常。再来服药,已痊愈。

病例 3:马某某,男,28 岁。

初诊:1956 年 12 月 18 日。患者突发腹痛,于当地卫生院治疗,诊断为阑尾炎。治疗四五日效果不满意,医生建议前往上级医院行手术治疗,患者因自身原因,拒绝手术治疗。遂于 1956 年 12 月 24 日来诊,观其面色微有红色,口干不渴,小便黄,大便两日一行、不燥。舌苔微黄而薄,脉细小而数。

【中医诊断】 腹痛(肝脾寒腹痛兼有外感表里不和)。

【西医诊断】 阑尾炎。

【治法】 方药予以当归四逆散加吴茱萸、生姜汤合小柴胡汤,配合针灸上脘、腹哀、气海、中冲,全部穴位均用泻法,每日 2 次。

二诊:1956 年 12 月 25 日。自述其他症状减退,仍感腹痛。脉沉小。予以香砂六君子汤加干姜、吴茱萸、油桂、枳壳、杭芍、延胡索、玉片、附片。

患者服药 2 剂后腹痛完全消失,1956 年 12 月 28 日即恢复工作。

第七章 其他技术

霍天锡临床验案

病例1：栗某某，女，46岁。

初诊：1986年3月。患者胃脘隐痛、困痛5年余，复发1个月余，伴体倦乏力、纳呆食少、形体消瘦、面色萎黄、大便不畅。舌淡，苔黄厚，脉沉小弱。患者自述因饮食不适、劳累诱发胃病，症状时轻时重，经常胃脘痛。X线钡剂检查提示胃下垂，曾多次服用中、西药物治疗，疗效欠佳。

【中医诊断】 胃脘痛(脾胃气虚，中气下陷证)。

【西医诊断】 胃下垂。

【治法】 治当益气健脾升阳，行气消食。用六君子汤合补中益气汤加减，即党参15g、白术8g、茯苓15g、陈皮6g、当归15g、黄芪15g、神曲8g、莱菔子15g、枳壳10g、连翘8g、草果6g、鸡内金6g、延胡索8g、甘草4g、干姜6g、木香10g。5剂，水煎服，每日1剂。

二诊：5剂后，患者症状缓解，胃痛好转，饮食有所增加，精神较前好转。

三诊：再进5剂后，病情进一步缓解。

四诊：以此法此方加减连续服用2个月余，患者的多年顽疾获愈。

时至随访时，患者已82岁，胃病未再复发，偶有不适稍作调理即好。

按语：本案属脾胃病之胃脘痛，病因饮食不适、劳累所伤，导致脾胃虚弱、运化失职。因脾胃病日久，脾胃虚弱，受纳运化功能减退，可见胃脘隐痛不适、饮食减少、腹胀。脾胃虚气机阻滞，故腹胀满不适；气虚日久不能升举，故发生胃下垂；脾(胃)虚受纳减少，气血生化乏源，则面色萎黄、形体消瘦；舌淡、苔黄厚，为脾虚夹实之象。经健脾温胃、升举阳气、消食和胃治疗后，诸症消失，病情获愈。

病例2：朱某某，男，51岁。

初诊：1991年6月15日。自述1周前因淋雨受凉后忽感冷热交替、咽痛，自服感冒药后感冒症状消失，5天前晨起见眼睑、面部、双下肢水肿，遂来院就诊。症见眼睑、面部水肿，双下肢肿至膝，疲倦乏力，四肢沉重，腹胀，纳呆食少，微恶心，小便少，大便不爽。舌淡，苔薄黄腻，脉小略数。体温正常。尿常规示尿蛋白(＋＋＋)，无红细胞、白细胞。肾功能检查示尿素氮略高。

【中医诊断】 水肿(风水泛溢，浸淫肌肤证)。

【西医诊断】 急性肾炎。

【治法】 治当疏风清热，宣肺利水。予以麻黄连翘赤小豆汤合五皮饮加减，即炙麻黄5g、连翘10g、赤小豆20g、生姜皮5g、大腹皮10g、陈皮6g、桑白皮8g、茯苓15g、猪苓8g、白术6g、桂枝6g、车前子(包煎)15g。5剂，水煎，每日1剂，每日3次，每次服250mL。

二诊：5剂后，水肿大减，依上方再进5剂，每日2次。嘱患者忌盐，用秋石替代。减少食盐的摄入可减轻肾脏负担、有利于水肿消退。

三诊:患者服用初诊方约半个月后,水肿消退,但夜尿增多,换用温阳化气利水法治疗,方以金匮肾气汤合五苓散加益智仁、乌药。

四诊:患者继续服用半月有余,水肿彻底消退,化验尿常规、肾功能均恢复正常。

霍涌波临床验案

病例1:唐某,女,14岁。

初诊:2020年5月。患者13岁初潮,周期尚准。3个月前于经期剧烈运动后,致月经淋漓不净持续至今,无法正常上学,请假在家休养,自觉头晕乏力,面色萎黄,腰痛、腹痛不显。西医诊断为功能失调性子宫出血,用雌孕激素周期治疗,用药2个月无效。现月经淋漓不净,时多时少,血色红,夹杂血块,无腹痛、乳房胀痛,伴头晕乏力、面色㿠白、唇甲色淡,饮食可,二便调。舌淡,苔薄黄,脉沉小。

【中医诊断】 崩漏(气血两虚夹瘀证)。

【西医诊断】 功能失调性子宫出血。

【治法】 治当益气养血,祛瘀止血调经。方用圣愈汤加减,即当归15g、白芍10g、熟地黄10g、煅牡蛎20g、地榆20g、姜炭6g、黄芪30g、阿胶5g、益母草12g、川续断10g。7剂,水煎,每日1剂,每次服250mL,每日2次。

二诊:6剂后,月经停止,续以归脾汤加味善后,中午服六味地黄丸。

患者连续治疗2个月余病愈。

病例2:任某某,女,30岁。

初诊:患者月经不至1年余。近一年多来,患者因家父患病、加之夫妻感情不和致情志不畅,经常生气,自觉心烦易怒,偶有潮热、手脚心热,乏力,睡眠不佳,饮食可,睡眠差,二便调。每次月经前都口服黄体酮。检查性激素六项,雌二醇处于正常值低限。妇科B超示双侧卵巢多囊样改变,左、右两侧卵巢卵泡均在12~15个。西医诊断为多囊卵巢综合征。曾予以西药性激素,施行人工周期治疗多次,停药即月经不行。

【中医诊断】 闭经(血虚肾虚夹郁证)。

【西医诊断】 多囊卵巢综合征。

【治法】 治当养血温经,疏肝解郁,补肾调经。方用四物汤加味,即当归15g、白芍12g、川芎8g、熟地黄12g、地骨皮10g、肉苁蓉15g、何首乌15g、吴茱萸5g、枸杞子10g、郁金10g、甘草5g。中午加逍遥丸8粒、乌鸡白凤丸1丸。

二诊:依上方加减治疗4个月余,月经开始来潮。复查妇科B超,见双侧卵泡在10个以下。

后续坚持治疗半年多,月经按期而至,B超检查双侧卵巢多囊样改变消失,病情获愈。

病例3:范某某,女,35岁。

初诊:2021年6月。患者小腹两侧疼痛3个月余。3个月前患者无明显原因出现小腹疼痛、胀满,伴带下增多,色黄,腰困乏力。曾在当地医院妇科门诊就诊。妇科检查示双侧附件区压痛(＋＋),妇科 B 超示双侧输卵管积水,建议手术治疗。因患者备孕二胎而不愿接受手术治疗,故寻求中医治疗。刻下见小腹两侧疼痛,伴小腹胀,腰困腰痛,面色晦暗,带下多,色黄,伴心烦易怒,乏力,睡眠可,二便调。舌淡,苔薄黄,脉沉小。

【中医诊断】 少腹痛(血虚夹湿热、夹瘀证)。

【西医诊断】 输卵管积水。

【治法】 治当养血温经,清热利湿。方药予以当归 15g,延胡索 8g,川楝子 6g,桂枝 10g,没药 8g,败酱草 15g,黄柏 6g,泽泻 10g,车前子(包煎)10g,茯苓 15g,陈皮 8g,白芍 10g,菟丝子 15g,狗脊 10g,炒槟榔 8g,甘草 5g。7 剂,水煎,每日 1 剂,每次服 250mL,每日 2 次。

连续服药近 20 天,腹痛、小腹胀、腰困腰痛、带下诸症消除。第二个月月经干净后复查妇科 B 超,输卵管积水消失。

按语:本案小腹两侧疼痛、小腹胀,中医诊断为少腹痛,病因有血虚失养、寒邪凝滞、湿热阻络、瘀血阻滞,导致脉络不通,不通则痛。发病既有血虚不养,又兼湿热夹瘀,湿、热、瘀交结,故小腹两侧疼痛、小腹胀。治疗时养血以充养胞宫,温经以温经通络,湿热宜清宜利,活血理气以促气血通畅,诸法合用,病情获愈。

病例 4:霍某某,男,74 岁。

初诊:2021 年 5 月 6 日。患者呕吐、腹胀近 1 年。2020 年 7 月 9 日,患者在某医院消化外科行胃癌全切手术,术后逐渐恢复流食、半流食,但不到 1 个月时间即出现进食后恶心、呕吐,呕吐物为胃内容物,嗳气频繁,开始食欲尚好,后逐渐出现饭后腹胀,平日饮食不规律,一段时间后食欲下降,大便干燥难解,3～5 天一次,神疲乏力,形体消瘦,面色晦暗,眼睑、双手、双脚、小腿水肿。舌淡暗,苔黄厚腻,脉沉细小。化验肝功能正常,低蛋白血症。口服胰酶片、乳果糖,疗效欠佳。

【中医诊断】 胃痞(脾胃气虚,兼食积气滞证)。

【西医诊断】 胃癌术后。

【治法】 治当益气健脾,温胃降逆,消食化滞。方用六君子汤合旋覆代赭汤化裁,即红参 10g、白术 8g、茯苓 15g、陈皮 7g、木香 10g、旋覆花(包煎)10g、代赭石 15g、神曲 10g、炒麦芽 10g、炒莱菔子 15g、厚朴 10g、生姜 5g、连翘 6g、玉竹 8g、延胡索 8g、甘草 3g。5 剂,水煎服,每日 1 剂。

二诊:恶心、呕吐好转,腹胀满缓解,仍纳呆,饭后胃脘饱胀不适,大便干结有所减轻。继服上方 7 剂。

三诊:患者自述胃脘饱胀感好转,饮食增加,恶心、呕吐减轻,大便基本正常,1～2 天一解,精神较前好转,面色略红润。舌苔黄厚腻,苔有所消退。前后服药近 2 个月,饮食每日 5 次,每次一小碗,饭量增加接近正常时水平,因手术损伤,摄取营养少,仍有低蛋白血症,四肢水肿。

四诊：患者因饮食过量，2021年8月中旬出现肠梗阻，在当地医院住院保守治疗半月余，病情缓解，但又出现食欲不振、乏力倦怠、行走困难、面色萎黄晦暗、体重下降、饭后腹胀满、大便干结难下，4或5天不大便。出院后继续来本院门诊中药治疗，予以益气健脾、和胃降逆、醒脾开胃法，用六君子汤加味。

五诊：2周后，饮食增加，恶心、呕吐消失，食欲好转，大便干缓解，嘱慎饮食。予以四诊方每天1剂，早、晚各1次，每次220mL，中午加服保和丸8粒，继续调理，以使脾胃功能恢复，提高生活质量。

按语：本例患者系胃癌术后，脾胃受纳、腐熟、运化能力下降，用六君子汤以益气健脾、行气化痰，扶助脾胃功能恢复。用神曲、炒麦芽、炒莱菔子消食化滞助脾胃运化，半夏、陈皮化痰温胃降逆，少佐玉竹养胃阴以滋润胃土，促使其气下行，也有防止行气药物伤阴之弊。综观全方，益气健脾、行气消食、醒脾开胃、降逆和胃诸法合用，用红参因其大补元气、补气健脾功效优于党参，嘱饮食规律、食易消化富含营养的食物，可避免增加胃肠负担。

病例5：郭某某，女，42岁。

初诊：2021年5月18日。大便脓血1年。患者自述一年前因家庭琐事与爱人争吵，情志不畅两天未进食，因饮食生冷，几日后出现大便脓血，每日2或3次，伴小腹疼痛、腹胀，饮食可，未曾引起重视，一两个月后大便脓血次数增加，每日5～7次，夜间大便1或2次。当地卫生院按照痔疮处理无效。2020年9月14日在延安市某医院行电子结肠镜检查示直肠、乙状结肠、降结肠、横结肠、升结肠、盲肠黏膜弥漫性充血水肿、糜烂，散在斑片状溃疡，诊断为溃疡性结肠炎，于2020年10月住院半月余，予以抗炎、调节肠道菌群、止血等治疗。住院期间症状有所缓解，出院后仍便脓血，伴腹痛，遂寻求中医治疗。刻下见大便脓血，每日3～5次，伴小腹胀痛、里急后重、倦怠乏力，饮食可。

【中医诊断】 痢疾（中焦虚寒，夹湿热壅滞证）。

【西医诊断】 溃疡性结肠炎。

【治法】 治当温中健脾，清利湿热，和胃化滞。方药予以四君子汤、当归建中汤合白头翁汤加减，即党参15g、白术10g、茯苓15g、白芍10g、白头翁10g、秦皮10g、神曲10g、炒麦芽10g、枳壳10g、当归15g、没药8g、高良姜7g、炒槟榔8g、甘草3g。7剂，每日1剂。

二诊：连续服用上方5个月余，大便脓血、腹痛基本消失。2021年12月10日在延安市某医院复查肠镜：①直肠远端黏膜散在斑点状充血糜烂，血管纹理欠清晰。②乙状结肠、降结肠、横结肠、升结肠、盲肠黏膜皱襞柔软光滑，肠袋及血管纹理清晰规则。③阑尾内口周围黏膜散在点状充血糜烂，近回肠末端10cm处黏膜未见异常。

继续以此方增减治疗半年获愈。

按语：该患者因情志不畅致气机不调，肝失疏泄，木郁克土，致脾胃气机壅滞，结于肠道，气滞血瘀,气郁化热,热伤肠络,致大便脓血、腹痛、腹胀,日久损伤脾胃,运化失职。治疗用四君子汤合当归建中汤,温中健脾以复脾胃运化腐熟之功能,以白头翁汤清热解毒、凉血止痢,清大肠湿热,以枳壳行气消食化滞。经坚持服用中药5个月余,肠镜检查显示横结肠、升结肠、降结肠黏膜充血糜烂大有好转,病情大部分减轻。该病例也说明,治疗溃疡性结肠炎在清热解毒、凉血的同时也需顾护、调养胃气。

第八章

针 灸

第一节　针　法

赵建茂赵氏十二神针群针术治疗疑难杂症

医家简介

赵建茂,男,1960年生,汉族。他撰写学术论文20余篇,获得发明专利1项、实用新型专利1项;曾被载入西安市未央区政协编撰的《未央村落》《未央宫乡志·人物》《汉宫九村寨》《古汉城人学步集》《各界导报》等。临床擅长针灸,以及对烧烫伤的治疗。

传承情况

赵氏创始人至第二代传承人因年代久远暂无从考证。第三代传承人,即赵建茂之先祖的伯父,为当时有一定影响力的"赵三先生"。第四代传承人赵耀亭(1872—1960),即赵建茂之先祖父,出身中医世家,曾为陕西省十大名中医之一。第五代传承人有张万福、张清洁、李世英、王子敬、李思聪、李庆庭。王子敬将手迹传于其子第六代传承人王平后,在20世纪八九十年代,王平又将赵耀亭手迹转交给赵建茂。赵建茂为赵氏中医第六代传承人。他于2000年毕业于陕西孙思邈国医药专修学院,2005年获得乡村医生执业证书,2018年获得中医医术确有专长医师资格证。后赵建茂将赵氏医术传授于第七代传承人赵忠政、赵易、张如等人。

临床经验

(1)传承发扬针灸技术:赵建茂在家传秘方及家传十二神针的基础上,经过数十年的临床实践,现已将赵氏十二神针术发展为赵氏十二神针群针术,赵氏十二神针群针术在取穴上不同于传统针灸循一两条主经选用相应穴位,而是根据中医理论,在家传针法的基础上,在多条经脉上配伍取穴。常用的赵氏十二神针群针术针法有头三针、臂三针、肩三针、手三针、腹三针、腿三针、耳三针、腕三针、踝三针、群针法、温针灸、梅花针、放血针法等;刺法有直刺、平刺、斜刺、围刺、点刺、提捏刺、透刺、留针刺、埋针等,辨证施治,灵活运用。赵氏十二神针群针术选穴配伍,刺法灵活多样,临床治病每获良效,尤其在烧烫伤、肿瘤、骨伤、先天基因遗传性疾病、罕见病等多种疑难重症的调理治疗方面具有一定的独特性。

(2)传承发扬家传秘方:赵建茂家传中药外用膏——组织再生膏1号、2号、3号,具有祛腐生肌的功效,可用于治疗烧烫伤,以及各种原因引进的皮肤溃烂、久不愈合等病,具有较好的效果。

特色优势

赵建茂是在辨证施治的基础上,运用家传赵氏十二神针群针术及组织再生膏1号、2号、3号方,治疗烧烫伤、肿瘤、骨伤、先天基因遗传性疾病、罕见病等多种疑难重症,针药结合,内外同治,收效良好。

典型病例

病例1:孙某,男,12岁。

初诊:2002年6月1日。患儿以吉兰-巴雷综合征合并双髋关节骨髓炎前来就诊。患儿身材矮小,体态如六七岁儿童,发焦枯,目光痴呆,痛苦面容,身体蜷缩,近3年已无法自主站立。双下肢呈"X"样交叉蜷缩,全身肌肉严重萎缩。经某医院X线片检查示胫骨平台严重"杯样变"。

【中医诊断】 痿证(肝血失养,筋缩骨挛证)。

【西医诊断】 吉兰-巴雷综合征,慢性双髋关节骨髓炎。

【治法】 治当活血化瘀,舒筋活络,强筋壮骨,健脾丰肌。予以赵氏十二神针群针术,结合外敷赵氏祖传组织再生膏。

经过3个多月的治疗,患儿双髋部位溃疡愈合。

病例2:陈某某,4岁半。

初诊:2008年7月22日。患儿因燃放鞭炮造成深Ⅱ度合并Ⅲ度鞭炮爆炸烧伤创面,在某医院烧伤科治疗后,创面严重感染。经人介绍前来就诊。刻下见创面深Ⅱ度合并Ⅲ度烧伤,部分创面局部出现皮革样变,打开敷料,内有脓血,患儿疼痛难忍,高热,纳呆,便秘。

【中医诊断】 烧伤(阴液亏损证)。

【西医诊断】 烧伤。

【治法】 治当清热解毒,祛腐生肌,养阴益气,平秘阴阳。①清热解毒,祛腐生肌。方药予以内服黄连解毒汤合银花甘草汤、犀角地黄汤等加减化裁。②每日施以赵氏十二神针群针术,坚持针灸至患者伤口愈合,针药互济。③外用组织再生膏1号方,涂敷患处,每日1次。④常规清除创面残留组织,每日换药1次。每次换药前,按照创口自然修复的具体情况,临证施针,相互为用。

患儿治疗1个月伤口感染控制后,经过1年时间的中药内服、外用及针灸治疗,伤口愈合。

病例3:万某,女,14岁。

初诊:2004年4月10日。患者身高较同龄人矮小,双眼前凸,角膜混浊,眼距超宽,鼻梁

宽短如沟,鼻头如斗型;嘴宽前凸,牙齿稀疏,目光呆滞,面色青紫,头发粗立,脖颈全无;严重
鸡胸,腹大如鼓,背后凸,腰前凹,臀严重后翘;双臂弯曲、抬举功能受限,无法自由伸缩弯曲、
内旋外转,手指严重弯曲,自主活动功能受限,僵硬;严重腕管综合征(据 X 线检查示腕骨先
天性缺失 4 块);髋关节双侧功能受限,双下肢弯曲畸形,双膝僵直、前凸、内收畸形;全身及
双下肢肌肉僵硬如石,全身肌肤冰凉且局部微循环有紫色花斑;双踝关节畸形,双脚短宽,严
重高足弓;纳呆,二便不利等。

【中医诊断】 五软,五迟(禀赋不足,后天失养证)。

【西医诊断】 黏多糖病Ⅳ型。

【治法】 治当活血化瘀,通经活络,消积散结,展筋壮骨。予以赵氏十二神针群针术,穴
位贴敷赵氏组织再生膏,火罐综合辅助治疗。先采用赵氏十二神针群针术治疗,后再行火罐
治疗,火罐治疗多采用走罐、闪罐法。

患者治疗 1 个月后症状改善,每年坚持门诊诊治。该患者现已 32 岁,生活自理并能从
事正常工作。

第二节　灸　法

赵伦玄极灸疗术

医家简介

赵伦,男,1978 年生,自幼受家族影响学医,从事临床内科、皮肤科、中医科、养生自然疗
法等 20 余年。他先后在榆林市卫生学校、榆林市第一医院、西安交通大学第二附属医院进
修学习;自办广慈诊所、广慈盲人按摩院、广慈口腔等;是子午道医发起人,秉持"以医入道,
以医弘道"的理念;也是御用玄极灸疗术传承人、"草坊堂""玄极灸""云鹤堂"品牌创始人。
赵伦现常居终南山秦岭野生动物园旁的草坊堂医道养生山庄和太乙长安道医养中心。

传承情况

玄极灸疗术的创始人是皇太极年间的一位御医,该御医因触犯朝廷戒律出逃皇宫,为逃
避官兵追捕隐姓埋名于河南乡下,临终传家人元极功法和玄极灸疗术,并嘱咐家人该法可作
为家族内的健康延年之法,不宜轻易传授他人。后该法一直在家族内传承多年,不外传,亦

不对外使用。直至 20 世纪,李善林外祖父(张某)得其家传,传承使用,后将其术传承给李善林,李善林又将玄极灸疗术传授于赵伦。具体传承代数不详。

临床经验

玄极灸疗术将医、道结合,能驱寒邪、补元阳、通经络、调正气。该疗法提出"十体九寒,百病肾虚,千疾灸愈,万法归一,回阳逆转,调和阴阳,调动元阳,五行和合,病可离身"的理论,主要用于疑难杂症的调理和保健养生。保健养生和疾病初期,一般连续治疗 3 或 4 天。以后每月 1～4 次或依季节选灸;常见病一般调理 4～14 天;疑难杂病一般调养 14～28 天为1 个疗程,同时进行健康教育,指导患者养成良好的生活习惯,内外兼调。根据患者体质不同,灸疗时间为每天 2～8 小时不等。具体调理操作流程如下。

(1)灸下腹部及两胁、膝上。

(2)手法推按语为开窍展脉,砭开地筋。

(3)灸颈、胸、背、胁、臀、腘窝。

(4)1 小时后,天门螺旋,舒颈引阳。(关节炎加灸)

(5)手法推按语为内外反推,切中两分,点臀开背,顺周调经,收腹舒颈,顺筋醒中。

(6)灸下腹部及两胁。

(7)侧卧 5 分钟后起床。

灸疗由医者操作,配合饮用药茶。该药茶由杭白菊、仙甘藤、鸡骨草、七叶胆、罗汉果花、茉莉花、白鹤灵芝草、相思藤叶等中草药与绿茶熬制,并加适量古方糖而成,具有疏肝利胆、活血化瘀、清热解毒的功效。推按时用艾草精油或姜油。艾灰可泡脚及外用。

调理期间患者应注意:①舌抵上颚,少言静养,多饮茶水;②调理期间不要露肩,不要随意触碰皮肤;③调理期间禁食生冷及节制房事;④调理中及调理后 2 小时不洗手,12 小时内不洗澡;⑤调理期间停用不重要的药物及各种调理方法。

特色优势

玄极灸疗术不同于传统中医疗法,该疗法将医、道结合,在道家理论的指导下整体调理人体阴阳,手法推按时内外反推,同时重视道家修炼的"下丹田",是对道家理论的发展,同时玄极灸疗术也是对我国传统医学诊疗技术的一种传承,体现了古人的一些养生知识和重视"天人合一"的整体观念,是对中医学的延续和发展。此外,玄极灸疗术还适用于各种慢性虚寒性疾病,每次只需短时间的门诊治疗,便可取得确切疗效。

梁健延长薛氏疤痕灸法

医家简介

梁健,男,1975 年生,汉族,陕西延安人。他幼承家学,跟随祖母薛兰瑛、父亲梁鸿斌、母亲狄道荣学习中医知识,现为延长薛氏疤痕灸法第四代传承人。梁健本科毕业于陕西中医药大学中医学专业,擅长运用疤痕灸治疗各种疾病。

传承情况

延长薛氏疤痕灸法来源久远,是陕西省延安市延长县岔口村薛家世代相传的灸法,以治疗各类风证为主。薛兰瑛,出生于 1910 年,疤痕灸法由其母(具体不详)传授。她善用疤痕灸,主要治疗幼儿风证、高热惊厥、产后风证等,在宜川、延长一带颇有名气。梁鸿斌、狄道荣都受到薛兰瑛的口传心授,潜心学习疤痕灸和针灸技术,后狄道荣将疤痕灸传授于梁健。

临床经验

疤痕灸是中医艾灸疗法中的一种。延长薛氏疤痕灸法在艾灸时使用艾绒麝香灸,用手将其捻成米粒或麦粒大小,按穴位摆成五角形、三角形、"十"字形,在相应穴位上直接艾灸,直至灸出疤痕,一般至少灸 3 次。

1.制作过程

制作艾绒麝香灸,需用陈艾绒,以 3 年以上为佳。陈艾绒是初夏采摘的艾叶,经过加工晾晒后陈放而成,将陈艾绒与麝香混合后密封,存放待用。

2.使用方法

取少量艾绒麝香灸,用手将其捻成米粒或麦粒大小,在取穴皮肤上直接施灸,直至灸出疤痕,一般灸 3 次,视病情轻重缓急再酌情加次数。灸法部位多以五角形、三角形、"十"字形为主。五角形灸是以百会穴(或大椎穴)为中心,分别在 5 个角上各取穴艾灸的方法。三角形灸是在华盖穴左右和璇玑穴 3 个穴位处取穴,形状是三角形;亦可灸神阙穴,在其周围选取 3 个穴位。"十"字形是灸足三里穴,再配其他 4 个穴位围成"十"字状。选定穴位后先灸阳经,后灸阴经,要重视手腕骨前后、脚腕骨前后上下及肘窝、膝盖和腘窝经络的穴位。

3.适应证

(1)久咳、百日咳:三角形灸主要治肺,在华盖穴左右和璇玑穴艾灸。

(2)腘窝僵硬、抽风及保健:灸足三里穴,再配其他 4 个穴位围成"十"字形。

第八章

针 灸

(3)产后风证：五角形灸法。

(4)特殊治法：①幼儿鼻塞出气无力,灸迎香,头顶百会采用五角形灸。②产后胞衣不下,以灸肩井穴为主,可配合针刺。③中风可先灸后脑勺左右,再灸肩井,后灸痛点,依经取穴。大便不通再配足三里,麻木疼痛可行针刺。

4.注意事项

(1)若灸后疤痕有水或发疮不足,可用春天折取的新鲜杨树枝或柳树枝,用清水清洗后,再用清水煎煮,留取煎煮液,用其擦洗灸疤,帮助发疮散邪。

(2)灸后的疤痕一般不需处理,保暖即可。

(3)颜面部、手足部非大病不灸。

(4)女婴不可灸肚脐直下,应灸肚脐左右。

特色优势

延长薛氏疤痕灸法已传承200余年,按照循经取穴原则,将艾绒麝香灸手捻成米粒大或麦粒大小,在取穴皮肤上直接灸,直至灸出疤痕,一般至少灸3次,视病情轻重缓急再酌情加次数。

第三节　推拿点穴

马建民马氏点穴疗法

医家简介

马建民,男,1954年生,陕西西安人。他幼承家学,跟随父亲马秀棠学习中医知识,现为马氏一门第二代传承人。1991年至1994年,马建民协助其父亲整理出版了《中国医用点穴学》《太极八法与点穴》(陕西科学技术出版社,1994年),在日本录制了《马氏气功点穴疗法》日语版教学录像带;1993年至2000年,马建民在马秀堂中医诊所从事点穴临床治疗工作,得父亲口传心授,承其点穴秘籍真传;2004年,马建民编写了《马氏点穴疗法——小儿脑瘫的治疗》一书,并在日本出版发行;2017年,马建民以"马氏点穴疗法"顺利申报了西安市非物质文化遗产项目;同年12月,马建民成为西安市非物质文化遗产项目"马氏点穴疗法"代表性传承人。

传承情况

马氏点穴疗法的创始人马秀棠,师承西北金针名家李少亭,尽得其师金针绝技,先后在西安南院门民益联合诊所、西安市红十字会医院任针灸医师。马秀棠在针灸临床治疗中遇到的很多患者,其疾病多是针灸适应证,但却由于体质虚弱或畏惧针刺等原因得不到良好的治疗,故而他萌发了"以指代针"的想法,仿照针刺的左右捻转,用手指在穴位上左右平揉;仿照针刺的提插,用手指在穴位上下压放;仿照艾灸生热祛风寒的作用,用中指在穴位上点打、上下提打。通过反复揣摩,不断实践,马秀棠发挥自己太极功夫与针灸医术兼得之长,由此创制出点穴疗法,并于1959年出版了《点穴疗法》的专著。

第二代传承人马建民在其父亲的教诲下,努力学习针灸,尤其是其点穴疗法深得家学真传。马建民协助父亲编写出版了《点穴疗法》《中国医用点穴学》等,并致力于推广马氏点穴疗法。

临床经验

马氏点穴疗法是以中医理论为依据,运用八纲辨证,配穴组方,以医生双手的中指,在患者体表选定穴位上运用点穴的手法,既可调节阴阳失衡,又可调节营卫气血之不足;既能祛邪,又可扶正,能升阳,可降逆、镇静安神、活血散瘀止痛。马氏点穴疗法的适应证较为广泛,如感冒、咳嗽、呕吐、便秘、慢性腹泻、遗精、阳痿、失眠、脱肛、疝气、小儿发热、泄泻、消化不良、惊风、抽动症、小儿脑瘫、妇女月经不调、痛经、带下、经闭、耳鸣、牙痛、口眼㖞斜、半身不遂及心悸怔忡等。

马氏点穴疗法的基本手法有5种,即平揉法、压放法、皮肤点打法、五行联用法、经络循按法。结合临证疾病的不同特点,还有其他局部性、辅助性手法18种,即头部推运法、头部压穴法、背部循压法、腹部震颤法、四肢摇运法、切摇法、舒筋法、散瘀法、止咳法、抑制咽喉疼痛法、润肠法、压颈动脉弹人迎法、抚背法、背部循推法、井穴推切法、压脊法、腰椎间盘脱出牵引法、切穴法。另外,还有五官保健法、颈背与肩臂保健法、其他保健法、自我保健点穴法等20余种。以上点穴手法实际上是通过经络在选定的穴位上,应用马氏点穴疗法的不同手法,调节五脏精气的气化功能,改变机体的不平衡现象,达到人体功能的平衡,提高人体抵抗力和免疫功能,从而恢复健康。此处将马氏点穴疗法的部分基本手法的具体操作简单介绍如下。

1.平揉法

平揉法,即平而揉之之法。操作时,手指不可偏斜,保持中立水平。所谓揉,即按与摩的相互结合。按是重手按住肌肉不动,为静,属阴;摩是轻手不停摩着皮肤,为动,属阳。而揉是按与摩结合的发挥,具有调节阴阳的作用。平揉法在调节阴阳的基础上,可起到补虚泻实、调畅气机、消积除满、推陈致新等作用,该法为点穴的主要手法。平揉法在临床上常用,其手法的轻重标准根据人体解剖结构的层次而定,相对地分为达于皮肤、血脉、肌肉、筋骨。快慢标准根据正常脉搏每分钟70～80次(即一呼一吸四五至)的频率揉转,为不快不慢的手法。揉转慢于此(即一呼一吸三至),为慢手法。揉转快于此(一呼一吸六至),为快手法。揉圈的大小则根据人体部位、穴位的解剖结构以及病情的兴奋与抑制状态,相应地确定。总之,不论是轻重、快慢,还是揉圈大小,都必须结合病势的轻重缓急、患者体质的强弱胖瘦以及男女老少等的不同情况灵活掌握。

2.压放法

压放法的压,属于"静"。放,是将压向上释放,此过程属于动。压与放的结合,也就是动与静的结合。所谓压、放结合,不是压住不放,也不是放松不压,而是压与放的反复,也就是动和静的周而复始。压是压迫穴位组织,使其收缩、抑制,趋向于收敛之性。放是将压劲放松,使穴位组织扩张、兴奋,趋向于发散之性。压的收敛与放的发散统一起来,实际上就形成了平衡与抑制的作用。根据"营行脉中,卫行脉外"的理论,下压结合着"营"的收缩,达于营分;上放结合着"卫"的伸张,达于卫分。持续的"压""放"结合,就能达到调节营卫气血的功能。因而,压放法有止痛、止逆、止吐、止泻、止汗、发汗、止血、活血等促进生理功能恢复的作用。

3.皮肤点打法

皮肤点打法的关键点在于,不论是手法轻或重,都是作用于皮肤的表层。它们的目的都是使穴位所在表层的毛细血管局部充血扩张,其扩张程度与手法轻重密切相关。通过皮肤点打法的操作后,穴位周围会产生微红、微热的现象,即毛细血管扩张的表现,随后,微红、微热的现象消失,这就是毛细血管扩张后相对收缩的表现。这种扩张和收缩过程,能够促进血液循环、气血顺畅。

特色优势

马氏点穴疗法是依据中医针灸理论,在临床治疗中仿照了针灸的捻转提插手法,遵循"从卫取气为之泻,从营置气为之补"的理论,形成了点穴的主要手法,即平揉法和压放法,起到祛邪补正、调节人体阴阳与营卫气血的伸张和收缩的作用,巧妙地将针法的"迎而夺之为之泻,随而济之为之补"的治疗原则传承、运用于点穴手法之中,更为独特的是依据十二经络之井、荥、输、经、合五输穴的生理特点和治疗作用,创立了马氏点穴疗法的五行联用法,由此论证了"阳井金""阴井木"的理论。马氏点穴疗法的临床操作方便安全,行之有效。

王健王氏推拿疗法治疗腰椎病

医家简介

王健,男,1963年生,陕西西安人。他幼承家学,跟随其父亲王泽普、母亲赵秀梅学习中医知识,现为王氏一门第三代传承人。王建结合父辈理论继续深挖家族推拿手法技艺,通读中、西医专科书籍,深入研究医学推拿著述,并结合临床经验,逐渐形成了家学渊源深厚、临床经验丰富、基础理论精专、手法技巧多样的风格,同时进一步整理、明确了家族独特的呼吸按动技艺理论。经临床30余年实践后,他总结出了一套针对常见骨骼病痛行之有效的推拿治疗理论。王建在临证治疗时多采取中医内外合治,对于骨伤病的治疗,尤其是腰椎与颈椎骨关节疼痛、横出、复位等的治疗经验丰富。王健在骨伤病的治疗方面,不断践行并完善家传技艺——王氏推拿疗法。

传承情况

王氏推拿疗法形成于20世纪40年代。因战争时期药材、器械经常短缺,创始人王泽普结合拳术的气理(练拳的运气之法)和呼吸(练拳讲究呼吸方法,即上气向下有压感,下气向上有上提感)的特点,练习推拿方法,常将其应用于治疗伤科疾病,疗效显著,得到了认可。经过对临床经验的积累和专业知识的不断学习,王泽普初步形成了一套行之有效的推拿疗法。

第二代传承人赵秀梅于1961年跟随王泽普学习医学知识,后于西安市莲湖区红庙坡北关医院从事医疗工作。在从医40余年的临床实践中,她应用家传推拿手法诊疗疾病,将推拿疗法与外用药物相结合,确立了家传推拿疗法的基本框架理论,规范了操作手法。

第三代传承人王健,自幼跟随王泽普、赵秀梅学习医术,并深入研习医学推拿著作。随着经验的积累,他逐步整理出家族独特的呼吸按动技艺理论,不断优化、改良家族外用药配方,总结形成了一套治疗多种常见骨骼病痛的推拿理论体系。

第四代传承人王熙,为王健之子,自小在祖母赵秀梅身边长大,耳濡目染,对中医有着浓厚的兴趣。他跟随赵秀荣出诊十余载,现主要负责临床跟诊、整理资料并传承家族技艺。

临床经验

王氏推拿疗法主要体现在呼吸按动技艺及中药外用辅助两方面,其适应证主要以腰椎与颈椎骨关节疼痛、腰椎复位为主。

1. 呼吸按动技艺

患者在自然呼吸状态下,呼气时胸腹下沉,内压降低,肌肉、筋膜松弛,骨关节闭合,此时多采用点、按、压、揉等入里下压的手法,劲力易于深透;吸气时,则随胸腹上升、内压升高之势松缓下压手法的力度,内外相随,不顶不抗。同时,呼吸按动过程中重节律、轻力度是一项重要的原则,要求医者手法宜舒缓柔和,避免患者因疼痛产生紧张、抵抗和屏气的表现而影响治疗。

2. 中药外用辅助

王氏推拿疗法所治疗的病痛多属于中医"痹病"范畴,是由于风、寒、湿邪痹阻经络,血行不畅,不通则痛,故治疗以散寒除湿、活血通络为主。外用药物为王氏推拿家传秘方,该方由红花(30g)、伸筋草(30g)、透骨草(20g)、千年健(20g)、防风(20g)、草乌(20g)、川乌(20g)、独活(20g)、羌活(20g)、瞿麦(20g)、刘寄奴(20g)、赤芍(20g)、威灵仙(20g)、白附子(20g)、当归(20g)、川芎(20g)、丹参(20g)、秦艽(20g)、天南星(20g)、制延胡索(20g)、金毛狗脊(20g)、海风藤(30g)、青风藤(20g)、乳香(20g)、没药(20g)等 37 味药组成。加入 2000mL 水,进行混合熬制,直至成膏约 1000mL 后分成 25 等份,使用前对药物进行适度加热后敷于患处。

特色优势

王氏推拿疗法配合患者的呼吸顺势而行,使治疗手法更加精准,配合外用膏剂,内外兼治腰椎病等。

第九章

中药特色

第一节 中药炮制法

王跃无烟艾灸疗法及制作工艺

医 家 简 介

王跃,男,汉族,1957年生,为中国民族医药学会艾灸分会理事、中国民间中医药研究开发协会会员、陕西省民间医药学会理事、中医药文化传承工程传承人、西安"香灸阁"中医传承工作室创始人。

传 承 情 况

王跃于1981年参加西安市科学技术协会举办的首届中医基础理论学习班,自此开始了中医学习之路;1999年始,先后师承于冯秋菊和郭宝玉,主要学习针法与灸法;2005年起主攻灸法至今,秉承"针之不及,药之不到,必须灸之"的治疗理念,在多年临床实践基础上,改良形成了现有的无烟艾灸特色制作工艺及疗法,后以此技术申报国家发明创造专利1项、实用新型专利2项、注册"香灸阁"商标1项。通过临床实践与钻研,王跃采用90%的艾叶作为主原料,研制出无烟艾灸疗法,改革和创新了传统艾灸疗法有烟、易灼伤、操作不便的缺点,扩大了无烟艾灸的临床应用范围。

临 床 经 验

传统灸法沿用的是艾炷(条)以及艾叶燃烧灸疗的方法,具有一定的临床疗效,但也有一些不足之处:其一,艾叶在燃烧时产生的大量烟雾不仅污染环境,而且容易使医生和患者发生咳呛;其二,由于施灸时热源在人体表面,使70%～80%的热量散发到空气当中,因此大大影响了其疗效。王跃研制的无烟艾灸疗法优势突出,具体介绍如下。

1.无烟艾灸技术的要点

下面以无烟艾灸香为例说明。

无烟艾灸香的组成:按照质量百分比,分别称取83.2%～85.8%的艾叶、2.8%～4.0%的甘松、1.8%～2.0%的白芷、1.8%～2.0%的细辛、1.8%～2.0%的羌活、1.8%～2.0%的广木香、1.8%～2.0%的小茴香、1.8%～2.0%的丁香、0.6%～0.8%的海藻酸钠。

无烟艾灸香的制作如下。

第九章 中药特色

(1)将称取的艾叶放置于坩埚内进行碳化处理,米醋与艾叶按照15:100的质量配比,将米醋喷洒在艾叶上,然后在加热的状态下翻炒艾叶30～40分钟,到艾叶开始变黑时立即在坩埚中喷洒少量水,使艾叶迅速降温,最后出埚、放凉,粉碎艾叶至100～124μm,制得炭化艾叶颗粒。

(2)将称取的甘松、白芷、细辛、羌活、广木香、小茴香、丁香充分混合,然后加热翻炒片刻,直至不再产生水汽后粉碎至74～124μm,放凉,制得混合药粉,将称取的海藻酸钠用温水浸泡稀释至50g/L,制得海藻酸钠溶液。

(3)将步骤(1)和(2)制得的炭化艾叶颗粒与海藻酸钠溶液混合、搅拌,夯实成型,阴干,制成16mm×100mm大小的无烟艾灸香,一般可燃烧50～60分钟。

无烟艾灸香的功效:借灸火的温和热以及药物的作用,通过经络传导,起到温经通络、行气活血、祛湿散寒、消散瘀结等的作用,是一种可达到治病目的的外治方法。

2.无烟艾灸技术的特点

首先,无烟艾灸技术将艾叶中的有害物质基本排出,解决了艾叶在燃烧时产生烟雾的问题;其次,在按摩床下安装一个铁灸盒,患者平卧或俯卧在按摩床上进行施灸,热源在人体下面,确保治疗安全的同时,利用热量趋上的特点作用于人体;临床上在多个穴位施灸时,既保证了施术的安全,又减轻了医师的劳动强度,同时也大大提高了灸疗效果,减少了对环境的污染。

特色优势

与传统艾灸相比,无烟艾灸施灸时温度更高,热量渗透性更强,无烟,无毒副作用,无痛苦,操作简单,更加适合于推广到家庭和医院,方便个人日常理疗和医院资源的合理利用。无烟艾灸疗法是中医药技术领域中的一项创新,符合大健康产业的发展需求,值得推广。

第二节　膏丹炼制法

马绪斌马明仁膏药制作技艺

医家简介

马绪斌,男,汉族,1974年生,陕西眉县人,国家级非物质文化遗产传统医药类代表性项目"马明仁膏药制作技艺"第六代传承人。他于1993年至1997年就读于西安医科大学(现为西安交通大学医学部)医学系,后参加工作;2001年5月辞去陕西省康复中心疼痛科工作后,依托祖传马明仁膏药制作技艺创办公司,专门从事马明仁膏药及系列产品的研究、保护和传承。马绪斌现任西安明仁药业有限公司总经理、陕西省中药协会会员。

2018 年 5 月,马绪斌被国家文化和旅游部认定为国家级非物质文化遗产代表性传承人;2020 年 10 月,被中共西安市委人才办评定为国家级领军人才。

马绪斌重新整理并完善了家族的《太乙马氏膏丹要记》,并作为副主编编写出版了《临床中医适宜技术》(中国中医药出版社,2020 年)。

传承情况

马明仁膏药原名"马氏膏药",由马六懿先生于 1860 年前后创制,当时便有相关病例记载。后经家族相传,历经六代,迄今为止已有 160 余年的历史。

第二代传承人马金福,因战乱携家族成员迁至陕西西安,最终定居于宝鸡眉县太白山脚下,并以家族制膏技艺与配方为基础,开设药铺,悬壶济世。

第三代传承人马明仁,自幼随父研习医道,游学名家,广集本草,后加入太白山当地特色草药数味于祖方,并逐渐总结提炼出成熟的"雪浸丹熔法",使马氏膏药的功效倍增。马明仁一生行医,曾于 1936 年为爱国将领杨虎城治疗腰疾,在杨虎城将军的建议下,遂将"马氏膏药"更名为"马明仁膏药",并传承至今。于右任先生于 1939 年重题"仁心孝世"匾额赠予马明仁。抗日战争时期,马明仁历经多载,撰写了《太乙马氏膏丹要记》,作为其行医手札并传于后世。

第四代传承人马树印、第五代传承人马新荣在继承先辈的基础上不断积累,行医救人,坚守并无断代地传承着家族的制膏技艺。

第六代传承人马绪斌,依托祖传马明仁膏药的家族传承与发展基础,继承和梳理了家族的传统手艺,以在全国开创直营店的新发展模式复原了家族"马明仁膏药铺"的原有经营载体,致力于传承和光大马氏家族的古法制膏技艺。"马明仁膏药制作技艺"先后获得西安市碑林区、西安市及陕西省非物质文化遗产代表性项目称号,并于 2014 年成功入选第四批国家级非物质文化遗产代表名录。

临床经验

马明仁膏药是先用"雪浸法"炮制马钱子、铁牛七、金牛七等药材,后浸泡在一定比例的香油中,时间以"春五夏三、秋七冬十"为准;再将浸泡好的药材和香油置入铁锅内,用文火炼制,"三上三下,提炼精华",去渣得药油;后将药油再次熬炼,不断用"五枝"顺时搅拌,使药油在高温条件下氧化聚合,达到"滴水成珠"的状态;继而采用"火上下丹法",均匀撒入黄丹,待"白烟冒尽,青烟初起"时立即离火,再次进行"滴水成珠"的试验,膏成后熔丹入膏,后倒入盛满井水的陶盆中;3～5 日后将祛火毒后的药膏装入陶罐密封,埋入地下或窖藏以祛其燥邪,

7～10日后择时启封;取出药膏,水浴融化,加入细药,摊膏晾置即可。其效果已经历百年验证。

特色优势

马明仁膏药及其制作技艺集中体现了中医学所倡导的"内病外治,外病外治,辨证施治"的理论精髓,其"简、便、廉、验"的特点最为大众所熟悉和信赖。它的价值可概括为以下三点。

第一,马明仁膏药制作技艺的制作器具虽简便易得,但技艺工序繁杂,其独创的"雪浸丹熔法"在传统膏药制作技艺中别具一格,自成一派,既涵盖隋唐以来膏药制作技艺的完整性,又在西北地区及中原大地兼收创新,独具代表性,该技艺充实和丰富了中华医药中膏药制作技艺的内涵与精髓。

第二,马明仁膏药所选药材讲究,主选秦岭太白山高寒地带具有地域特色的太白七药,并遵循太白草医理论中的"四梁八柱"配伍原则进行组方,辨证施治,同时其独特制作工艺又发挥出祛毒留效、升华药力等作用,使药材与技艺相得益彰,互为表里,融为一体。

第三,马明仁膏药以治疗颈、肩、腰、腿痛等顽疾为主,内病外治,价格适中,且使用方便,集中体现了中华医药所追求的"简、便、廉、验"的特点。另外,马氏家族百年来始终信奉"医者之心,唯民唯命;脱人桎梏,安己良心"的行医理念和家训,以"仁心孝世"为圭臬,这不单是对中华文化核心价值观的传承,而且对于中华文化的发扬也有着重要的意义。

韩世荣红升丹炼制方法

医家简介

韩世荣,男,1952年生,二级主任医师,陕西省名中医,陕西省名老中医药专家传承工作指导老师,国家重点专科学术带头人。他于1971年从医,1979年毕业于陕西中医学院,曾任陕西省中医医院皮肤性病科主任,在中医皮肤科工作40余年。韩世荣精于炼丹术,擅长治疗硬皮病、银屑病、紫癜、神经性皮炎等皮肤疑难顽症及性传播疾病。

传承情况

泾阳外科医生王海天,精于丹药炼制技术。成振江师承于王海天,继承了王海天治疗外科疾病的宝贵经验,尤其是丹药的炼制技术,创新了"一火炼二丹"(借一火候同时炼成红升丹、白降丹)的炼制方法。成振江在陕西中医学院深造后被分配至陕西省中医药研究所,后将其炼丹技术传授于董永丰,董永丰又将其炼制技术传授给学生韩世荣,韩世荣又将这一技术传授给学生马科党等门人，并通过各种学术会议广泛交流，让更多的人对该技术有所了解。

临床经验

红升丹是外科医生用于治疗疮疡、皮肤糜烂、溃疡、瘘管、窦道等疾病的必备药。红升丹由水银、火硝、白矾、朱砂、雄黄炼制而成，其味辛，性热、燥，有大毒。红升丹具有拔毒提脓、祛腐生肌、燥湿杀虫的功效。炼制过程中所需器具有炼丹炉灶、铁锅、瓷碗、火钳、研钵、软刷子、硬刷子、衡器、铁丝、石棉手套、上等木炭、棉纸、剪刀、糨糊、生石膏粉、熟石膏粉、生姜、黄土、食盐等。制作步骤：①取火硝、白矾，研细后加水银至不见水银星；②加朱砂、雄黄研细；③用鲜生姜擦拭锅底、碗底；④将药倒入锅底，盖上瓷碗；⑤将刷上糨糊的棉纸严封锅碗接口约4或5层，再以盐调黄土成糊状封口至离碗底下2cm；⑥炼丹，控火升丹，小火1小时坐胎，中火1小时熔化，大火1小时升丹，祛火待冷2小时后去杂物看丹。

该炼制技术的核心步骤：一是封口，以防丹药走散，封口要严实、牢固，这是成功的关键。二是火候，火候由小到大要持续3小时，如前期火力过大，水银走性飞散，则炼不出丹药；后期若火力不足，则丹药无法升华。

其退毒方法如下。

（1）将丹药用绸布包好，密封，煮4小时后取出晒干，瓷瓶密封备用。

（2）用油纸包好，在湿地上放置一昼夜，取出晒干，瓷瓶密封备用。如需急用，用以上方法退毒；如果不急用，可以密封，久存为良。

丹药不能直接使用，需要配成不同比例，常用的有九一丹、八二丹、七三丹、五五丹等。在临床使用中，轻微疼痛是正常反应。患者感到疼痛剧烈是因为药量过大或者比例过大，五官七窍附近使用要特别谨慎，另外需严防过敏。

特色优势

红升丹的炼制方法已传承数千年，自古以来，秘而不传，即使有传者，师徒相受，父子相传，书上不载，市面上更无公开传艺者。在炼制时使用专用的配套设备、上乘质量的药物，以青杠木炭为燃料。研药时先将火硝和白矾研细，再入水银研细后加入朱砂、雄黄，置药于锅底，盖碗，将刷上糨糊的棉纸及盐调黄土成糊状后封口，确保密封良好，以防丹药走散。炼丹时严格掌握火候，在空地现场操作，便于研磨、投药、封口、燃火。红升丹对各种皮肤病所致的皮肤溃烂、疮疡、瘘管的治疗效果显著。红升丹的炼制方法为宝贵的中医药传统技艺，现濒临失传，保存收录其制备方法，为患者解除疾病困扰、重获健康，对人民健康事业的发展具有重要的意义。

董崇孝泾阳华元骨伤膏药制作方法

医家简介

　　董崇孝,男,汉族,1947 年生,中医骨伤医师。20 世纪 60 年代后期,他开始从事中医骨伤科临床工作,并自学研读中医经典医书百余部,诊疗疾病思路及技术水平较先辈有所精进。针对中医骨伤疾病,董崇孝强调正确诊断,准确辨证,精确手法,合理用药,早期固定,适当锻炼,斟酌病情变化,灵活调整治疗方案;主张骨伤疾病治疗要"动静结合,以动为主",功能治疗优先,避免关节粘连僵直,尽量减少后遗症,已治愈骨伤患者万余人。2005 年,董崇孝与其夫人等 18 人成立了泾阳华元骨伤研究所,其任研究所所长、首席研究员,拥有多项国家发明专利,尤其对骨伤科膏药制剂的研究颇为深入。2006 年,泾阳华元骨伤研究所被评为"陕西省名优诚信先进单位"。

传承情况

　　创始人周天启,于清代乾隆至道光年间行医,后从《证治准绳》《医宗金鉴》等书中得到启发,开始注重跌打损伤疾病的研究和实践,从而形成了一套中医骨伤医药的独特理论体系,后将中医骨伤医药医术传于其子周有德。

　　第二代传承人周有德,在清代嘉庆至同治年间行医,擅长治疗跌打损伤疾病,后将中医骨伤医药医术传于其子周烈。

　　第三代传承人周烈,是清代后期治疗跌打损伤的专科医师,治病以《医宗金鉴》"正骨八法"的手法为主,并结合中医伤科医书的其他疗法。用药以骨伤外敷药、膏药、软膏及散剂、汤剂为主;咸丰年间,他曾为自己常用膏药取名为"华元骨伤膏药",后将其医药医术传于其子周立。

　　第四代传承人周立,在清代光绪、宣统年间及民国时期行医,专治跌打损伤等骨伤科疾病,后将家传中医骨伤医药医术传于其子周永贵。

　　第五代传承人周永贵,在其父周立去世后,在其母亲影响及协助下,14 岁开始行医。20 世纪 60 年代后期,周永贵将其女周菊梅嫁给董崇孝,并将祖传治疗方法传于夫妇二人,并嘱咐他们将其发扬光大。

　　第六代传承人:①周菊梅,高中毕业后,跟随父亲从事家传骨伤事业;与董崇孝结婚后,在泾阳从事中医骨伤医疗活动,并与董崇孝等人于 2005 年成立了泾阳华元骨伤研究所,任研究所研究员、骨伤医师,从事医疗活动 50 余年。②董崇孝,中专毕业,中医骨伤医师。20 世纪 60 年代后期,受传于其岳父周永贵,研读中医经典医书百余部,与周菊梅治疗骨伤患者多人。2005年与周菊梅等人成立了泾阳华元骨伤研究所,任所长、首席研究员,拥有多项国家发明专利;后与周菊梅一同将家传骨伤医药技艺传于长女董海燕、次女董海鸿及女婿李武军、儿子董海龙、周菊梅侄子周京哲和侄女周海哲及侄女婿袁普卫。

第七代传承人:①董海燕,泾阳华元骨伤研究所研究员,大专毕业后,跟随父母从事中医骨伤事业;②董海鸿,高中毕业后,跟随父母从事中医骨伤事业。③董海龙,陕西中医药大学成人大专毕业后,跟随父母从事中医骨伤事业。④李武军,大专毕业后,跟随岳父母从事中医骨伤事业。⑤周京哲,中专毕业,骨伤医师,研究所研究员,从事家传骨伤事业20余年;⑥周海哲,博士,毕业于陕西中医药大学中医系骨伤专业,陕西中医药大学教授,泾阳华元骨伤研究所研究员。⑦袁普卫,博士,陕西中医药大学教授、主任医师,泾阳华元骨伤研究所特邀研究员。

第八代传承人:周磊和周博等,是周永贵的后人。周永贵将家传医药技艺传于大儿子周子皓,周子皓将其传于其子周圣哲和周习哲、其女周芳哲和周雪哲;周圣哲又传于其子周磊及儿媳,周磊夫妇二人现在渭南烙印中西医结合医院从事中医骨伤工作;周子皓还将家传技艺传于其孙周博,周博现在洋县八里关镇卫生院从事中医骨伤工作。

泾阳华元骨伤医药传统疗法的传承与发展是对我国中医药文化的探索和弘扬。50余年来,周菊梅和董崇孝夫妇以非手术手段治疗各种骨伤骨折疾病。治疗过程中,夫妇二人主张"动静结合,以动为主",强调功能治疗优先,避免关节粘连僵直,尽量减少后遗症的发生。董崇孝夫妇二人治疗的骨伤骨折患者众多,遍及西安、咸阳等周边地区。

临床经验

泾阳华元骨伤膏药制作技艺自应用于临床至今已170余载,其技艺经祖辈学习民间中医、药师制作技艺并加以总结而成。该膏药由炸药料、捞渣过滤、炼药油、火上下丹成膏、研兑细料、祛火毒、贮藏、摊膏等一系列复杂程序手工制作而成。

泾阳华元骨伤膏药具有消肿止痛、活血化瘀、疏经通络、祛风散寒等功效,主要药物有乳香、没药、血竭、自然铜、三七、海马、土鳖虫、地龙、水蛭、螃蟹、冰片、麝香等,适用于外伤或慢性劳损等原因造成的颈、腰、腿等关节病变。泾阳华元骨伤膏药的制作工序如下。

1.准备工具

火炉1或2个;铁锅或不锈钢锅2或3个;勺、漏勺1或2把;粗、细筛子各1或2个;油溜子1只;防火盖1个;搅拌棍1或2根;膏药罐数只;细箩、细纱布等。

2.炸制药料

(1)将处方中较粗药料捣成碎块或切成小段。

(2)将药料在油内浸泡一定时间。

(3)将药料用微火焖熬 8～24 小时,油温保持在 120℃左右,再用文火煎熬。

(4)熬药时,依药性质不同,一般分为先煎、后下、不入煎剂药等。先煎者,一般指质地坚实的药物、动物类药物、矿物类药物,如龙骨、海马、水蛭、自然铜、土鳖虫、地龙、螃蟹、延胡索、川续断等;后下者,一般指有效成分因煎煮容易挥散或破坏而不耐久煎的药物,如沉香、薄荷、肉桂等;不入煎剂者通常是极为贵重的药材,先研成细粉,待药熬成,药油过滤净,加入搅拌而成;芳香易挥发类药物如麝香、冰片等,在 70℃左右时以细粉搅拌加入。

(5)文火熬药时,油温保持在 150～200℃,以火势大小、药油量多少的程度不同,煎熬 2～6 小时为宜,然后升温煎熬,油温保持在 200～300℃,煎熬 30 分钟至 1 小时,以见血余(人头发)熔化或白芷熬成焦黄色为度,开始捞渣过滤。

3.捞渣过滤

待药熬成,用漏勺捞去药渣,准备好干净的锅,用筛子或细箩将药油过滤到净锅内,必要时加纱布过滤,然后开始炼药油。

4.炼药油

药油在净锅内开始继续熬炼,油温保持在 200～260℃。炼油直接影响到膏药的老嫩,常用以下标准来判断炼油的程度:①油烟开始为浅青色,逐渐转黑而浓,进而为白色浓烟,以撩油时可以看到白色浓烟为准。②油开始沸腾时,油花多在锅壁附近,以油花向锅中央集聚为准。③取油少许滴于水中,以油滴散开后又集聚时为准。

5.火上下丹成膏

每 10kg 药油用 3.75kg 铅丹,一般下丹前需将丹炒去潮气,并留 5% 左右药油。火上下丹,至少由两人协助工作,药油升温至 300～320℃开始下丹,并保持火炉温度,另一人不断搅拌,直至将丹按量下完,温度降至 260～300℃,不断搅拌熬炼;约半小时后,再降温至 200～260℃,白烟稀少,油面黑而光亮;成膏后,应立即鉴定老、嫩,如偏老,可适当兑入药油,如偏嫩,可再加热;膏药以略微偏嫩为宜。

6.研兑细料

下丹成膏后,停止加热,使温度降至 70℃左右,在膏药能够搅拌的情况下,将麝香、冰片等细药粉兑入,快速搅拌均匀,膏药即加工而成。

7.祛火毒

成膏后将其装于若干盛膏药的铁盆内准备祛火毒;或成膏后将冷水喷洒于膏药锅中,拧成小坨 1kg 左右;将膏药小坨或装有膏药的盆浸于冷水中 10～15 天,每天换水 1 或 2 次,以祛火毒。现常用铁盆盛膏药,因其易于熔化摊膏。

8.贮藏

祛火毒后,晾干,去水分,装罐或装箱备用。

9. 摊膏

将膏药在炉火上微熔,用专用摊药工具将膏药摊在布、牛皮纸或专用膏药辅料上,一般以药厚 1mm 左右为宜;膏药形状可为圆形、椭圆形、方形、长方形等。膏药的大小,适中即可。

特色优势

泾阳华元骨伤膏药组方严谨,功效突出,手工制作,工艺讲究。膏药贴于患处,药效可以直达病患部位,作用发挥直接、充分、迅速,使药效更大程度地被利用,非常适合于不便服药者或不愿服药者。该膏药针对的病证广泛,适用于由外伤或慢性劳损等造成的颈、肩、腰、腿等关节病变。患者也可根据病情,自行贴敷治疗。经过代代相传并不断调整优化、临床上持续应用和发展,泾阳华元骨伤膏药的制剂工艺已传承 100 余年,很好地继承和弘扬了周氏治疗骨伤的诊疗经验,具有重要的历史文化价值。

長安醫學

第十章

草医代表

第一节　王家成

王家成（1907—1985），男，陕西商洛人。他于 1972 年加入中国共产党，系第四届、第五届全国人民代表大会代表；1980 年被聘为《中医辞典》外伤科编写组顾问、陕西省战略中草药顾问、商洛地区中医学会名誉会长；历任柞水县医院副院长、柞水县中医医院副院长等职。

传承情况

王家成世代以农为生，家境贫寒，其父因给地主当长工，坠崖致残，全家生活失去依靠。年幼的王家成遂挑起家庭重担，为了一家人的生计，做工时两次摔伤，造成右臂和腕骨骨折，因无钱治疗，使得右肘终生弯曲畸形。两代人的苦难遭遇和经历，使他下定了学习治疗骨伤的决心。

1930 年 7 月，山阳县袁家沟口的陈家胜、阮英臣组织、领导的"大刀会"成立，其成员中草药医生陈重书吸收王家洪、王家成兄弟参加，并传授他们正骨技术及识别各类中草药的知识。从此，王家成开启了从医治骨伤之路。虽然不识字，学习困难重重，但他勤学好问，持之以恒。为寻找草药，他涉水攀崖，披星戴月；为准确识别药性，他不顾个人安危，亲自闻味尝性，多次发生头晕、恶心、口舌发麻等中毒症状，仍坚持不懈。经长期实践，他终于掌握了近百种草药的性能和用法，开始为患者医伤治病。不论白天黑夜，随叫随到，从不索取报酬，他的名声逐渐誉满全县。

1970 年，王家成受聘到柞水县医院骨科任医生，医院让他作为负责人成立了骨科科研组。王家成以简易独到的正骨术，外用小夹板固定，加用活血散瘀、消肿止痛的外敷草药，治疗各种骨折，效果甚佳。他研制的龙腾须片，在治疗骨折延迟愈合中通过临床验证，治愈率达 96％。1971 年至 1977 年，该骨科科研组接诊来自全国 26 个省、市的患者 26000 余人（次），多数为骨折、风湿病患者，都获得了良好的效果。

1971 年 2 月 17 日，王家成在北京参加中西医结合工作会议，受到时任国家领导人的亲切接见。为不断提高医术，王家成在总结龙腾须片配方的基础上，又研究出了马铜砖片的配方。该方对脊髓神经损伤有恢复功能，广泛用于治疗各种骨折合并神经损伤的病例，疗效显著。之后，他根据临床经验，运用盘龙七、扣子七、八里麻等 30 余味草药配制了盘龙七药酒，对风湿性关节炎、软组织损伤、腰肌劳损、骨折及后遗症有显著疗效。1974 年，王家成发表了治疗骨折、骨延迟愈合等疑难骨病临床经验总结的论文。同年，王家成当选为第四届全国人民代表大会代表。

1977年,王家成受聘《中医辞典》外伤科编写组顾问。1978年4月,王家成出席了全国科学技术大会,他的龙腾须片获得了大会嘉奖,再次受到时任国家领导人的接见。1982年,王家成成为陕西省中医协会会员、陕西省中西医结合研究会会员。1985年,王家成配制的盘龙七药酒通过省级鉴定,经柞水制酒厂创办投产,并为盘龙药业的发展壮大奠定了坚实的基础。同年4月,王家成被中国中医研究院(现为中国中医科学院)编入《骨伤科名人录》。2012年6月,商洛市人民政府将"王家成小夹板治骨伤"列为市级非物质文化遗产。

临床经验

一、草医诊断骨折的方法

草医诊断骨折的方法,可用"问、看、摸、比、量"五字概括。

问:怎样受伤的? 局部有何感觉? 能否活动?

看:神色,姿势,受伤部位有无畸形、肿胀。

摸:局部有无压痛、畸形、骨摩擦音、异常活动(假关节等)。

比:伤侧与健侧对比(长短、粗细、功能活动度)。

量:长短、粗细、活动度(角度),并与健侧对比。长于健侧为前下关节脱位;短于健侧为关节后脱位或骨折;粗于健侧多属骨折、脱位、骨病或肌腱肿胀;细于健侧多见于肌肉萎缩或瘫痪;活动度小于健侧多为关节活动功能障碍。

二、王家成正骨手法及固定夹板

接骨首先要把位置对好(正确复位),再用轻缓手法(手摸心会)摸骨折部位,由浅及深,从远到近,先轻后重,两头相对。摸骨折端是横形、斜形,还是粉碎性骨折。再摸有无重叠、成角畸形或移位,了解患者肢体骨折断端的方向,从而确定整复方法。整复时,一手牵拉受伤肢体,另一手扶持伤员(固定姿势),做对抗牵引,以减轻肌肉收缩并矫正重叠畸形;施以轻缓手法按抚,以解除肌肉痉挛;将患肢摆在适中位置,用手捏骨,若为上下斜形,以拇指及其余手指上下捏,前后斜形就前后捏,使之挤压在一起。横断的断面是将两端捏在一起对拢,多次反复按压,或将两手扣一起,用手掌(大鱼际)由双侧向远端赶,直至骨干平滑、摸不出异常突出为止。如骨折断端间发生旋转和成角畸形,可在牵引下将骨折远段连同与之形成一个整体关节的远端肢体向相反方向旋转,使其与骨折近段方向相一致,成角畸形即可矫正。然后,将远端骨头向上推,轻摇几下,自觉骨摩擦音变小或消失,断端稳定,无移动或短缩,为对位良好。在对抗牵引下,用手紧压住对好的骨型,放上4块桐木小夹板(夹板薄厚适当而有弹性,两端磨成钝圆),垫少许棉花于夹板的两头,中间不垫东西,直接贴附皮肤,用布带绑

3或4圈。夹板随肢体而定宽窄,不包括上、下关节,松紧度要适宜。松紧度过紧,轻则引起肢体肿胀,压伤皮肤;重则阻碍血流,造成肢体坏死。布带捆好后,能轻松地在木板上下移动1cm最为适宜。这样的松紧度,既可以达到固定的目的,又不会压坏皮肤和造成肢体远端严重肿胀。一般一次固定,不再解开,除非消肿后夹板松动,可重新缚紧,然后外敷草药,夏天最好用柳木夹板。

解除夹板的时间以骨折临床愈合为标准。单纯的夹板固定适用于一般骨折,如肱骨干骨折,桡、尺骨干骨折,桡骨下端骨折,胫、腓骨干骨折。对于股骨干骨折与不稳定(斜面、螺旋、粉碎)的胫、腓骨干骨折需夹板固定合并骨牵引。掌、跖骨骨折用小型夹板固定。指、趾骨骨折用木片固定。对于关节内骨折、近关节的干骺端骨折,目前单纯外固定不能解决,需配合手术疗法加龙藤须散内服。

1.临床愈合标准

(1)局部无压痛。

(2)局部无纵向叩击痛。

(3)局部无异常活动(自动的或被动的活动)。

(4)X线片显示骨折线模糊,有连续性骨痂通过骨折线。

(5)外固定解除后,肢体能满足以下要求者:上肢向前平伸持重1kg达1分钟者。下肢不扶拐在平地上连续行走3分钟,并不少于30步者。

(6)连续观察2周,骨折部不变形者。从观察开始算到最后1次复位的日期,其所经历的时间为临床愈合所需要的时间。

2.骨性愈合标准

(1)具备临床愈合标准条件。

(2)X线片显示骨痂通过骨折线,骨折线消失或接近消失。

注意事项:临床愈合标准中(3)(5)(6)的测定必须慎重。可先练数日,然后再进行测定,以不损伤骨痂及防止再骨折为原则。

三、外用方剂介绍

1.原方

药物组成:红接骨丹、白接骨丹、黄接骨丹、黑接骨丹、大叶接骨丹、水接骨丹、泡桐树根皮、刺椿头根皮、苎麻根、红娘子根皮、楸树根皮、桃树根皮、捆仙绳、刘寄奴、百日丹、壮筋丹、伸筋草、红丝毛(珍珠菜)、散血丹、破血丹、九头鸟(糙叶败酱)、过山龙、过江龙、土牛膝。

制法:将以上诸鲜药(药量不拘)去泥土等杂物,共捣如泥(若用水洗,将药物表面的水晾干后再捣入药内),加入醪糟至药膏发黏为度,再加入白酒少量,搅拌即可使用。如缺少个别药物,本方仍可使用。骨折部位疼痛明显者,可加重过山龙、楸树根皮、捆仙绳、泡桐树根皮的量或服劳伤酒。

劳伤酒:盘龙七1钱,红毛七5分,红三七8分,白毛七1钱,扣子七1钱,荞麦七3钱,竹根七1钱,灯台七8钱,羊角七1钱,桃仁七3分,九节犁8分,九连环1钱,大救驾1钱半,八里麻1钱,五加皮5钱,过江龙5分,过山龙3分,小叶爬山虎6分,祖师麻8分,大叶风藤6分,小叶风藤5分,木通6分,当归4钱,秦艽1钱,牛膝1钱,虎骨8分,乳香6分,没药6分,杜仲1钱,伸筋草8分,木香8分,穿山甲(现已不用)1钱,搜山狗5分。以上33味药共为细粉,浸泡白酒8斤,1周后即可内服。早、晚各两小酒盅。

功效:活血消肿,止痛,清热解毒,长骨续筋。

用法:骨折手法复位后,将药膏涂于纱布上,厚2～3cm,再予以夹板固定。每日换药1次,至消肿为止,一般1～3次即可。

2.辨证

原方药物繁多,组方不易,遂将原方药物由繁化简,经反复实践,临床验证,疗效仍然较好。目前沿用以下处方。

(1)闭合性骨折:用接骨1号,即红接骨丹1份、白接骨丹2份、刺椿头根皮2份、过山龙根皮2份、刘寄奴全草2份、捆仙绳1份。

(2)粉碎性骨折:用接骨2号,即接骨1号加五爪龙1份、苎麻根1份、捆仙绳1份。

(3)开放性骨折:用接骨3号,即接骨1号加桃树根皮1份、刘寄奴1份、过山龙1份、捆仙绳1份,伤口撒生肌散。

生肌散:儿茶8钱,血竭2钱,龙骨8钱,土鳖虫4钱,乳香2钱,没药8钱,冰片8分,麝香5分,象皮3钱,盘龙七3钱,七叶一枝花8钱,九节犁8钱,凉水丹(鸭儿芹)3钱。诸药共为细粉,撒于创面,有消炎、止血、化腐、生肌的功效。

接骨1号、2号、3号既可外敷(鲜药糊或干粉),又可内服(冲剂、煎剂)。

如骨折后局部或全身疼痛不适,可服用劳伤酒。

四、内服方剂介绍

(1)接骨冲剂1号:红接骨丹8钱,白接骨丹6钱,刺椿头根皮6钱,过山龙根皮6钱,刘寄奴全草6钱,捆仙绳3钱,三百棒2钱,墨飞(梓木草)3钱,搜云丹(鸢尾)2钱,七叶一枝花8钱。上述10种药物为1剂药量,共称取100剂的量,加水煎2次(各30分钟),合并煎液,浓缩至2000mL为度,加等量95%酒精,充分搅拌,静置12～24小时,用4层纱布过滤,回收酒精,加可溶性淀粉及蔗糖适量,晒干或晾干,分为100份,装塑料袋密封。每包12g,每日2次,每次半包。

(2)马铜砖散:红接骨丹5钱,制马钱子1两,煅自然铜7钱,朱砂3钱,煅尿坑青砖粉

1两。诸药研细备用。每日2次,每次3~5分。自然铜用火煅,醋淬,然后碾细。马钱子用尿泡1周,去皮毛,切成薄片,用陈墙土炒黄。尿坑青砖用火煅5~7次,研细粉。朱砂用水飞。本方可接骨舒筋、消肿止痛、祛风除痹,适用于骨折合并肢体麻木者。

(3)龙藤须散:摆龙须(摆动在水中之柳树须根)1两,白颈圈地龙1两,韭菜根1两,小叶葡萄藤根1两,自然铜2两,麝香2钱。诸药共为细粉。每日2次,每次服5分。适用于一般骨折,尤以骨延迟愈合为佳。

第二节　毛水龙

医家简介

毛水龙,男,1949年生,西安周至人,执业中医师。他从1969年开始便在农村从事医疗卫生工作,现任西安雁塔佲德中医医院法人及西安市雁塔区中医医院内科五室主任中医师。毛水龙擅长应用秦岭太白山中草药治疗浅表性胃炎、萎缩性胃炎、反流性胃炎、食管炎、肠腺上皮化生与非典型增生、心功能异常、高血压、风湿疼痛、慢性支气管炎、阿尔茨海默病、飞蚊症、高尿酸、肾结石、消化道肿瘤、失眠健忘、多动症等疑难杂症,后进入对慢性萎缩性胃炎临床分型的研究与对症治疗的新药开发;进入老年阶段,开始著书立说,以秦岭本草传承为己任,将秦岭本草系列丛书的编撰列入了其发展规划。

传承情况

毛水龙自幼酷爱中医药,8岁起就随父进秦岭山中学习中草药,现能识别秦岭太白中草药3000多种;1968年开始致力于以秦岭太白山中草药治疗常见病、多发病;1969年起在周至泥峪河采集中草药并向山区药农、认识中草药的民工请教学习;于1972年编写了《陕西中草药汇编》手抄本,收载治疗常见病、多发病的中草药650余种,全书分上、下篇,共18章。

1971年至1979年,他利用业余时间上山采药,随民间草药医师去甘肃等地学习、采挖中草药。1983年,经周至县卫生局考试考核,毛水龙获得了"陕西省卫生厅单科执业草医行医证书"。1985年,由周至县人民政府签发了周至县草医协会门诊部执照,毛水龙任门诊部主任。1987年,他与肖学忠发起了开办"西周中草医药学校"的提议,由周至县卫生局、周至县卫生工作者协会、周至县草医协会批准并支持,招收了全国5省27县的97名学员,学制两年。依据当时分工,由毛水龙完成了《草药学》《草药外科学》的教材编写(至今还保留着教材的手写原稿)工作及任教,这批学员毕业后绝大部分已成为各地县、乡、村医疗卫生部门的骨干分子。1987年,毛水龙还参加了西安市七区六县开业医生统一考试,成为考核成绩合格公示的 7 名人员之一,取得了"西安市开业医生(草医)合格证书"。1988 年,毛水龙在原周至县草医协会门诊部的基础上投资,经西安市卫生局同意,由周至县卫生局批准成立了全省乃至全国第一家草医脾胃病专科医院,并亲自担任院长,肖学忠任副院长。1985 年 1 月至 1987 年 12 月,毛水龙报考了健康报振兴中医刊授学院,3 年学习期满各科考试成绩合格,获得大专毕业证书;同时,他还于 1987 年至 1989 年完成了中药刊授学院大专学业考试,合格并毕业。1989 年 11 月 3 日至 1989 年 11 月 17 日,毛水龙参加了在江西南昌举办的"全国中西医结合消化系统疾病学习班",经考试合格并结业。学习班结束后,毛水龙参加了中国中西医结合研究会第一届全国消化系统疾病交流会,在大会上宣读了他的第一篇学术论文《朱砂七汤治疗慢性萎缩性胃炎 168 例临床疗效观察体会》,该论文在大会交流后立即引起了全国中西医结合消化病专家、大会主席危北海教授和原北京市中医院著名脾胃病专家赵荣莱的关注。两位专家认为,毛水龙应用秦岭太白山七药治疗慢性萎缩性胃炎的临床疗效,说明该方剂具有创新性,具有深入研究的价值及新药开发的前景。此后他每年参加全国中西医结合消化系统疾病学术交流会,不断向全国从事消化系统疾病的专家教授学习取经,弥补自己的不足。由于他谦虚好学并积极研发中草药新药,1995 年毛水龙被推荐选聘为第二届中西医结合全国消化系统疾病专业委员会委员、常务委员,并连任三届。1997 年 2 月,他参加了世界卫生组织亚太区在广东珠海举办的中医针药培训班并结业;1998 年 9 月 21 日至 27 日,参加了由国家中医药管理局国际合作司、中国传统医药国际交流中心与世界卫生组织合作项目《中药 GMP 标准研讨班》学习并结业;1999 年 8 月 25 日,获得了陕西省人事厅颁发的中医师专业技术人员任职资格证书;2007 年 9 月,参加了由北京中医药大学在云南昆明举办的全国中药鉴定技术培训班并结业。从 1994 年到 2021 年,毛水龙先后在 30 多个省、市、县讲学义诊。2009 年 5 月 8 日,他参加了全国中医师承、确有专长人员临床技能操作考试考核,于 2009 年 12 月 2 日取得了卫生部颁发的执业医师资格证书,2010 年 1 月在西安市雁塔区卫生局进行了执业注册,2010 年 4 月 6 日又获得了卫生部颁发的注册执业医师执业证书,2013 年被聘为全国第四次中药资源调查陕西省中药资源普查队专家组成员。

学术成就:毛水龙通过长期的临床治疗观察认为,治疗胃痞(即慢性浅表性胃炎、慢性萎缩性胃炎)应以活血理气、清热化瘀、和胃降逆为总治则,他研制的治疗慢性浅表性胃炎、慢性萎缩性胃炎及伴有肠腺上皮化生、非典型增生属气滞血瘀证的和胃降逆胶囊,由朱砂七、天仙藤、代赭石、老龙皮、楤木、蒲公英组成,获得了国家食品药品监督管理局国家药品标准 WS-10177(ZD-0177)-2002-2012Z 批号,行销全国。他研究起草的"朱砂七、老龙皮、太白米、飞天蜈蚣七(楤木)中药材质量标准"报国家药品监督管理局后已被采用。他同有关专家研究分析老龙皮活性成分老龙皮酸 A 已被国家食品药品监督管理局列入老龙皮检验品及标准对照品。他以秦岭太白山道地中草药为主研发的"脑青春"以修复大脑细胞、抗氧化、抗缺氧、提高免疫功能、补肾填髓为主,治疗健忘、脑萎缩、阿尔茨海默病、性功能减退、疲劳综合征等。他以"止血收敛、消肿散疬、清热解毒"为法,研制出丸剂与栓剂,治疗内痔、外痔、混合痔,一般1~3天就能使痔疮发作出血而止,具体用法为插入肛门约3cm,每日2次,每次1粒,1~3周可消散痔核。他应用秦岭太白山独特中草药以"活血化瘀、健脾补肾、疏经通络"为法,组方研究出了"消蚊散",治疗玻璃体浑浊(又称飞蚊症)每获良效。

临 床 经 验

毛水龙以治疗内科疾病为主,兼治肿瘤及外科疾病。在治疗心虚、心衰、心律不齐的长期临床治疗研究中,他认为"补气、活血、安神"应贯穿治疗的始终,还应顺应二十四节气服药预防或巩固治疗。在治疗各类癌症的临床过程中,他认为"扶正固本、散瘀消肿、清热解毒"应贯穿治疗癌症的始终,并应结合内服外治法治疗,还发现以小剂量多次服药治癌,能够减轻患者痛苦,延长生存期,提高患者生存质量。在治疗跌打损伤、骨折的过程中,他以"活血、消肿、止痛"法,应用秦岭七药浸泡的药酒以局部外用为主治疗,疗效显著。他的主要临床经验如下。

一、慢性胃炎

慢性胃炎多分为脾胃虚寒证、肝胃不和证、脾胃湿热证、胃络瘀血证、胃阴虚证。

1.脾胃虚寒证

脾胃虚寒证多因饮食习惯不良(如饮食不节、经常吃冷饮或冰凉的食物引起饮食失调)、劳倦过度、久病或忧思伤脾等所致。临床表现为脘腹痛而喜温喜按,纳呆,腹胀,口淡不渴,四肢不温,大便稀溏,畏寒喜暖,小便清长或不利,妇女白带清稀而多,舌淡胖嫩,苔白润,脉沉迟等。常因天气变冷、感寒、食冷品而引发疼痛,疼痛时伴有胃部寒凉感,得温症状减轻。该型胃痛隐隐,绵绵不休,冷痛不适,喜温喜按,空腹痛甚,得食则缓,劳累、食冷或受凉后疼痛发作或加重,泛吐清水,食少,神疲乏力,手足不温,大便溏薄;即使夏天也喜食热饭热饮,拒绝冰凉食物。

【治则】 活血化瘀,理气止痛,健脾温胃。

【组方】 朱砂七10g,老龙皮10g,太白米3g,佛手12g,山柰10g,飞天蜈蚣七10g,蒲公英10g。

【应用范围】 适用于慢性萎缩性胃炎、浅表性胃炎、胃溃疡、糜烂性胃炎伴有肠腺上皮化生、异型增生、残胃炎,症见胃脘痛、胃胀、嘈杂不适、嗳气、纳差、泛酸等。

2.肝胃不和证

肝胃不和证是由于情志不畅,肝郁不舒,横逆犯胃,胃失和降所致,病理变化原发在肝、胆,继发在胃。因而,临床上常出现恶心、呕吐、呃逆、嗳气、反酸、胃胀、胃痛、食欲不佳、喜怒无常、烦躁易怒等症状,同时肝胃不和证的临床表现还有胁下攻窜胀痛、胁闷、头晕、肩背痛、脉弦等。

【治则】 疏肝理气,活血止痛,和胃降逆。

【组方】 朱砂七10g,老龙皮10g,代赭石15g,佛手10g,天花粉10g,透骨消12g,飞天蜈蚣七10g,蒲公英15g。

【应用范围】 适用于慢性浅表性胃炎、慢性萎缩性胃炎及伴有肠腺上皮化生、非典型增生、残胃炎。临床表现为胃脘痛,胃腹痞满,胃脘嘈杂不适,厌食,纳差,反酸,嗳气,恶心,呕吐,胃脘灼热,口干,口苦,舌下静脉大多青紫,舌质淡绛或紫绛,舌苔可见白厚、白腻、白燥、光剥、花斑、淡黄、黄腻、黄燥、阴阳苔。常见的脉象有弦、涩、短、细、弱5种,以弦脉比例较高。

3.脾胃湿热证

脾胃湿热证是指湿热蕴结脾胃、脾失健运、胃失和降而形成的证候。本证可因饮食不调或膏粱厚味酿成湿热,内蕴脾胃而引起,亦可因感受湿热,交阻于中焦而致病。

【治则】 清利湿热,理气止痛,和胃降逆。

【组方】 朱砂七10g,老龙皮10g,延胡索10g,黄芩12g,栀子12g,茵陈10g,飞天蜈蚣七10g,蒲公英12g。

【应用范围】 适用于慢性浅表性胃炎、慢性萎缩性胃炎及伴有肠腺上皮化生、非典型增生、残胃炎。临床表现为胃脘痛,胃腹痞满,嘈杂不适,厌食,纳差,反酸,嗳气,恶心,呕吐,胃脘灼热,口干,口苦或嘴里有异味,口臭,大便不爽,溏泄而有恶臭,小便短赤,肢体困重,面目或肌肤发黄,身热而汗出不解,舌下静脉青紫、粗大,舌质红,舌苔黄腻、黄燥或阴阳苔、花斑苔,脉弦、涩、濡数。

4.胃络瘀血证

胃络瘀血证是瘀血停胃所致,故疼痛状如针刺或刀割,固定不移,拒按。多由饮食伤胃,热结于胃;或情志内伤,肝火犯胃所致;也可由劳倦久病,脾气虚弱,积聚、血瘀胃脘所致。大出血患者多有胃溃疡、十二指肠溃疡、糜烂性胃炎病史,有些与情志有关,表明气机阻滞,瘀血随上升之气妄行外溢可发生吐血。在临床中,胃黏膜慢性渗血患者以黑便为多数,大便检验隐血呈阳性。这类患者大多以慢性萎缩性胃炎居多,而且具有一定的规律性,一般一年1次者约占85%,一年2次者占3%～7%,多数发病具有周期性,到时必犯,平时无恙。这表明,慢性萎缩性胃炎久治不愈、反复发作导致久病入络而血瘀,血瘀阻滞,运行不畅而出血。

【治则】 活血止血,清热凉血,健脾益胃。

【组方】 朱砂七10g,太白花10g,朴松实15g,茜草炭15g,延胡索10g,蒲公英10g,紫花地丁10g,石霜10g。

【应用范围】 适用于慢性浅表性胃炎、慢性萎缩性胃炎及伴有肠腺上皮化生、非典型增生、残胃炎。临床表现为胃脘疼痛,痛如针刺,似刀割,痛有定处,按之痛甚,痛势持久,食后加剧,入夜尤甚,面色晦暗无华,口唇紫暗,女子则可见月事不调,延期色暗,或见吐血黑便。舌紫暗,或有瘀点、瘀斑,脉弦或涩。

5.胃阴虚证

胃阴虚证是胃阴液不足所出现的证候,又称胃阴不足。其一是素体阳盛,肠胃积热,津液耗伤,导致肠道失润,大便干结,难于排出,即热之极则伤阴;其二是素体阳气虚衰,寒自内生,留于肠气,于是凝阴固结,致阳气不通,津液不行,故肠道难以传送,从而引起便秘,即寒之极则阴液凝,也就是临床中所说的老年性便秘和习惯性便秘;其三为胃病久延不愈,或热病后期阴液被耗,或嗜食辛辣,或五志化火导致胃阴耗伤引起。

【治则】 清热解毒,活血止痛,滋阴益胃。

【组方】 朱砂七 10g,蒲公英 35g,天花粉 12g,老龙皮 10g,飞天蜈蚣七 10g,紫花地丁 12g,麦冬 15g,沙参 12g,太白洋参 10g。

【应用范围】 适用于慢性浅表性胃炎、慢性萎缩性胃炎及伴有肠腺上皮化生、非典型增生、残胃炎。临床表现为口干唇燥,嘈杂,干呕,饮食减少,吞咽不利,食后胸膈不适,大便干结,舌红、中心干,少苔、少津或有裂纹,或舌光、舌红,脉细或弦细等。

二、慢性结肠炎

慢性结肠炎属中医"腹泻""腹痛"等范畴,是一种慢性、反复性、多发性疾病,以结肠和直肠为发病部位,因各种致病原因导致肠道发生的炎性水肿、溃疡、出血病变。慢性结肠炎患者多因情志不畅,肝气郁结,犯及脾胃;或因饮食不节,过食肥甘,或因湿热之体饮食生冷以致脾胃损伤,导致脾失健运,清浊不分;或因感受暑湿热毒之邪,内蕴于肠道,气血凝滞;或久病入络致瘀血内阻;或病久脾肾阳虚,清阳不升而中气下陷,温运无力而胃肠不固、消化失责。

【治则】 活血化瘀,利湿止泻,健脾益肾。

【组方】 朱砂七 10g,索骨丹 15g,红毛七 12g,续断 10g,狗脊 10g,黄芪 15g,升麻 15g,地榆 15g,蝎子七 10g,红三七 10g,老龙皮 10g,葫芦七 10g。

【应用范围】 适用于慢性肠炎、结肠炎引起的腹泻、五更泻、肠易激综合征。临床表现为左下腹痛,腹泻,里急后重,便下黏液或脓血便,便秘或泄泻交替发生,时好时坏,缠绵不断,反复发作,常伴有神疲乏力、纳差、消瘦等。

三、急性扭挫伤

急性扭挫伤以活血化瘀、消肿止痛的草药为主,内服加外用,特色明显,疗效较好。

1. 组方 1

【组方】 白马七,白三七,韭菜根,红糖。

【用法】 根据伤情范围大小,取上述等量的新鲜中草药混合,加入等量的红糖放入捣药罐中捣至糊状,敷在疼痛或伤口部位,再用保鲜膜包裹,待药饼变硬取下,加适量白酒,捣糊后,继续贴敷。每两天换药 1 次,连用 5~7 天。骨裂使用 7~10 天。

2. 组方 2(止痛接骨酒)

【组方】 白三七 6g,韭菜根 20g,红毛七 10g,透骨消 10g,白酒 500mL。

【用法】 将上述中草药加入白酒浸泡 7 天,用纱布沾上药酒湿敷患处,同时可每日早、晚口服药酒 10mL。

四、心律失常

心律失常属于中医"心悸"范畴。中医学认为,心悸是因外感或内伤致气血亏虚,阴阳不调,心失所养;或痰饮瘀血阻滞,心脉不畅所导致。西医学认为,心律失常可表现为心动过速、心动过缓、期前收缩、心房颤动或扑动、房室传导阻滞、病态窦房结综合征、预激综合征及心功能不全、神经症等,多由于精神紧张、大量吸烟、饮酒、喝浓茶或咖啡、过度疲劳、严重失眠等诱发;心律失常多见于心脏病患者,也常发生在麻醉、手术中或手术后。

【治则】 理气活血,化瘀通络,安神养心。

【组方】 葫芦七 10g,捆仙绳 15g,黄芪 30g,升麻 10g,透骨消 10g,人参 7g,茯苓 10g,秦艽 12g,珍珠母 35g,川芎 10g,羌活 10g。

【应用范围】 适用于各种病因导致的心律不齐、心动过速或过缓、心肌炎、胸闷、心慌、气短、神疲乏力。

五、阿尔茨海默病

阿尔茨海默病是一种神经系统退行性疾病,起病隐匿,病程呈慢性、进行性,是老年期痴呆最常见的一种类型。其主要表现为渐进性记忆障碍、认知功能障碍、人格改变及语言障碍等神经精神症状,严重影响社交、职业与生活功能。目前该病的病因及发病机制尚不清楚。

"痴呆"一词最早见于东汉时期《华佗神医秘传·华佗治痴呆神方》中。明代张景岳在《景岳全书》中再次提出"痴呆"的病名,并且对痴呆的病因病机、证候特点、治疗、预后等各方面均做了较为详细的论述。从此,"痴呆"作为病名正式进入了中医药发展的历史。王清任指出"脑为元神之府,灵机记忆在脑不在心",首次将本病归于脑功能的障碍。《临证指南医案》中指出:"由积忧积郁,病在心脾胞络,三阴而不宜,故气郁则迷,神志为之混淆。"

结合历代中医观点可以看出,老年期痴呆的形成主要是由于五脏六腑气血阴阳之衰败,营养精微不能上聚于脑,气血亏损,营卫不调,五脏功能失和,清阳不升,浊阴不降,神明日损,加之外邪侵扰,精神刺激,髓海为之损伤,日久而引起本病。

【治则】 益气养血,醒脑补髓,祛瘀通络。

【组方】 捆仙绳 15g,葫芦七 10g,人参 6g,黄芪 12g,当归 15g,益智仁 15g,灯台七 8g,芋儿七 8g,甘草 8g,金丝带 10g。

【应用范围】 适用于阿尔茨海默病。

六、中风后遗症

该病属于中医"风痱""喑痱"的范畴。因年老体衰,中风后风痰蒙蔽清窍,瘀阻经络,或精亏髓空,元神失养所致。临床以中风后语言不清,发音难辨,思维迟钝,记忆力锐减,站立不稳,步态慌张,容易跌倒,手足颤动,口角流涎,甚则口不能言、足废不用等为特征。现代医学将其分为出血性脑卒中(①秋、冬季比夏季好发,夏季中暑,出汗增多也会促发脑出血。②情绪激动会使血压突然升高,引起脑出血。③过度疲劳和用力过猛可引起血压升高,成为脑出血后遗症的诱因。④过饱进餐和进食过分油腻的食物能使血液中的脂质增多,血液循环加快,血压突然上升,因而导致的脑出血)和缺血性脑卒中(心源性脑栓塞、动脉粥样硬化、高血脂、高血压、糖尿病、动脉炎症等所致)。

【治则】 醒脑开窍,息风通络,益气活血。

【组方】 伸筋草 15g,捆仙绳 15g,爬山虎 20g,透骨消 15g,葫芦七 12g,追风七 15g,麻黄 10g,川芎 15g,川木通 20g,鸡血藤 30g,丹参 10g,赤芍 10g,红花 5g,金丝带 10g,黄芪 50g,玄参 20g,麦冬 20g,侧柏叶 20g,黄精 10g,老龙皮 10g。

【应用范围】 适用于中风后遗症。临床表现为半身不遂,口眼㖞斜,语言謇涩,神疲乏力,面白少华,意识朦胧或痴呆,健忘,舌强,咽干口苦,肢体不遂,畏寒肢冷,心悸气短,眩晕耳鸣,失眠多梦,血压偏低或偏高,舌红干或胖嫩,苔白或薄白,舌质淡或有瘀点,脉沉细或弦细。

七、乙型肝炎

乙型肝炎是现代医学名称,在中医文献中没有乙型肝炎病名的记载,但对于肝病的治疗,《黄帝内经》提出了"肝欲散,急食辛以散之,用辛补之,酸泻之""肝苦急,急食甘以缓之"。《难经·七十七难》根据中医五行生克乘侮的理论提出"见肝之病,则知肝当传之于脾,故先实其脾气"的扶土抑木法。汉代张仲景提出了清肝、温肝、疏肝解郁等众多肝病的治疗法则,创立的一些方剂,如小柴胡汤,是被国内外学者所公认的治疗肝病的有效方剂。孙思邈、张元素及李东垣等医家,都从不同的角度提出了肝病的治疗。

乙型肝炎属于中医"肝瘟""肝疫""肝毒"的范畴,有治疗难度大,易转为迁延性肝炎、肝硬化、肝癌等的特点。

【治则】 清瘀解毒,解郁补脾,补虚扶正。

【组方】 飞天蜈蚣七20g,茵陈15g,柴胡30g,黄芩18g,芋儿七10g,清半夏15g,红毛七12g,老虎草10g,五味子20g,单枝卷柏10g,蒲公英15g,生地黄10g,栀子10g,炙甘草18g。

【应用范围】 适用于由慢性乙型肝炎导致的低热、乏力、食欲减退、恶心、呕吐、厌油、腹胀、肝区疼痛、尿黄如茶水样、皮肤瘙痒、肝区压痛及叩痛等。

八、高尿酸血症

中医学中并无高尿酸血症的病名,单纯的高尿酸血症,若无临床症状,归属于中医"未病"范畴。部分高尿酸血症患者可转化为痛风,归属中医学"痹病""历节""痛风"范畴。

【治则】 清热化湿,滋补肝肾,活血通络。

【组方】 金钱草20g,薏苡仁15g,黄柏15g,牛膝10g,白芍15g,知母10g,红花10g,鸡内金15g,二色补血草25g,透骨消15g。

【应用范围】 适用于高尿酸血症。临床表现为波动性或持续性血尿酸增高导致的痛风、痛风性关节炎或单纯性血尿酸增高等。

九、泌尿系结石

泌尿系结石属中医学"石淋""砂淋""血淋""腹痛"等范畴。中医学认为,泌尿系结石的形成主要是湿热蕴结下焦,可由饮食不当,如饮食膏粱厚味、辛辣、肥甘湿热之品所致。或由肝气郁结,累及膀胱气化;或由房劳过度,导致脾肾两亏,所以病初多为实证,久则由实转虚或虚实夹杂,湿热蕴结下焦,肾和膀胱气化不利,尿液受其煎熬,而致结成砂石。现代医学的泌尿系结石是指泌尿系统中有结石,因其所在部位不同而称为不同部位的结石,如在肾脏称肾结石,在输尿管称输尿管结石,在膀胱称膀胱结石,在尿道称尿道结石。

【治则】 清热利湿,通淋排石,健脾益肾。

【组方】 金钱草20g,海金沙20g,白芍15g,薏苡仁15g,黄柏15g,防己5g,鸡内金15g,二色补血草25g,黄芪15g,知母10g,红花10g,透骨消15g。

【应用范围】 适用于肾结石、输尿管结石、膀胱结石引起的腰痛不适、尿血等。

典型病例

病例1:王某某,男,66岁。

初诊:2020年11月8日。患者胃胀、纳差2周就诊。患者胃脘闷胀,气上冲心,动则胀甚,口干,纳差呕恶,身倦乏力,少气懒言,语声低微,小便黄,大便4~5天一行,黏腻不爽。舌淡,苔白,脉左沉弱微弦、右弦弱。

【中医诊断】 痞满(脾胃虚弱证)。

【西医诊断】 慢性萎缩性胃炎。

【治法】 治当健脾益气,养血和胃。方药予以朱砂七 10g,老龙皮 10g,太白米 3g,佛手 12g,山奈 10g,飞天蜈蚣七 10g,蒲公英 10g,地丁草 10g,天花粉 10g,石斛 15g,代赭石 15g,黄芪 30g,白术 10g,太子参 10g。7 剂,水煎,早、中、晚饭后 1 小时服用,每次 200mL。嘱患者忌食辛辣刺激食物、海鲜、寒凉和硬的食物、鸡肉、鸡蛋、韭菜,禁酒。

二诊:2020 年 11 月 15 日。患者胃胀感有所减轻,依旧便秘,食欲转佳,脉弱略转强。方药是在上方的基础上将蒲公英改为 15g、地丁草改为 15g,另加枳实 10g。7 剂,早、晚服用,每次 200mL。

三诊:2020 年 11 月 22 日。患者胃胀好转已近正常,便秘好转,食欲佳,苔白,脉弱基本消失,脉弦转平。继续予以二诊方 7 剂,早、晚服用,每次 200mL。

四诊:2020 年 11 月 29 日。患者精神渐佳,胃胀消失,睡眠香,大便 2 天一行、顺畅,舌淡红,苔白,脉未变。效不更方,因患者路途较远,故此次开方 14 剂。

2 周后电话追访,患者述自感已恢复正常,身体清爽。

病例 2:夏某某,男,38 岁。

初诊:2020 年 11 月 15 日。患者长期泄泻,大便经常不成形,进食油腻食物后加重,排出物中夹杂未消化的食物残渣,腹痛时作,精神欠佳。舌淡,苔黄厚,舌质胖大,舌根有红大增生点,舌下脉络色青有瘀点,脉左寸关横弦滑、右濡滑。

【中医诊断】 泄泻(脾胃虚弱证)。

【西医诊断】 慢性溃疡性结肠炎。

【治法】 治当消食导滞,健脾益胃。方药予以朱砂七 10g,老龙皮 10g,黄芩 12g,栀子 12g,茵陈 10g,飞天蜈蚣七 10g,蒲公英 12g,茯苓 10g,焦山楂 10g,制半夏 6g,陈皮 10g,莱菔子 10g,炒麦芽 10g。7 剂,水煎,早、中、晚饭后 1 小时服用,每次 200mL。嘱患者忌食辛辣刺激食物、海鲜、寒凉和硬的食物、鸡肉、鸡蛋、韭菜,禁酒。

二诊:2020 年 11 月 22 日。大便不成形稍有好转,若进食肥甘厚味则大便如旧,每天 2 或 3 次,腹痛时作,舌苔淡黄,苔厚减轻,脉横弦滑。于上方加小茴香 10g、五味子 10g、葛根 10g,7 剂。并叮嘱清淡饮食,按时就餐。

三诊:2020 年 11 月 29 日。患者近来进食规律,大便不成形好转,苔薄,脉横弦。继服二诊方 7 剂。

病例 3:肖某某,女,35 岁。

初诊:2020 年 11 月 15 日。患者心慌,胸闷气短,乏力少言,入睡困难并且多梦,头晕,食欲不振,伴恶心欲吐,腰痛,腿麻。舌淡,苔白,舌根部有增生,舌下脉络青,脉左横弦细数、右细横弦促。

【中医诊断】 心悸(心脾两虚证)。

【西医诊断】 心律失常,冠状动脉粥样硬化性心脏症。

【治法】 治当补血养心,益气安神。方药予以珍珠母50g,秦艽12g,朴松实10g,茯神10g,远志7g,炙黄芪15g,当归10g,捆仙绳12g,酸枣仁15g,栀子10g,山药20g,朱砂七10g,老龙皮10g,透骨消10g。7剂,水煎,早、中、晚饭后1小时服用,每次200mL。嘱患者中午午休半小时,保持心情愉悦。

二诊:2020年11月22日。患者胸闷气短有所改善,仍心慌,精神好转,食欲转佳,舌淡,苔白,脉横依旧。方药于上方加葫芦七10g、芦根10g,7剂,继用水煎服。

三诊:2020年11月29日。患者心慌改善,胸闷气短好转,饮食佳,睡眠佳,情志调畅,苔白,横脉消失。二诊方不变,7剂,继用水煎服。

后电话回访,患者因工作调动较忙,故未再复诊,但症状均已好转。

病例4:王某某,男,70岁。

初诊:2017年6月28日。患者摔伤后肋骨肿胀、疼痛1周。患者于1周前骑三轮车时由于车体侧翻,致使右侧肋骨撞击在车的前轮部,出现右侧肋骨部位疼痛。随后至当地县医院就诊,CT检查提示右侧第9、10、11肋骨腋段骨折。自诉无胸闷、气促、昏迷、恶心、呕吐、咯血、腹痛、腹胀。查体示右侧肋部肿胀、疼痛,腹部无压痛。舌苔白,脉沉。

【中医诊断】 骨折病。

【西医诊断】 右肋骨骨折。

【治法】 以绷带固定右臂及胸腔,取止痛接骨酒,用纱布蘸上药酒湿敷患处,亦可每日早、晚口服药酒10mL。嘱其回家后按医嘱用药,静养康复。

后患者诉采用止痛接骨酒口服兼外敷药酒于患处24小时后,肿痛减轻,3天后肿痛消失。后持续此方法治疗约2周后去掉绷带,手臂舒展比较自由。30天后复查X线片,显示骨痂已完整形成,呈陈旧性,活动自如。嘱患者3个月内不得从事重体力活动或劳动,其间可适当进行功能锻炼。

病例5:王某,男,54岁。

初诊:2006年6月25日。患者间断记忆力、理解力减退2年。患者诉前两年出现记忆力、理解力减退,平素能自理,无言语不利及肢体活动障碍,在当地检查诊断为"脑萎缩",当时未予以系统诊治。其后偶有头晕,偶有失眠易醒,多梦,精神尚可,腰酸,偶有盗汗,纳可,小便可,大便日行2次、成形。舌暗胖大,苔白,脉沉。既往体健,否认脑部外伤史,无传染病。血压140/95mmHg,一般状况可。

【辅助检查】 CT检查示脑组织体积减小,脑皮质与颅骨板间隙增大,大脑沟增宽、加深,脑回变平缩小,第三脑室扩大,周围密度降低。

【中医诊断】 痴呆(肾精不足,髓海空虚证)。

【西医诊断】 脑萎缩。

【治法】 方药予以葫芦七10g,捆仙绳15g,黄芪30g,升麻10g,透骨消10g,人参7g,茯苓10g,秦艽12g,珍珠母35g,川芎10g,羌活10g。并将该方剂做成水丸,每次服用约10丸,连续服1个月。

二诊: 患者诉睡眠明显改善,趋于正常,继续服用水丸1个月。

三诊: 治疗2个月后,患者诉健忘及认知功能差等方面的问题有明显改善。

四诊: 经断续用药10个月,患者自我感觉各方面恢复良好,睡眠、饮食、消化功能及健忘情况明显改善。

其后复查CT检查对比,患者脑回相比治疗前变大,脑室扩大的情况较前有所缩小。

病例6:杨某某,女,37岁。

初诊: 2020年11月15日。患者胃部不适半月余,胃胀,有烧灼感,嘈杂痛,口干口苦,痰多,有时心情烦躁,情志不畅,饭量大易饿,头晕头痛,入睡困难,咽部潮红。舌苔白,舌下脉络细、青,脉左弦滑细数、右弦滑上冲且促。

【中医诊断】 嘈杂(肝郁胃热证)。

【西医诊断】 慢性萎缩性胃炎伴胆汁反流。

【治法】 治当清胃降火,疏肝解郁。方药予以枳实10g,竹茹10g,半夏10g,陈皮15g,茯苓10g,甘草6g,黄连3g,栀子10g,秦艽10g,柴胡7g,捆仙绳12g。7剂,水煎,早、中、晚饭后1小时服用,每次200mL。嘱患者忌食辛辣刺激食物、海鲜、寒凉和硬的食物、鸡肉、鸡蛋、韭菜,禁酒。

二诊: 2020年11月22日。胃胀稍有改善,依旧嘈杂不适,口苦口干无改善,情志不佳,舌苔白,舌面干燥,脉弦数。将上方的柴胡改为10g,再加木香9g、郁金10g、朱砂七10g、老龙皮10g、透骨消10g。14剂,水煎服。嘱其放松心情,尽量午休小憩片刻。

三诊: 2020年12月6日。胃胀基本消失,烧灼感随着心情的好转也慢慢好转,痰量减少,嘈杂感在服二诊方第6剂时也逐渐消失,睡眠佳,舌苔白,舌面转润,脉弦滑转平。予以二诊方14剂,继服。

后电话回访,患者症状已好转稳定。

病例7:王某,男,42岁。

初诊: 2008年3月21日。患者胃痛、恶心、纳差1周。患者自述无诱因恶心呕吐1周,胃痛,饮食即吐,反酸,有烧灼感,便秘。舌苔白,舌面粗糙,脉左弦细上冲、右弦。

【中医诊断】 呕吐(肝气犯胃证)。

【西医诊断】 胆汁反流性胃炎伴糜烂。

【治法】 治当疏肝理气,和胃降逆。方药予以代赭石15g,柴胡7g,蒲公英20g,地丁草10g,天花粉10g,茜草10g,朱砂七10g,老龙皮10g,透骨消10g,芦根25g,黄芩15g,栀子

10g,黄芪35g。7剂,水煎,早、中、晚饭后1小时服用,每次200mL。嘱患者清淡饮食,常备干馍片及苏打饼干,禁食鸡蛋、韭菜。

二诊:2008年3月28日。呕吐在服药第3天已完全消失,偶尔胃痛,反酸依旧,舌苔白,横脉消失。方药于上方加海螵蛸10g,7剂。

三诊:2008年4月4日。呕吐未再发生,胃痛消失,反酸好转,舌苔白,上冲脉消失,弦脉转平。予以二诊方14剂,继服。

后患者自己打电话反馈,症状均已好转,未再诊。

病例8:吴某某,女,60岁。

初诊:2013年11月29日。患者胃痛伴灼热感1周。1周前患者因饮食不当,第二天起胃部有灼热感和疼痛,尤其是在情绪波动较大以后出现,进食后易反酸,牵涉两肋疼痛,夜间睡眠差,进食不佳,口干,二便正常。舌苔白、粗糙,脉左弦细、右弦代。

【中医诊断】 胃脘痛(肝气犯胃证)。

【西医诊断】 胆汁反流性胃炎伴局灶性溃疡。

【治法】 治当舒络止痛,和胃降逆。方药予以朱砂七10g,柴胡7g,老龙皮10g,蒲公英20g,地丁草10g,代赭石15g,天花粉10g,茜草10g,透骨消10g,栀子10g。7剂,水煎,早、中、晚饭后1小时服用,每次200mL。嘱患者保持良好心情,不生闷气,忌食辛辣刺激食物、鸡蛋、韭菜等。

二诊:2013年12月6日。灼热感好转,胃痛、反酸依旧,食欲、睡眠好转,舌苔白,且依旧粗糙,脉弦。将上方代赭石改为20g,加黄芩10g、海螵蛸10g。14剂,继服。

三诊:2013年12月20日。胃痛好转,舌苔白,舌面转润,脉弦略转平。予以二诊方7剂。

四诊:2013年12月27日。胃痛消失,舌苔白,舌面转润,弦脉消失。将二诊方汤剂改为水丸剂,每日3次,每次30丸,继续服用1个半月。

后患者未再复诊,回访其自述一切基本正常,无其他不适。

病例9:加某某,女,45岁。

初诊:2018年9月8日。便秘、口臭2个月余。患者自述长期便秘,近2个月来比较严重,大便干燥,4~5天一行,腹胀,口干口苦,口臭,小便黄且短,欲饮凉水。舌红,淡黄苔,舌下脉络色青,脉左横数、右横弦数。

【中医诊断】 便秘(肠道实热证)。

【西医诊断】 慢性结肠炎。

【治法】 治当清热润肠。方药予以朱砂七10g,老龙皮10g,透骨消10g,天花粉10g,茜草10g,蒲公英20g,淡豆豉15g,地丁草15g,黄芩10g,栀子10g,陈皮15g,厚朴10g,大黄6g。7剂,水煎,早、中、晚饭后1小时服用,每次200mL。嘱患者忌食辛辣刺激食物、鸡肉、鸡蛋。

二诊：2018年9月15日。大便通畅,排恶臭粪便,口臭明显减轻,小便黄转清。予以上方7剂。

后该患者未复诊,电话回访其自述大便已正常,无其他不适。

病例10：李某某,男,53岁。

初诊：2021年5月10日。胸闷不适1周余。患者胸闷痛,无固定时间,气短,晚上不能左侧躺,严重时平躺会呼吸困难,食欲一般,大小便正常,晚上睡眠不实,中途易醒,乏力。舌紫,苔白,舌体胖大,舌下脉络粗大青紫,脉左涩弱、右横弦涩弱。患者患有冠心病7年。

【中医诊断】 胸痹(心血瘀阻证)。

【西医诊断】 心律失常伴心绞痛。

【治法】 治当活血化瘀,通脉止痛。方药予以猫儿七10g,红毛七10g,川芎10g,桃仁10g,柴胡7g,枳壳10g,当归15g,生地黄15g,薤白30g,丹参10g,赤芍10g,红花5g,金丝带10g,黄芪30g,秦艽25g。7剂,水煎,早、中、晚饭后1小时服用,每次200mL。嘱患者禁止体力劳动,不要生气,禁寒凉食物。

二诊：2021年5月17日。患者胸闷痛减轻,但仍旧频繁,依旧不能平躺,舌紫,脉涩。上方红毛七加至15g,再加蒲黄(包煎)10g。7剂,水煎服。

三诊：2021年5月24日。诸症均有好转,但仍不能平躺,睡眠佳,舌紫转淡,脉涩好转。予以二诊方14剂。

四诊：2021年6月7日。患者自述一切症状均有好转,但不想再喝汤药,遂将汤剂改为水丸剂,每日4次,每次30丸,继续服用2个月。

后患者未再复诊,回访其自述一切基本正常,无其他不适。

第三节　李白生及其传承人

李白生

医家简介

李白生(1919—1989),男,汉族,字中直,道号诚法,是太白山草药医学的创始人和奠基人。他祖籍四川乐山的井研县,幼学经史,执教乡里,祖传中医,济世救人。抗日战争后期,李白生投笔从戎,不幸受伤,离队养病,后学道太白山下,出家汤峪口青牛洞,拜师于全真教龙门派何宗义,收俗家弟子穆毅、王林祥等10余人传授医学。

传承情况

李白生出家之后,拜道医为师,勤于学问,潜心苦研,既苦学先哲之经典,又虚心求教于隐士。不耻下问,能者为师,收集药物标本,总结民间经验。在采药治病之际,他发现太白草药虽疗效奇特、源远流长,但名称混乱,各家均凭一技之长,数药之能,自采自用,秘不传人,以致太白草药数千年来无文字记载。

鉴于此,李白生于1953年4月28日在宝鸡市眉县槐芽北寺庙,经当地政府批准后成立了太白草药研究会。李白生、庞海成、薛万银、陈凤岐、纪世昌、徐有三、徐恒录、华子纲等为成员,此为太白草医药有史以来第一个群众学术团体。从此以后,太白草药研究会成为众多太白草医交流经验、培养学徒之重要平台。太白草药研究会自成立以来,成员人数不断扩大,地域也在不断扩展,省内有汉中、商洛、西安、咸阳、宝鸡等地,省外四川、甘肃等地也陆续有人参加,推动了草医药事业的发展。1954年3月1日,太白草药研究会召开第二次会议,参会人数达30余人;1955年7月24日,在太白山大爷海召开了第三次会议,陕西省及省外草医共97人参会,会期为1个月。会上草医们采集标本,统一药名,交流用药治病经验。

李白生将交流所收集的资料,结合自己的临床经验整理、筛选、提高,著成了《太白草药性书》《太白草药药性歌括》《草药汤头》等书。其中,《太白草药性书》收录了66种草药,按草药生长环境及特点、别名、性味、归经、歌诀、炮制方法等进行了整理编录,其中有些草药实则为中药,如百花根实为鸡矢藤,打不死为四季青等。李白生之后在《增补草药药性》又收录了143种草药,简单介绍了它们的主治病种,全书内容全面丰富,是非常实用的草医药学教材。

《草药汤头》编录了23个草药组方,主治病种为内科、外科、骨伤、皮肤科、口腔科等杂病。李白生将上述材料油印发行,流传至关中、陕南及四川等地,使千百年来只有口传心记、家族传承的太白草药知识第一次有了较为正式、统一的文字记载,为以后的教学、科研及普及提供了宝贵的文字资料。

1957年7月,在当地卫生部门的批准下,在宝鸡眉县槐芽镇成立了中草药门诊部,李白生任主任,庞海成任副主任,从此草医由"摆地摊"变为开设门诊。

1957年,西北植物研究所聘请李白生为草医专家,参与了《秦岭植物志》的编写工作。1959年,陕西省中医研究所聘请李白生为陕西省中医研究所通讯研究员。1959年3月,时任卫生部副部长郭子化与陕西省卫生厅副厅长杨在泉接见了李白生,肯定了他的成绩,鼓励他在草医草药事业中再做贡献。同年4月8日,《健康报》连载了李白生撰写的《太白野生药材》一文。

21世纪60年代,李白生离开槐芽镇,还俗定居西安周至的哑柏镇,仍坚持上山采药,为民治病,并收徒授学。

1983年,由穆毅推荐,宝鸡市卫生局聘请李白生为宝鸡市草医协会顾问,并参与了太白山药物资源考察。考察期间,李白生不辞辛劳,翻山越岭,北从营头蒿坪寺,经大殿、平安寺、放羊寺到大爷海,住玉皇池 30 余天;南至南天门、三清池;西到鳌山,从将军石至灵官台,出斗洞门,从黄柏塬、苏家沟至太白县,再从石头河出山,考察总共历时 2 个月,完成了《太白山本草志》的编写工作。除此之外,1969 年李白生也曾有过 2 次大型考察活动。他从汤峪交口西河出发至上半寺,过骆驼坎,从面西窑出山;南从周佛公路,到西老君岭、东老君岭,至八道河、代马河、后畛子。3 次大考察行动,李白生不仅对太白山的主峰及周边进行了全面细致的了解,他还采集了标本 1000 余种,样本 3000 余份,后由西北植物研究所鉴定、分类。

宝鸡市草医协会 100 余名成员在此次考察的基础上,经过 3 次会议讨论研究,著成《太白山本草志》一书。该书载药 1407 种,在《全国中草药汇编》和《中药大辞典》的基础上,新增药物 142 种,第一次全面记载了太白山中草药资源。省级专家评定该著作"填补了国内空白""达到了国内先进水平",后荣获宝鸡市科技进步一等奖。这一成绩与李白生的努力和影响是分不开的。

1984 年,周至县草医协会成立,肖学忠任会长,李白生任副会长。1987 年,周至县卫生局在肖学忠的倡导下,办起了有史以来第一个有草医课程的"西周中草医药学校",李白生积极参与了这一工作。穆毅、肖学忠编著的草医教材——《陕西常用草药》油印本,李白生参与了编撰。李白生一直致力于建立一支新的草医队伍,培养的学生目前是草医界的中坚力量。

李白生既是有道方士,又是绝技良医,倡导创办的太白草药研究会,第一次使太白草医有经验交流之所,有论文探讨之地;率先创办草医门诊部,使街头摆摊之药进入药柜;第一次将道家医学太白草药与民间经验结合,著书立说,使草医药的理论和临床得到了系统整理,有了较为全面的文字记载,使后学及植物界、药物界有据可查;家传授业,广收门徒,倾囊相授,使太白草医药后继有人,兴旺发达。原陕西省卫生厅厅长卢希谦曾为李白生题字,称李白生先生为"太白草医草药泰斗"。

临床经验

"四梁八柱"理论与中医"君臣佐使"理论相呼应,有君梁、臣柱、佐柱、使柱之说。太白草药的"四梁八柱"取意于《易经》中的"四象八卦",与《黄帝内经》中的中医知识、天时历法中提到的"四时八节"规律相呼应。《鹖冠子·环流》篇之"斗柄指东,天下皆春;斗柄指南,天下皆夏;斗柄指西,天下皆秋;斗柄指北,天下皆冬",就是依据北斗星的斗纲所指的时空区位来判断和确定相关四季节令的。古人同样在北斗七星背景下产生了四象文化。"一面七星,四七二十八星"(《灵枢·卫气行》),将东、西、南、北四方每一方的"七"作为"四象"。"四象"在中国传统文化中指青龙(左、东方)、白虎(右、西方)、朱雀(前、南方)、玄武(后、北方),这一文化现象源于我国古人对北斗七星的崇拜。"四象"在《易传》的天文阴阳学说中,是指四季天然气象。

"八柱"的"八"蕴含有八节、八卦等文化内涵。我国古代在北斗七星知识背景下之北斗历法,将一个太阳回归年(取大年366日)分为八个时间段,即"八节",分别对应着八方、八时以及相应时空中的气象、物候等,八卦知识也蕴含其中。由此可见,北斗七星及北斗历法知识为此处"八"的文化源头之一。

1.气虚证

气虚证指元气不足,气的推动、固摄、防御、气化等功能减退,或脏器组织的功能减退,以气短、乏力、神疲、脉虚等为主要表现的虚弱证候。

【临床表现】 食少,大便不调,四肢倦怠,语声低微,少气懒言,面色无华而苍白。舌淡少苔,脉弱无力。

【分析】 气虚证的具体根源是元气之亏损,气又分为先天之气和后天之气,先天的根本在于肾,后天之气是水谷气,由脾化生。气转输于脾、肺,升发、疏泄于肝,率血贯脉而周行于心。气具有推动、温煦、防御、固摄和气化的作用。所以,补气的同时应该补肾健脾,同时要滋肺养肝。

【补气四梁药】 手儿参,人头七,无娘藤,红景天。

【补气八柱药】 盘龙七,秤杆七,尸儿七,鹿寿茶,隔山撬,太白黄精,偏头七,金丝带。

【治则】 大补元气,健脾补肾。

【组方】 手儿参10g,人头七12g,无娘藤15g,红景天10g,盘龙七12g,秤杆七10g,尸儿七10g,鹿寿茶15g,隔山撬10g,太白黄精10g,偏头七10g,金丝带6g。水煎服。

2.血虚证

血虚证指血液亏虚,脏腑百脉失养所表现的全身虚弱之证。

【临床表现】 以头昏眼花、经少或经闭为主症,兼见爪甲无华,面色萎黄,眼睑、唇、舌、指甲淡白。脉虚弱。

【分析】 形成血虚证的原因很多,有先天禀赋不足、后天失养、脾胃虚弱和各种急性出血,或久病不愈、伤气耗血,或思虑过度、暗耗阴血,或瘀血阻络、新血不生,或肠道寄生虫病等。形成血虚的机理有二,一是血液生化不足,一是贮藏之亏已甚。血需五脏协同合作才能正常生成、贮运。血来源于水谷的精气,通过脾胃的生化输布,阴血生成后,贮藏于肝;血由心所主,注之于脉,统于脾,循行于脉中,充润、营养全身的脏腑组织。

【补血四梁药】 凤尾七,鹿寿茶,朴松实,太白洋参。

【补血八柱药】 二色补血草,红毛七,朱砂七,荞麦七,头发七,盘龙七,百花七,老虎姜,红酸七。

【治则】 补血养气,健脾补肾。

【组方】 凤尾七12g,鹿寿茶15g,朴松实15g,太白洋参12g,二色补血草10g,红毛七

10g,朱砂七 10g,荞麦七 6g,头发七 6g,盘龙七 10g,百花七 12g,老虎姜 10g,红酸七 10g。水煎服。

3.血证

凡由各种原因引起火热熏灼或气虚不摄,致使血液不循常道,渗出于肌肤所形成的一类出血性疾患。

【临床表现】 吐血、衄血、崩漏下血、尿血等,口干咽燥。舌红或绛,脉弦数有力。

【分析】 湿热或阴虚火旺,灼伤血络,迫血妄行,溢于脉外或从九窍而出;或气虚不能固摄,血溢脉外。

【止血四梁药】 朱砂七,秤杆七,蝎子七,荞麦七。

【止血八柱药】 狮子七,二色补血草,景天三七,天蓬草,土三七,见血飞,石霜,金不换。

【治则】 止血收敛。

【组方】 朱砂七 12g,秤杆七 10g,蝎子七 12g,荞麦七 8g,狮子七 15g,二色补血草 12g,景天三七 15g,天蓬草 12g,土三七 15g,见血飞 12g,石霜 15g,金不换 10g。水煎服。

4.活血法

活血法指运用活血祛瘀作用的方药,达到消散瘀滞和促进瘀血吸收的治法。

【临床表现】 头痛,胸痛或心区憋闷,痛有定处,头昏头沉,月经不调。舌暗红或紫暗,多见瘀斑,舌下可见络脉瘀血,苔薄,脉弦涩或结代。

【分析】 瘀血内阻当活血化瘀通络。阳气虚损,鼓动无力,血行缓慢;肝气郁结,疏泄不利,血运行不畅,则见血瘀证。瘀血在胸,则胸痛或心区憋闷,或痛有定处,或痛引肩背;瘀血在心,则心悸怔忡、急躁易怒、失眠多梦;瘀血日久,则胁痛日久不愈、头昏头沉、头痛。

【活血四梁药】 太白三七,红毛七,见血飞,朴松实。

【活血八柱药】 土三七,窝儿七,朱砂七,白三七,对经草,五花七,透骨消,桦黄。

【治则】 活血化瘀。

【组方】 太白三七 12g,红毛七 10g,见血飞 15g,朴松实 13g,土三七 10g,窝儿七 4g,朱砂七 10g,白三七 12g,对经草 15g,五花七 12g,透骨消 15g,桦黄 10g。水煎服。

5.心阴虚证

心阴虚证是心阴亏虚,虚热内扰所表现的证候。

【临床表现】 以心悸、健忘、失眠、多梦为主症,兼见胸中烦热,口燥,咽干。舌红少苔,脉细数。

【分析】 心阴不足,常以心悸、健忘、失眠、多梦为主症,兼见胸中烦热、口燥、咽干;舌红少苔,脉细数亦是心阴不足之象。上述征象从神、心、血、脉、舌五个方面反映营阴受损,自是血中之液亏损所致。究其心阴受损原因,则外感热病、热灼营阴者有之;七情内郁,郁久化热,热伤阴血,营阴暗耗者亦有之。

【心阴虚证四梁药】 牛毛七,大救驾,红毛七,太白花。

【心阴虚证八柱药】 金刷把,人头七,凤尾七,太白茶,钮子七,太白树,羊角参,红毛五加。

【治则】 补益心阴。

【组方】 牛毛七 10g,太白花 12g,红毛七 10g,大救驾 6g,人头七 10g,凤尾七 12g,太白茶 10g,钮子七 10g,金刷把 10g,太白树 10g,羊角参 12g,红毛五加 12g,麦冬 15g,生地黄 20g。水煎服。

6. 心阳虚证

心阳虚证指心阳虚衰,温运失司,虚寒内生所表现的证候。

【临床表现】 以四肢厥冷、恶寒蜷卧为主症,兼有精神疲倦欲寐。舌淡白,脉沉迟而细微。

【分析】 阳虚厥逆是以四肢或手足寒冷为主症,但须兼见精神疲倦欲寐、脉象微细,才是阳气衰微所致。《伤寒论》曰:"阴阳气不相顺接便为厥,厥者,手足逆冷是也。"手足逆冷是阳气衰微或耗散,阳为阴遏,阳气不能达于四肢末梢,阴盛格阳,气血脉络滞凝,阳气不能依附血运达于四肢,四肢血脉失养,四肢逆冷,手足冰凉。心阳虚衰不能鼓运血脉,神无所依,故精神疲倦欲寐、脉沉迟而细弱。

【心阳虚证四梁药】 金丝带,乌金草,太白洋参,制附子。

【心阳虚证八柱药】 金刷把,药王茶,大救驾,红毛七,人头七,手儿参,羊角参。

【治则】 回阳救逆,补心益气。

【组方】 金丝带 10g,乌金草 10g,太白洋参 15g,制附子 10g,大救驾 6g,金刷把 10g,红毛五加 12g,红毛七 10g,人头七 10g,手儿参 10g,羊角参 15g,药王茶 10g,桂心 15g。水煎服。

7. 心气虚证

心气虚证指由于心气不足,鼓动无力,血行不畅,失于充养的证候。

【临床表现】 心悸怔忡,精神淡漠,少气懒言,呼吸微弱,四肢厥冷,大汗淋漓,面色苍白。舌淡白,脉微欲绝或沉迟而弱。

【分析】 心气虚衰,虚极欲脱,常以心悸怔忡、精神淡漠、少气懒言、呼吸微弱、四肢厥冷、大汗淋漓、面色苍白、脉微欲绝为主症。精、气、血、津液是五脏功能活动的物质基础,气血是根源。心脏功能活动出现病理变化而衰竭。阳气如欲虚脱或内陷,心气也就随之脱绝,则呼吸微弱、少气懒言。气虚欲脱,阳气衰竭,气随血脱;气为血之帅,血为气的载体,气虚不能推动血流以温养四肢,则四肢厥冷。气虚不能生津,阴津不能内守,可见大汗淋漓、自汗如珠。精、气、血、津液之间,生理上相互依存、相互转化,病理上相互影响、彼此关联。

【心气虚证四梁药】 人头七,手儿参,凤尾七,大救驾。

【心气虚证八柱药】 金丝带,金刷把,太白洋参,太阳针,长胜七,鹿寿茶,药王茶。

【治则】 补心益气救脱阴。

【组方】 人头七12g,手儿参15g,凤尾七12g,大救驾8g,金丝带10g,金刷把10g,太白洋参15g,太阳针10g,长胜七12g,鹿寿茶15g,药王茶10g,炙甘草15g。以陈小麦为引,水煎,早、中、晚服。

8. 心血虚证

心血虚证指血液亏虚,心失濡养,以心悸、失眠、多梦及血虚为主要表现的证候。

【临床表现】 以心悸、健忘为主症,兼见心虚惊悸不眠,失眠多梦,面色无华,颜色憔悴,唇白。舌淡白,脉细弱。

【分析】 "人之所主者心,心之所养者血,心血一虚,神气不守,此惊悸之所肇端也",指出血虚可以致悸。"健忘者,陡然而忘其事也。皆主于心、脾二经,心主血,血少不能养其心脏,心主神志,心血不足,神无所依,遂致健忘",故心血不足可以出现心悸、健忘,古人早有定论。形成心血不足的原因,则因血的生化不足或失血所致。血虚不能奉于心,养于神,荣于面,华于舌,充于脉,遂见上述症状。

【心血虚证四梁药】 红毛七,朴松实,羊角参,大救驾。

【心血虚证八柱药】 手儿参,红毛五加,金刷把,太白花,太白茶,五味子,瓜子金,凤尾七。

【治则】 补益心血。

【组方】 红毛七10g,朴松实10g,羊角参15g,大救驾6g,手儿参8g,红毛五加12g,金刷把8g,金丝带10g,太白花10g,太白茶12g,五味子12g,瓜子金15g,凤尾七10g。水煎服。

9. 心神不安证

心神不安证是心虚亏损、神志不安而产生的病证。

【临床表现】 惊恐悲忧,精神恍惚,心悸健忘,心烦,心律不齐,心神不宁,神经衰弱,失眠多梦。舌淡白,脉细涩兼虚。

【分析】 心神亏虚是气虚不荣,血虚不养神,人之所主者心,心之所养者血。心血虚,不能推动血脉运行,神气不守,惊悸之故也。《素问·灵兰秘典论》说:"心者,君主之官,神明出焉。"《灵枢·本神》又说:"心藏脉,脉舍神。"心为君主之官,藏神,主神明,故神的功能活动要依赖血脉的充盈。心血亏虚,故精神恍惚、触事易惊、常怀恐惧、心烦意乱、健忘、记忆减退、神经衰弱、失眠多梦。

【补心安神四梁药】 人头七,太白茶,朴松实,大救驾。

【补心安神八柱药】 太白树,太白茶,太白花,金刷把,红毛五加,首乌藤,金丝带,药王茶,瓜子金。

【治则】 补心安神。

【组方】 人头七 6g,太白茶 8g,瓜子金 12g,朴松实 12g,大救驾 5g,太白树 10g,太白花 6g,金刷把 15g,金丝带 6g,红毛五加 10g,首乌藤 20g,炒酸枣仁 20g,药王茶 12g,生地黄 15g。以陈小麦为引,水煎服。

10.肝经湿热证

肝经湿热证指湿热之邪蕴结肝胆的病证。

【临床表现】 头痛昏眩,目赤肿痛,耳鸣,耳聋,胁痛,身目发黄,小便黄赤涩痛,带下黏稠臭秽,阴囊潮湿,阴痒阴肿,口苦。舌红,苔黄,脉弦数。

【分析】 厥阴湿热郁火,壅滞经脉而胁痛、口苦;肝胆火郁,胆津运行不得通泄,阻于少阳三焦,湿热郁蒸,以致身目发黄;若肝胆湿热随少阳三焦下注,可见小便黄赤涩痛、带下黏稠臭秽、阴囊潮湿、阴痒阴肿等。

【肝经湿热四梁药】 搬倒甑,黄三七,茱苓草,十大功劳。

【肝经湿热八柱药】 透骨消,一支蒿,女儿茶,太白大黄,金不换,龙胆对经,垂盆草,雄黄七。

【治则】 清泻肝胆湿热。

【组方】 搬倒甑 12g,黄三七 10g,茱苓草 12g,十大功劳 10g 透骨消 15g,一支蒿 10g,太白大黄 8g,金不换 12g,女儿茶 15g,龙胆对经 10g,垂盆草 20g,雄黄七 12g。

11.肝气郁结证

肝气郁结证指肝失疏泄,气机郁滞,情志抑郁,气血不畅产生的病证。

【临床表现】 多愁善感,抑郁寡欢,头晕目眩,乳房胀满,食少神疲,胸、胁、腰、骶、少腹部位胀痛,月经不调,痛经,经行乳房胀痛。舌淡,苔薄白,脉弦大而虚或弦滑。

【分析】 气机阻滞,则头晕目眩、乳房胀满、胀痛,胸、胁、腰、骶、少腹部位胀痛。气机不畅,疏泄失常,引起气血津液流通不利,则月经不调。肝失条达,木不疏土,脾运化失职,则见食少神疲、少腹胀满。

【疏肝解郁四梁药】 金柴胡,八月瓜,搬倒甑,百花七。

【疏肝解郁八柱药】 天蓬草,枇杷芋,红毛七,凤尾七,朴松实,对经草,桦黄,金刷把。

【治则】 疏肝解郁,顺气散结。

【组方】 金柴胡 10g,八月瓜 12g,天蓬草 10g,百花七 15g,搬倒甑 12g,枇杷芋 10g,红毛七 10g,凤尾七 8g,朴松实 12g,对经草 12g,桦黄 12g,金刷把 6g,生姜 3 片,大枣 5 枚。水煎服。

12.肝风内动证

肝风内动证指肝肾阴液、精血亏虚,血不养筋,肝阴不能制约肝阳,而肝阳亢奋无制所致的病证。

【临床表现】 惊厥抽搐,以痉挛、抽搐、拘急、眩晕为主症;兼见发热,或头目眩晕,或脑中作痛,或脑中发热,或目胀耳鸣,或头面如醉,或心中烦热,或时常噫气,甚至眩晕、昏不知人。舌红少苔,脉弦长有力。

【分析】 肝风内动病在肝,实由阴津亏损所致。津液亏损的原因有外感,亦有内伤。中年以后,肾阴日损,阴不制阳,致肝阳偏亢,肝风上扰,成为肾病及肝,水不涵木,肝风内动。综上可知,所谓肝风内动并非是自身阴阳失调,也有外邪相叠的病变机理,其辨证有肝阳化风、热盛生风、阴虚风动、土虚风动四型。

【平肝息风四梁药】 羊角参,钮子七,金刷把,太白花。

【平肝息风八柱药】 手儿参,晕鸡头,凤尾七,茱苓草,金丝带,天蓬草,太白洋参,太白鹿角胶。

【治则】 平肝息风。

【组方】 羊角参 10g,钮子七 12g,金刷把 8g,太白花 6g,手儿参 8g,晕鸡头 12g,凤尾七 12g,茱苓草 10g,金丝带 5g,天蓬草 10g,太白洋参 15g,太白鹿角胶 8g。水煎服。

13. 肝阴亏损证

肝阴亏损证指肝肾亏虚,阴津损伤,筋脉失去濡养产生的病证。

【临床表现】 头昏眩晕,头痛,抽搐,失血经少,潮热盗汗,入暮发热,小便黄少。舌红少苔,脉弦或弦数。

【分析】 肝属阴而善用阳气,若素体阴虚,阴不制阳;或五志化火,火劫阴津;或外感热病,肝阴被劫,均可形成肝阴亏损证。肝阴被劫,则肝阳偏亢。其病理变化是肾水亏虚—水不涵木—肝阳偏亢,不能濡润肝系。

【肝肾亏虚四梁药】 太白洋参,隔山撬,凤尾七,鹿寿茶。

【肝肾亏虚八柱药】 捆仙绳,头发七,无娘藤,竹根七,金刷把,钮子七,天蓬草,尸儿七。

【治法】 滋肝补肾。

【组方】 太白洋参 12g,隔山撬 15g,凤尾七 10g,鹿寿茶 12g,捆仙绳 15g,头发七 6g,无娘藤 20g,竹根七 10g,金刷把 6g,钮子七 10g,天蓬草 10g,尸儿七 12g。水煎服。

14. 食积停滞证

食积停滞证指由于暴饮暴食、饮食过多,饮食物不能被正常消化,积存留滞于胃肠,导致脾胃升降失常的病证。

【临床表现】 胸腹痞满,不思饮食,倦怠嗜卧;或食积停滞,呕吐酸腐,嗳气吞酸;或泻痢臭秽,脘腹时痛,胀满恶食。舌缓滑,苔厚腻而黄,脉缓。

【分析】 胃主纳谷,脾主运化,二者共同完成水谷的受纳、传导、消化、吸收等功能活动。

若饥饱失常,饮食不节,或过食五味鱼腥,强啖生冷瓜果,停留胃脘,即为宿滞,此为食积停滞的根本原因。饮食不节或过食生冷黏腻,伤胃滞脾,影响脾胃正常生理功能,脾虚不运,可致饮食不能正常下行,停滞于胃,妨碍中焦的升降、气机的流通、水液的运行,导致食滞胃脘,轻则痞闷不舒、不思饮食,重则胀满疼痛、恶闻食臭。积滞中阻,升清降浊功能失常,腐浊上泛可致嗳腐泛酸,甚至恶心呕吐。

【消食导滞四梁药】 红石耳,青蛙七,老龙皮,桦黄。

【消食导滞八柱药】 盘龙七,大头翁,八月瓜,长胜七,隔山撬,黑石耳,桦灵芝,百花七。

【治则】 消食化积。

【组方】 红石耳 6g,青蛙七 10g,老龙皮 8g,桦黄 12g,盘龙七 12g,大头翁 10g,八月瓜 12g,长胜七 15g,隔山撬 12g,黑石耳 8g,桦灵芝 12g,百花七 12g。水煎服。

15.脾胃虚弱证

脾胃虚弱证泛指因脾气虚损引起的一系列脾生理功能失常的病理现象及病证,包括脾气虚、脾阳虚、中气下陷、脾不统血等证型。

【临床表现】 饮食不消,食少便溏,脘部痞闷,四肢倦怠,声低息短,少气懒言,语声低微,面色萎白或无华。舌淡少苔,脉弱无力。

【分析】 若脾运不健,则食少便溏。脾气虚弱,气虚无力而声低息短、少气懒言、语声低微。胃主纳谷,脾主健运,脾胃虚弱,纳运失常,津气不能正常升降,运化力弱,则饮食不消;脾胃为后天之本,气血生化之源,脾虚则气血生化不足,则面色萎白或无华、舌淡少苔、脉弱无力。

【补气健脾四梁药】 盘龙七,长胜七,秦党,手儿参。

【补气健脾八柱药】 地仙桃,老龙皮,太白米,秤杆七,百花七,隔山撬,荞麦七,红景天。

【治则】 益气健脾。

【组方】 盘龙七 10g,长胜七 12g,秦党 15g,手儿参 8g,地仙桃 6g,老龙皮 8g,太白米 2g,秤杆七 12g,百花七 15g,隔山撬 10g,荞麦七 10g,红景天 12g。以生姜、大枣为引,水煎服。

16.脾胃气滞证

脾胃气滞证指脾气虚弱,气机阻滞,以食少、腹胀痛、便溏不爽、肠鸣矢气、神疲乏力、脉弦等为临床表现的证候。

【临床表现】 以心胸痞满、脘腹胀满、呕吐不食为主症,兼见面色萎黄。舌淡白,脉弦而缓滑。

【分析】 脾主运化,是指脾有促进胃肠对饮食水谷的消化吸收,并将吸收的水谷精微转化为精、气、血、津液以输布到全身的生理作用。脾主升清,运化水谷精微;胃主受纳,接受和容纳饮食;腐熟,是胃接受和容纳水谷饮食将进一步消化。胃主通降,消油化食,气虚则脾运行逆乱,胃失和降,升降失司,阻碍气机的流畅,三焦气壅。《素问·阴阳应象大论》谓"寒气生浊……浊气在上,则生膜胀",故心胸痞满、脘腹胀满、呕吐不食。脾主运化,为气血生化之源。脾气健运,则水谷精微化源充足,气亦充盈,气旺则血旺,脾亦能统血。反之,脾胃气虚,血不营脉,则面色萎黄、舌淡白、脉弦而缓。

【行气宽中四梁药】 老龙皮,青蛙七,桦灵芝,盘龙七。

【行气宽中八柱药】 太白米,秦党,姜朴,隔山撬,百花七,太白大黄,八月瓜,长胜七。

【治则】 健脾益胃,行气宽中。

【组方】 老龙皮 10g,青蛙七 10g,桦灵芝 15g,盘龙七 10g,太白米 2g,秦党 15g,姜朴 12g,隔山撬 12g,百花七 12g,太白大黄 6g,八月瓜 12g,长胜七 15g。水煎服。

17.脾郁生痰证

脾郁生痰证是指脾失健运,津液凝聚成痰的病证。

【临床表现】 胸脘痞闷,胸膈胀满,咳嗽痰多,头昏眩晕,心悸,肢体困倦,大便稀薄,白带黏稠或稀白。舌苔白滑而腻,脉濡数。

【分析】 脾气虚弱,脾不运湿,运化失司,调气行津无权,凝聚为痰,故前人指出"脾为生痰之源"。痰的生成是脾不运湿,凝聚成痰,痰阻气机使得津气不能布化而成为病。脾运不健,湿滞成涎,涎阻气机,则胸膈胀满。胃失和降,则胸脘痞闷,此为脾胃气郁津凝,升降失职的病理现象。痰浊壅阻胸膈,则心悸;痰湿壅塞清窍,上蒙巅顶,阻碍清阳上升,而头昏眩晕。脾不运湿,液聚成痰,浊阴下注前阴,遂成带下。

【利痰化湿四梁药】 大头翁,姜朴,盘龙七,青蛙七。

【利痰化湿八柱药】 手儿参,长胜七,秤杆七,荞麦七,天蓬草,老龙皮,穿山龙,红景天。

【治则】 开胃健脾,利痰化湿。

【组方】 手儿参 6g,盘龙七 10g,大头翁 12g,青蛙七 10g,姜朴 10g,红景天 12g,长胜七 15g,秤杆七 12g,荞麦七 10g,天蓬草 10g,老龙皮 6g,穿山龙 12g。水煎服。

18.湿热痢疾证

湿热痢疾证指湿热积滞,以腹痛、里急后重、下利赤白脓血、赤多白少或纯下赤冻、肛门灼热、胸脘痞闷、小便短少、舌红、苔黄腻、脉滑数为临床表现的病证。

【临床表现】 以里急后重、大便脓血赤白相兼为主症,兼见腹部疼痛,肛门灼热,口渴,心烦。舌红,苔黄,脉濡数。

【分析】 此证是由饮食不洁,疫毒侵入大肠,运化失司,生湿蕴热,湿郁热蒸,肠道传导失常,腐烂化为脓血,遂成腹痛难忍、大便脓血赤白相兼。气血俱伤,则为赤白痢疾而下脓血;热入营血,还可兼见神志异常;日久又可由实转虚,成为余邪未尽而正气已虚的病因。

【清热止痢四梁药】 大头翁,荞麦七,蝎子七,秤杆七。

【清热止痢八柱药】 马齿苋,黄三七,朱砂七,盘龙七,赶山鞭,地锦草,翻白草,委陵草。

【治则】 清热止痢,健脾止泻。

【组方】 秤杆七15g,荞麦七12g,蝎子七15g,大头翁12g,朱砂七12g 盘龙七10g,黄三七12g,赶山鞭10g,马齿苋15g,地锦草15g,翻白草15g,委陵草15g。水煎服。

19.胃肠秘结证

胃肠秘结证是指肠道津液不足,气血枯燥,肠道干涩,传导艰难而产生的病证。

【临床表现】 以胃肠燥热,大便秘结,小便数多,或痔疮便秘,或习惯性便秘为主症。舌干乏津,脉微而细数。

【分析】 素体阴虚,或产后失血,或热病后期,热退身凉,津液虚乏,肠道失濡而大便干涩。燥热与津虚同时存在病变。阳明燥热,运化水湿功能亢进,过于分利,于是肠中枯燥而结、小便数多两种征象同时并见,此即《伤寒论》中"趺阳脉浮而涩,浮则胃气强,涩则小便数,浮涩相搏,大便则硬,其脾为约。"血虚阴亏,则肠燥秘结。

【润肠通便四梁药】 太白洋参,太白大黄,金不换,九牛七。

【润肠通便八柱药】 无花果,朴松实,窝儿七,隔山撬,九牛造,青蛙七,八月瓜,黑芝麻。

【治则】 润肠通便。

【组方】 太白洋参12g,太白大黄8~15g,金不换10g,九牛七3g,无花果15g,朴松实12g,窝儿七3g,隔山撬10g,九牛造3g,青蛙七10g,八月瓜12g,黑芝麻20g。水煎服。

20.风寒伤肺证

风寒伤肺证指由于感受风寒之邪,肺卫失宣而出现的病证。

【临床表现】 恶寒,发热,无汗,头身疼痛,喷嚏连声,鼻塞流涕,咽喉失音,咳喘痰稀。舌淡,苔白,脉浮紧或浮缓。

【分析】 寒邪外束,卫阳不能达表,则恶寒;卫阳被遏,不得外散,则发热;表因寒闭,津液不能出表,则无汗;寒邪犯头,邪入太阳,血脉挛急,则头身疼痛;风寒伤肺,肺窍气郁津凝,则喷嚏连声、鼻塞流涕;风寒伤肺,肺系挛急,气郁津凝,不能润养咽喉,则出现咽痛失音;肺失宣降,则咳嗽气喘、痰多清稀。寒邪束表,则舌淡、苔白。脉浮紧是风寒伤肺证的脉象。

【发散风寒四梁药】 偏头草,长春七,羊膻七,太羌。

【发散风寒八柱药】 鼠曲草,天王七,鹅不食草,葫芦七,四大天王,土香薷,长胜七,太白白芷。

【治则】 辛温解表,发散风寒。

【组方】 偏头草12g,长春七10g,羊膻七8g,太羌6g,鼠曲草12g,天王七10g,鹅不食草15g,葫芦七10g,四大天王8g,土香薷10g,长胜七12g,太白白芷10g。水煎服。

21.风热犯肺证

风热犯肺证指风热侵袭,肺卫失宣,以咳嗽、发热、恶风等为主要表现的一种证候。

【临床表现】 发热汗出,微恶风寒,头痛,鼻燥咽干,咽喉疼痛,口渴思饮,咳嗽少痰。舌尖红黄,脉浮数。

【分析】 风热侵袭,肺卫失宣,津受热蒸,则咳嗽少痰。津为热耗,引水自救,故口渴思饮。肺气通于鼻,则鼻燥鼻塞;呼吸从咽喉而出入,则咽喉疼痛而干。

【辛凉解表四梁药】 野菊花,金柴胡,晕鸡头,荔枝草。

【辛凉解表八柱药】 金毛七,鼠曲草,女儿茶,挂金灯,龙葵,虎耳草,鱼腥草,鬼针草。

【治则】 辛凉解表,宣肺止咳。

【组方】 野菊花15g,金柴胡10g,晕鸡头12g,荔枝草10g,金毛七12g,鼠曲草10g,女儿茶10g,挂金灯8g,龙葵12g,虎耳草10g,鱼腥草15g,鬼针草12g。水煎服。

22.肺虚寒证

肺虚寒证指阳气亏虚、肺失温煦所致的病证。

【临床表现】 咳嗽痰稀,或吐涎沫,胸满气短。舌淡,苔白,脉迟滑而弱。

【分析】 形成肺虚寒的原因有二:一是皮毛感受寒邪,从表入里,日久不愈,肺失宣降,水饮内停而成;二是恣食生冷,损伤脾阳,中焦虚寒,胃病及肺所致。外寒犯肺,肺失宣降,津气逆乱,而出现喘咳痰稀。肺寒停饮,水液遇寒则凝,凝则痰浊窒塞于气道,则出现胸气不畅而胸满气短或吐涎沫。肺寒则阳虚,气血津液布化不周,则舌淡、苔白、脉迟滑而弱。

【温肺化痰四梁药】 南瓜七,太白小紫菀,麻布七,冷水丹。

【温肺化痰八柱药】 葫芦七,鼠曲草,一碗水,枇杷叶,黄荆子,长胜七,长春七,枇杷花。

【治则】 温阳补肺。

【组方】 麻布七12g,冷水丹10g,南瓜七12g,太白小紫菀10g,葫芦七12g,鼠曲草12g,一碗水10g,枇杷叶15g,黄荆子10g,长胜七12g,长春七8g,枇杷花8g,生姜3片,大枣3枚。水煎服。

23.肺阴亏损证

肺阴亏损证指肺阴不足、虚热内生而出现的证候。

【临床表现】 以鼻燥口干、喉痛声哑、呛咳少痰、咯血或痰中带血为主症,兼见潮热盗汗,颧红颊赤,手足心热。舌红少苔,脉细数。

【分析】 肺为水之上源,主敷布津液以濡润全身。外感燥热之邪,热邪伤阴,内伤五志而化火,虚火犯肺,均可导致肺津受损,肺津布化、濡润不周可出现鼻燥口干、咽喉干燥或喉痛声哑、呛咳少痰等症。肺气肃降,全凭肺气功能健旺,有赖真气鼓动、阴津濡润,久病伤其津气,肺功受损,肺失宣降,肺肾阴虚,阴不制阳,虚火上炎,可见潮热盗汗、颧红颊赤、手足心热、舌红绛、脉细数等。

【滋阴润肺四梁药】 老虎姜,太白洋参,石枣,手儿参。

【滋阴润肺八柱药】 捆仙绳,凤尾七,一碗水,葫芦七,太白小紫菀,空洞参,水百合,无花果,鸡头参。

【治则】 滋阴润肺。

【组方】 老虎姜12g,太白洋参15g,石枣12g,手儿参10g,捆仙绳12g,凤尾七10g,一碗水10g,葫芦七12g,太白小紫菀8g,空洞参6g,水百合15g,无花果12g,鸡头参15g。以蜂蜜为引,水煎服。

24. 肾阴不足证

肾阴不足证指肾阴亏损、虚热内扰而出现的证候。

【临床表现】 腰膝酸软而痛,男子遗精,女子经少或经闭,齿松发脱,眩晕耳鸣,五心烦热,潮热颧红。舌红少苔,脉细数。

【分析】 腰为肾之府,肾阴不足,故腰酸腿痛;肾主骨,齿为骨之余,阴虚生热,虚火上炎,故牙齿不固;肾开窍于耳,瞳仁属肾,肾阴不足,清窍失濡,故耳中蝉鸣、视物不清或昏花;子泄母气,故遗精、梦遗;阴虚阳脱,则盗汗;阴不涵阳,则失眠;肾阴亏损,脾肾同病,则见大便秘结、舌红少苔、脉细数或尺脉虚大。

【滋阴补肾四梁药】 太白洋参,鸡头参,头发七,鹿寿茶。

【滋阴补肾八柱药】 猪鬃七,石枣,凤尾七,隔山撬,牛毛七,茱苓草,尸儿七,十大功劳。

【治则】 滋阴补肾,壮水制火。

【组方】 太白洋参10g,鸡头参15g,头发七6g,鹿寿茶12g,猪鬃七8g,石枣12g,凤尾七10g,隔山撬12g,牛毛七10g,茱苓草12g,尸儿七10g,十大功劳12g。水煎服。

25. 肾阳亏虚证

肾阳亏虚证指肾阳亏虚,机体失去温煦所表现的证候。

【临床表现】 头晕耳鸣,腰酸腿软,小便清长或尿频失禁,或男子遗精滑泄、阳痿不举,或女子性欲减退、虚寒不孕,兼见形寒怯冷。舌淡,苔白,脉沉细。

【分析】 肾阳不足,脏腑经络失于温养,气血运行无力,不能上荣于面,故面色㿠白;肾阳虚衰,不能温煦肌肤,故畏寒怕冷;肾阳虚弱,无力振奋神气,故精神不振;肾主骨,腰为肾之府,肾阳虚衰,不能温养腰府及骨骼,故腰膝酸软。舌淡胖、苔白、脉沉细均为肾阳虚衰,气血运行无力的表现。肾阳虚损,气化失常,水湿内停,下注冲任,损及任带,可致带下病。

【温补肾阳四梁药】 金丝带,隔山撬,无娘藤,太白洋参。

【温补肾阳八柱药】 鹿寿茶,尸儿七,秤杆七,麻布七,红景天,手儿参,老虎姜,飞天蜈蚣七。

【治则】 温补肾阳。

【组方】 金丝带 8g,隔山撬 12g,无娘藤 20g,太白洋参 15g,鹿寿茶 12g,尸儿七 10g,秤杆七 15g,麻布七 12g,红景天 10g,手儿参 10g,老虎姜 12g,飞天蜈蚣七 6g。水煎服。

26.肾气不足证

肾气不足证指肾气亏虚,失于封藏、固摄,以腰膝酸软、小便清长、遗精早泄、经闭、胎气不固等为主要表现的虚弱证候。

【临床表现】 腰背疼痛,足膝软弱,肢体消瘦,气虚神疲,气短心悸,动则气喘,短气不足,四肢不温,小便清长,面色苍白,头晕目眩,五更泄泻。舌淡,苔白,脉细弱。

【分析】 肾气不足,各脏腑失其濡养,功能活动减弱,故精神疲倦;脏腑功能减弱,气血不能上荣于面,故面色苍白;肾开窍于耳,肾气亏虚,不能上充于耳,故听力逐渐减退;骨为肾所主,肾气虚则骨骼失于温养,故足膝软弱;尿液在膀胱的贮存与排泄,有赖于肾气的蒸化与固摄,肾气不足,固摄无权,则膀胱失约,故小便频数而清长,甚至遗尿而不能自禁;肾的藏精功能有赖于肾气的固摄,肾气不足,则精关不固,故见遗精早泄;先天不足,少女肾气未充,精气未盛,或房劳多产,久病伤肾,以致肾精亏损,冲任气血不足,血海不能满溢,遂致月经停闭;舌淡、苔白、脉细弱为肾气虚弱之象。

【补肾益气四梁药】 太白洋参,鹿寿茶,隔山撬,老虎姜。

【补肾益气八柱药】 金丝带,茱苓草,尸儿七,无娘藤,红景天,偏头七,手儿参,麻布七。

【治则】 补肾益气。

【组方】 太白洋参 12g,鹿寿茶 15g,隔山撬 10g,老虎姜 10g,金丝带 6g,茱苓草 12g,尸儿七 10g,无娘藤 20g,红景天 12g,偏头七 10g,手儿参 8g,麻布七 12g。水煎服。

27.肾精不固证

肾精不固证指肾中所藏之精亏虚,生长发育与生殖功能减退,以生长发育迟缓、早衰、生育功能低下等为主要表现的证候。

【临床表现】 遗精滑泄,日久不愈,腰膝酸软,肾虚耳鸣,男子梦交而精泄,女子梦交而精出,神疲倦怠,精神萎靡,头晕目眩。苔白滑,脉沉细。

【分析】 小儿肾精不充,不能主骨生髓充脑,不能化血充养肌肉,则生长发育迟缓、身材矮小、囟门迟闭、智力低下、骨骼痿软;肾精失养,则腰膝酸软、耳鸣耳聋、健忘恍惚、神情呆钝、发枯易脱、齿松早脱;骨失充养,则两足痿软、行动迟缓;肾精不足,生殖无源,故性欲低下、男子精少不育、女子经闭不孕。

【补肾涩精四梁药】 鹿寿茶,太白洋参,秤杆七,石霜。

【补肾涩精八柱药】 无娘藤,无花果,金刷把,头发七,凤尾七,老虎姜,长胜七,隔山撬。

【治则】 补肾涩精。

【组方】 鹿寿茶 10g,太白洋参 12g,秤杆七 15g,石霜 15g,无娘藤 20g,无花果 12g,金刷把 6g,头发七 6g,凤尾七 10g,老虎姜 12g,长胜七 10g,隔山撬 15g。水煎服。

28.水湿内停证

水湿停聚体内,以肢体浮肿、小便不利、腹大痞胀、身体困重、舌淡胖、苔白滑、脉濡缓等为主要临床表现的证候。

【临床表现】 以水肿、身重、小便频数、小便不利或反多等为主症,兼腰痛酸软,或不仁,或阴囊潮湿,颜面浮肿,面色苍白。舌体淡胖而有齿痕,脉沉迟。

【分析】 肾阳虚不能化气,脾肾功能失调,水精不能四布,可致水湿停滞。停于本脏则腰痛,或不仁,小便不利或不通,或阴囊潮湿,或蓄水为疝,或带下清稀,或经淡如水,或遗精滑泄,或阳不举,或体渐肥胖。这反映了肾藏精、主水两大功能的异常征象。若肾阳虚损,水因不得肾阳蒸化为气而伴随卫气运行,停滞丹田,压迫尿路成为小便不通,是留闭的机理之一。

【温阳化湿四梁药】 隔山撬,无娘藤,猪鬃七,飞天蜈蚣七。

【温阳化湿八柱药】 铁丝七,老龙皮,茱苓草,透骨消,藤梨根,八月瓜根,长胜七,麻布七。

【治则】 温阳化湿。

【组方】 隔山撬 12g,无娘藤 18g,猪鬃七 10g,飞天蜈蚣七 12g,铁丝七 10g,老龙皮 8g,茱苓草 12g,透骨消 15g,藤梨根 15g,八月瓜根 15g,长胜七 12g,麻布七 10g。水煎服。

29.下焦湿热证

下焦湿热证指湿热邪气引起肾和膀胱的蒸腾气化失常,大、小肠的传化糟粕功能异常所表现出来的证候。

【临床表现】 小腹急满,小便淋涩,淋漓不畅,或小便热痛,或下血,或小便浑赤,尿浊如脂。舌红,苔黄,脉数。

【分析】 形成下焦湿热的机理有四。①膀胱受邪,腑病及脏:肾与膀胱有经隧相通,脏腑相连,互为表里,外邪侵犯膀胱,由腑及脏,气郁化热,尿路挛急,水道不利,遂至小便淋涩作痛。②过食肥甘,脾湿下流:平素过食膏粱厚味,郁结化热,湿热下注,结于下焦,因此形成此证。③肺失宣降,上病及下:寒邪犯表或温邪犯肺,均会影响肺气正常宣降,可随少阳三焦下行,侵犯肾脏,以致水液失调而出现小便不利、热淋涩痛。④湿热蕴结,下焦受累:肾与膀胱受病,日积月累,煎熬尿液可出现小便浑赤、尿浊如脂,兼见舌红、苔黄、脉数。

【泻热通淋四梁药】 猪鬃七,透骨消,石豇豆,茱苓草。

【泻热通淋八柱药】 蜈蚣七,铁丝七,飞天蜈蚣七,搬倒甑,八月瓜根,老龙皮,长胜七,玉米须。

【治则】 泻热通淋。

【组方】 猪鬃七10g,透骨消15g,石豇豆10g,茱苓草12g,蜈蚣七10g,铁丝七13g,飞天蜈蚣七10g,搬倒甑10g,八月瓜根12g,老龙皮6g,长胜七10g,玉米须15g。水煎服。

30.痹病

痹病是因风、寒、湿、热等外邪侵袭人体,闭阻经络而导致气血运行不畅的病证。

【临床表现】 肢体关节疼痛,筋骨、肌肉酸痛,关节屈伸不利,手足沉重,肌肤麻木不仁。舌淡,脉弦滑而细。

【分析】 痹病主要是由于正气不足,感受风、寒、湿、热之邪所致。素体虚弱,正气不足,腠理不密,卫外不固,是引起痹病的内在因素。因其易受外邪侵袭,且在感受风、寒、湿、热之邪后,易使肌肉、关节、经络痹阻而形成痹病。正如《灵枢·五变》篇说:"粗理而肉不坚者,善病痹。"《济生方·痹》亦说:"皆因体虚,腠理空疏,受风寒湿气而成痹也。"《素问·痹论》说:"风寒湿三气杂至,合而为痹也。其风气胜者为行痹,寒气胜者为痛痹,湿气胜者为着痹也。"《诸病源候论·风痹候》说:"痹者,风寒湿三气杂至,合而成痹,其状肌肉顽厚,或疼痛,由人体虚,腠理开,故受风邪也。"以风性善行而数变,故痹痛游走不定而成行痹;寒气凝涩,使气血凝滞不通,故疼痛剧烈而成痛痹;湿性黏滞重着,故使肌肤关节麻木、重着、痛有定处而成着痹。脾主肌肉,肝主筋,肾主骨,故脾、肝、肾诸经虚弱又劳伤筋骨、肌肉,加之风、寒、湿、热邪侵袭,闭阻腠理、经络、肌肉、筋骨而成痹病。

祛风湿药能祛除肌肉、经络、筋骨风湿之邪,有的还兼有散寒、舒筋、通络、活血或补肝肾、强筋骨的作用。

【祛风除湿四梁药】 长春七,桃儿七,铁牛七,太白羌活。

【祛风除湿八柱药】 金牛七,百花七,祖师麻,竹根七,捆仙绳,穿山龙,窝儿七,长胜七。

【治则】 祛风除湿。

【组方】 长春七12g,桃儿七5g,铁牛七2g,太白羌活8g,金牛七2g,百花七12g,祖师麻2g,竹根七10g,捆仙绳12g,穿山龙15g,窝儿七3g,长胜七12g。以黄酒为引,水煎服。

31.五劳七伤

五劳七伤泛指各种疾病和致病因素。五劳是指心、肝、脾、肺、肾五脏的劳损;七伤是指喜、怒、悲、忧、恐、惊、思七情的伤害。

【临床表现】 头昏眩晕,心慌心悸,咳嗽气短,目干畏光,视物不清,腰膝酸软,两足萎弱,面色潮红。舌干红,少津,脉细弱或沉细而濡。

【分析】 大饱伤脾;大怒气逆伤肝;强力举重、久坐湿地伤肾;形寒寒饮伤肺;忧愁思虑伤心;风雨寒暑伤形;大恐惧不节伤志。《景岳全书·虚损》指出:"劳倦不顾者多成劳损""色欲过度者多成劳损""少年纵酒者多成劳损""疾病误治及失于调理者,病后多成虚损"。咎其原因有四:①禀赋薄弱,体质不强。因虚劳致病,或因病致虚,日久不复而成为虚劳。②烦劳过度,损及五脏,《素问·宣明五气篇》指出"久视伤血,久卧伤气,久坐伤肉,久立伤骨,久行伤筋,是谓五劳所伤"。《医家四要·病机约论》也指出"曲运神机则劳心,尽心谋虑则劳肝,意外过思则劳脾,预事而忧则劳肺,色欲过度则劳肾"。③饮食不节、暴饮暴食、营养不良、嗜欲偏食、饮酒过度等损伤脾胃,使其消化水谷、化生精微、长养气血的功能受到影响。④大病久病后失于调理;或大病之后,邪气过盛,脏气损伤;或热病日久,耗血伤阴;或寒病日久,伤气损阳;或瘀血内结,新血不生;或因寒邪久留,耗伤正气;或因病后失于调理,正气亏损难复等,都会使精气耗伤,由虚致损,逐渐发展成为劳损。

【五劳七伤四梁药】 太白洋参,盘龙七,尸儿七,桃儿七。

【五劳七伤八柱药】 鹿寿茶,隔山撬,凤尾七,金丝带,长胜七,捆仙绳,老虎姜,铁牛七。

【治则】 补虚益损,填精壮髓。

【组方】 太白洋参15g,盘龙七12g,尸儿七10g,桃儿七6g,鹿寿茶15g,隔山撬12g,凤尾七10g,金丝带5g,长胜七15g,捆仙绳12g,老虎姜12g,铁牛七2g。以蜂蜜为引,水煎服。

32.结石

结石是因体内湿热浊邪蕴结不散,久经煎熬形成的砂石样病理产物,为继发性病因之一。

【临床表现】 口苦,恶心呕吐,不思饮食,厌食,尿少而黄,便秘,右胁时感不适、隐痛、绞痛,辗转不安,疼痛可放射至右肩部或右侧背部。舌红,苔黄腻,脉弦滑或滑数。

【分析】 结石的形成与饮食不节、情志内伤、服药不当、寄生虫感染等因素有关。嗜食辛辣、喜食肥甘厚味或嗜酒太过,影响脾胃运化,蕴生湿热,内结于胆,湿热煎熬,日久可形成胆结石;湿热下注,蕴结于下焦,日久可形成肾结石或膀胱结石。若空腹时食用大量柿子,则影响胃的受纳和通降,可瘀结而为胃结石。此外,某些地域的饮水中含有过量或异常的矿物及杂质等,也可能是促使结石形成的原因之一;情志失调,肝气郁结,疏泄失司,胆汁排泄不利亦可郁结,气滞、湿阻、血瘀日久化热,郁蒸煎熬可成结石;长期过量服用某些药物,如碱性药物、磺胺类药物、钙、镁、铋类药物等,致使脏腑功能失调,或药物及其代谢产物残留体内,浊物、水湿、热邪相合亦可酿成结石;虫体或虫卵往往是结石的核心,蛔虫被公认为是引起胆结石的主要原因。由于蛔虫侵入胆道,不可避免地引起感染及不同程度的梗阻,从而使胆汁疏泄不利,久而形成结石。此外,结石的发生还与年龄、性别、体质、生活习惯有关,也可因受其他疾病的影响而形成。

【排石利胆四梁药】 石豇豆,石剑,透骨消,搬倒甑。

【排石利胆八柱药】 金钱草,红石耳,太白大黄,八月瓜,破铜钱,猪鬃七,藤梨根,金不换。

【治则】 排石利胆。

【组方】 石豇豆 15g,石剑 12g,透骨消 20g,搬倒甑 12g,金钱草 20g,红石耳 8g,太白大黄 10g,八月瓜 12g,破铜钱 15g,猪鬃七 10g,藤梨根 12g,金不换 10g。水煎服。

33. 不寐

不寐指外邪扰动,或正虚失养,导致神不安舍,临床以经常性不能获得正常睡眠为特征的一种病证。

【临床表现】 失眠健忘,多梦易醒,心悸气短,头晕目眩,耳鸣,肢倦神疲,腰酸腿困,五心烦热,善惊胆怯,饮食无味,面色少华。舌淡,苔薄,脉细弱。

【分析】 失眠多梦多为情志所伤、劳逸失度、久病体虚、五志过极、饮食不节等引起阴阳失交,阳不入阴而形成。临床症状有轻、重之别,轻者仅入寐不酣,重者可彻夜不寐。辨证以虚证尤多。①思虑劳倦太过,伤及心脾:心伤则阴血暗耗,神不守舍;脾伤则食少纳呆;生化之源不足,营血亏虚,不能上奉于心,以致心神不安。如《景岳全书·不寐》中指出"劳倦思虑太过者必致血液耗亡神魂无主,所以不眠"。②阳不交阴,心肾不交:素体虚弱或久病之人,肾阴耗伤,不能上奉于心,水不济火,则心阳独亢;或五志过极,心火内炽,不能下交于肾,心肾失交,心火亢盛,热扰神明,神志不宁,因而失眠。正如《景岳全书·不寐》所说"真阴精血之不足,阴阳不交,而神有不安其室耳"。③阴虚火旺,肝阳扰动:情志所伤,肝失条达,气郁不舒,郁而化火,火性上炎,或阴虚阳亢扰动心神,神不安宁以致不寐。④心虚胆怯,心神不安:心虚胆怯,决断无权,遇事易惊,心神不安亦能导致不寐。如《沈氏尊生书·不寐》中指出"心胆俱怯,触事易惊,梦多不详,虚烦不眠"。此属体弱心胆素虚,善惊易恐,夜寐不宁;亦有因暴受惊,情绪紧张,终日惕惕,渐至心虚胆怯而不寐者。

【安神定志四梁药】 金刷把,金丝带,太白花,太白茶。

【安神定志八柱药】 凤尾七,头发七,红毛七,大救驾,神砂草,红景天,水菖蒲,鹿寿茶。

【治则】 安神定志,益气养精。

【组方】 金刷把 8g,金丝带 6g,太白花 10g,太白茶 8g,凤尾七 12g,头发七 8g,红毛七 10g,大救驾 6g,神砂草 10g,红景天 12g,水菖蒲 12g,鹿寿茶 15g。水煎服。

34. 黄疸

黄疸以身黄、目黄、小便黄为主症,其中目睛黄染尤为本病的主要特征。

【临床表现】 以身黄、目黄、小便黄为主症,兼头重身困,胸膈痞满,食欲减退,恶心呕吐,腹胀或大便溏垢。舌苔厚腻而黄,脉弦滑或濡缓。

【分析】 黄疸的病因有内、外两个方面,外因多由感受外邪、饮食不节所致,内因多与脾胃虚寒、内伤不足有关,内、外二因又互为关联。黄疸的病机关键是湿。正如《金匮要略·黄疸病》指出:"黄家所得,从湿得之。"由于湿阻中焦,脾胃升降功能失常,影响肝胆的疏泄,以致胆液不循常道,渗入血液,溢于肌肤而发生黄疸。阳黄多因湿热蕴蒸,胆汁外溢肌肤而发

第十章 草医代表

黄;如湿热夹毒,热毒炽盛,迫使胆汁外溢肌肤而迅速发黄者,谓之急黄;阴黄多因寒湿阻遏,脾阳不振,胆汁外溢所致。随着湿热、寒湿和瘀血内阻等的不同病因常伴随肝胆疾病。宋代韩祇和著的《伤寒微旨论》提到:"伤寒病发黄者,古今皆为阳证治之……无治阴黄法。"萎黄的病因为虫积食滞,导致脾土虚弱,水谷不能化生精微而生气血,或失血、病后血气亏,气血不足,肌肤呈现黄色。《金匮要略·黄疸病》有黄疸、谷疸、酒疸、女劳疸和黑疸之分,统称为五疸。《景岳全书·黄疸》篇提出了"胆黄"这一病名,认为"胆伤则胆气败,而胆液泄,故为此证"。

【清热利胆四梁药】 搬倒甑,垂盆草,金钱草,透骨消。

【清热利胆八柱药】 石豇豆,金不换,十大功劳,金柴胡,黄三七,地锦草,凤尾草,茱苓草。

【治则】 清热利湿,利胆排黄。

【组方】 搬倒甑15g,垂盆草20g,金钱草20g,透骨消15g,地锦草10g,石豇豆10g,金不换12g,十大功劳10g,金柴胡8g,黄三七10g,凤尾草10g,黄柏10g,茱苓草8g。水煎服。

35.眩晕

眩是眼花或眼前发黑,晕是头晕甚或感觉自身或外界景物旋转。二者常同时并见,故统称为"眩晕"。轻者闭目即止,重者如坐车船,旋转不定,不能站立,常伴有耳鸣、恶心、呕吐、汗出、肢体震颤等症状,多有情志不遂、年高体虚、饮食不节、跌扑损伤等病史。

【临床表现】 眩晕,耳鸣,头目胀痛,视物旋转,少寐多梦,易烦易躁,肢麻震颤,心悸健忘,精神萎靡,神疲懒言,指甲不华,发色不泽,面色㿠白。舌淡,脉细弱。

【分析】 本病的发生以虚者居多,如阴虚则易肝风内动,血少则脑失所养,精亏则髓海不足,均易导致眩晕。《灵枢·海论》篇云:"脑为髓之海,其输上在于其盖,下在风府……髓海有余,则轻劲多力,自过其度;髓海不足,则脑转耳鸣,胫痠眩冒,目无所见,懈怠安卧。"《河间六书·五运主病》云:"诸风掉眩,皆属肝木。风气甚而头目眩晕者,由风木旺,必是金衰不能制木,而木复生火,风火皆属阳,阳多为兼化,阳主乎动,两动相搏,则为之旋转。"病因很多,但可以从四个方面来分解。①素体阳虚,长期忧郁恼怒,气郁化火,使肝阴暗耗,肝阳上亢,风阳内动,上扰清空,发为眩晕、头目胀痛、易烦易躁、少寐多梦。②久病不愈,耗伤气血;或失血之后,虚而不复;或脾胃虚弱,不能健运水谷以化生气血,以致气血亏虚,气虚清阳不展,血失道妄行,血虚脑失养,则可发生眩晕,兼面色㿠白、倦怠懒言、唇甲不华、发色不泽、精神萎靡。③肾藏精生髓,若先天不足,肾阴不充;或老年肾亏,久病伤肾,肾精不足;或房劳过度,导致肾精亏耗,不能生髓,而脑为髓之海,髓海不足,上下俱虚,可发生眩晕、腰膝酸软、耳鸣、牙齿松动、精神萎靡。④嗜酒肥甘,饥饱劳倦,伤于脾胃,健运失司,以致水谷不化精微,聚湿生痰,痰湿中阻,则清阳不升、浊阴不降,引起眩晕,则头重昏蒙、视物旋转、胸闷恶心、呕吐痰涎。

【眩晕四梁药】 晕鸡头,羊角参,太白花,天蓬草。

【眩晕八柱药】 头发七,太白洋参,钮子七,太白茶,石菖蒲,偏头七,太白树,鹿寿茶。

【治则】 平肝补肾,养血止眩。

【处方】 晕鸡头 12g,羊角参 15g,太白花 6g,天蓬草 12g,头发七 8g,太白洋参 15g,钮子七 12g,太白茶 10g,石菖蒲 10g,偏头七 12g,太白树 12g,鹿寿茶 15g。水煎服。

典型病例

病例 1:王某某,女,50 岁。

初诊:1974 年 6 月 13 日。半个月前患者自感两腿关节疼痛、麻木拘挛,关节屈伸不利,疼痛游走不定。舌淡白,脉沉弦或沉迟。

【分析】 本病是由风、寒、湿邪留滞经络,日久痰凝瘀阻,经络不通所致。湿邪与痰瘀交阻,经络不通,故见肢体筋脉疼痛、麻木拘挛、屈伸不利等。若风、寒、湿邪久积经络,湿痰阻滞经络,可见腿间作痛或腰腿沉重。

【中医诊断】 痹病(风寒湿痹)。

【西医诊断】 风湿病。

【治法】 方药予以金牛七 3g,铁牛七 2g,长春七 10g,桃儿七 6g,青风藤 15g,大血藤 12g,长胜七 12g,络石藤 20g,竹根七 10g,飞天蜈蚣七 10g,独角莲 5g。3 剂,每剂用水煎 1 小时,熬 2 次,早、晚各服 1 次。

按语:方中以大辛大热之金牛七、铁牛七搜风散寒除湿、温经通络止痛,共为君梁药。长春七、桃儿七祛风通络、行气止痛,为助君梁药;青风藤、大血藤、长胜七、络石藤,四藤祛风湿、通经络、入四肢,达到止痛之效,为臣柱药;大血藤、飞天蜈蚣七、竹根七活血行气、化瘀止痛;独角莲化痰通络,为佐药;络石藤、青风藤性善走窜、通经活络。

本方的配伍特点:以大热、辛散温通、有毒之金牛七、铁牛七为主,以温散通经、祛风之长春七、桃儿七为辅助,四藤祛风通络,性善走窜,到达患者病变位置为臣柱。诸药合用,共奏祛风除湿、和血止痛、久瘀不通之病证。

病例 2:罗某某,男,56 岁。

初诊:1987 年 8 月 12 日。腹痛、腹泻黏液脓血便 3 天。患者于 3 天前吃剩饭后 3 小时出现腹痛腹泻、里急后重、大便稀,后见黏液脓血便,便意不尽,下痢鲜艳脓血,肛门灼热,急渴欲饮水。舌红,苔黄,脉滑数。

【分析】 本病是热毒血痢,盖因饮食不洁,湿热疫毒壅滞大肠,深陷血分所致。肠道传导失常,损伤肠络,腐烂化为脓血,故下痢鲜艳脓血;阻滞气机,遂成腹痛难忍欲如厕、泻则而畅、便意不尽的窘迫征象。湿热疫毒下迫大肠,则肛门灼热。病因为湿热疫毒,病位在大肠血分。

【中医诊断】 痢疾(湿热蕴结证)。

【西医诊断】 细菌性痢疾。

【治法】 治当清热燥湿,凉血解毒。方药予以朱砂七12g,蝎子七10g,荞麦七10g,秤杆七12g,盘龙七10g,大头翁10g,赶山鞭12g,马齿苋10g,黄三七6g。3剂,水煎,早、晚各服1次。

按语:方用苦涩、寒而入大肠血分的朱砂七、蝎子七为君梁药,共奏清热解毒、凉血止痢之功。黄三七、荞麦七苦寒微涩,归大肠经,寒能清热,苦能燥湿,涩可"主热利下重",为臣柱药。佐以苦寒之大头翁、赶山鞭、马齿苋,以奏清热解燥湿、厚肠、凉血解毒之功。秤杆七、盘龙七凉涩健脾止泻。诸药配伍,共奏清热燥湿、解毒凉血、止泻的作用。

本方的配伍特点:以苦寒清解为主,凉涩之性可凉血收涩,共奏清热解毒、凉血之效,对畏寒、发热、腹痛腹泻、里急后重、黏液脓血便及左下腹压痛、肛门灼热、口渴心烦、舌红、苔黄、脉滑数有效。

病例3:丁某某,男,47岁。

初诊:1976年7月12日。头痛、昏眩、目赤肿痛、耳鸣、胁痛2天,并伴有耳聋、小便黄赤涩痛、口苦、口干。舌红,苔黄,脉弦洪而数。

【分析】 本病是由肝胆实火上炎或肝胆湿热循经下注所致。足厥经绕阴器,布胁,连目系,与督脉会于巅顶;足少阳胆经起于目内眦,布耳前后,另一支布胁肋。肝胆实火上炎,气郁化热;或因大怒气逆,气机不畅,气郁化火;肝胆之火循经上炎至头部巅顶或两侧,故头晕、目眩、口苦、耳聋、耳鸣,旁及两胁则胁肋灼热疼痛。

【中医诊断】 眩晕(肝经湿热证)。

【西医诊断】 梅尼埃病。

【治法】 既要清泻肝胆实火,又要清利肝经湿热,并需疏畅气机。方药予以搬倒甑12g,黄三七10g,茱苓草12g,十大功劳10g,透骨消15g,一支蒿10g,太白大黄8g,金不换12g,女儿茶15g,龙胆对经10g,垂盆草20g,雄黄七12g。3剂,水煎,早、晚各服1次。

按语:搬倒甑、黄三七大苦大寒,既能泻肝胆实火,又能利肝经湿热、泻火除湿,故为君梁药。十大功劳、龙胆对经苦寒泻火、清热燥湿,加强了君梁药泻火燥湿之功;垂盆草佐透骨消、茱苓草、女儿茶渗湿泻热,导引湿热从水道而去;见肝之病,先理肠胃,用太白大黄、金不换清理肠胃,使病有去处;肝乃血之脏,若为实火所伤,阴血亦随之耗伤,且方中用透骨消养血清热以顾肝体,使邪去而阴血不伤。雄黄七消肿镇痛,缓解灼热疼痛。以上诸味药皆为佐药,肝体阴而用阳,性喜条达而恶抑郁,火邪或湿热内郁,肝胆之气不舒,用一支蒿、茱苓草疏肝胆之气,又助肝胆生发之机,并能引诸药归于肝胆之经,使肝胆实火上炎,肝胆湿热及热毒去也。

病例4:郭某某,女,42岁。

初诊:1983年8月10日。患者心慌心悸、失眠健忘1周,心中烦热,口干口燥,颜面憔悴。舌红少苔,脉细数。

【分析】 本病是因体质素弱或者思虑过多导致的心血不足、阴血失养。惊指常怀恐惧;悸,"心动也"。《仁斋直指方》云:"人之所主者心,心之所养者血,心血一虚,神气不守,此惊悸之所肇端也。"血少不能养其真脏,且心血皆主神志,则健忘失眠。心阴虚是脏津液亏损的病变。该患者的临床表现从神、心、血、脉、舌方面反映了营阴受损,自是血中之液亏损所致。究其心阴受损原因,外感热病、热灼营阴者有之,七情内郁、郁久化热、热伤阴血、营阴暗耗者亦有之。

【中医诊断】 心悸(心阴虚证)。

【西医诊断】 心律失常。

【治法】 治当补益心血。方药予以牛毛七 10g,太白花 12g,红毛七 10g,大救驾 6g,人头七 10g,凤尾七 12g,钮子七 10g,金刷把 10g,太白树 10g,羊角参 12g,红毛五加 12g,麦冬 15g,生地黄 20g。水煎服。

按语:心血不足,应当补养心血,常选用红毛七、凤尾七、红毛五加、生地黄补益心血,为君梁药;配伍人头七、牛毛七、羊角参健脾补气,脾统血有补气生血之意,为臣柱药,《药品化义》谓其"香气透心,体润滋血",金刷把、大救驾也有此意;大救驾、太白花、钮子七开心益智,可治疗心悸、健忘等症。并以太白树、麦冬养心定志,治疗心阴不足之面色赤红、口干口渴、心慌、心悸、汗出、形瘦气短。诸药合用,共奏补益心血、养心定志之功。

病例 5:刘某某,女,50 岁。

初诊:1984 年 5 月 7 日。患者烦躁、失眠 1 个月余,多方治疗无效,遂来就诊。刻下见失眠健忘,心烦意乱,心悸气短,头晕目眩,耳鸣,肢倦神疲,腰酸腿困,五心烦热,善惊胆怯,饮食无味,面色少华。舌淡,苔薄,脉细弱。

【分析】 本病是由忧患太过、神志不安所致。人之所主者心,心之所养者血,阴虚血少,心体失养则心悸。心藏神的作用是指大脑功能而言,大脑思维正常,全凭气血津液作为物质基础。今阴亏血少,脑失濡养,是以不耐思考,甚至健忘。但亦有阴虚于下,阳亢于上,且日有所思,夜里妄想而不能入眠;次谓神摇于上,精泄于下,出现心肾不交的病理。阴虚火旺,肝阳扰动,情志所伤,肝失条达,气郁不舒,郁而化火,火性上炎,或阴虚阳亢扰动心神,神不安宁以致不寐。

【中医诊断】 不寐(阴亏血虚证)。

【西医诊断】 失眠。

【治法】 治当滋阴补血,养心安神。方药予以金刷把 8g,金丝带 6g,太白花 10g,太白茶 8g,凤尾七 12g,头发七 8g,红毛七 10g,大救驾 6g,神砂草 10g,红景天 12g,水菖蒲 12g,鹿寿茶 15g。3 剂,水煎,每剂煎 2 次,分 4 次服用。

按语:阴亏血虚治宜滋阴补血。失眠者神无所依,心神失养,用金刷把、金丝带、太白花、太白茶养心安神,太白花、太白茶又擅长清心宁神、清火凉血,凉血能止耗,能祛五心烦热为君梁药。凤尾七、红毛七、头发七滋补肝阴、生血补阴,头发七、鹿寿茶补肾生精补血,为臣柱药。大救驾、神砂草、水菖蒲香气透心开窍、体润滋血,可起到佐药的作用。血靠气的推动和资助,所以用红景天补气宁神,故肢倦神疲、面色少华可得到缓解。诸药合用,可达到养心安神、滋补阴血之效。

病例 6:何某某,女,52 岁。

初诊: 1983 年 8 月 12 日。患者下肢水肿半年有余。刻下见颜面浮肿,面色苍白,身重,腰痛酸软,小便频数、不利。舌胖而淡白,脉沉迟。

【分析】 本病是水液在体内升降出入失常所致,水液代谢有赖肾气、脾气的运输与肺气的肃降。水从体外摄取以后,经食道下入胃肠,并由肠吸收上输于肺;再由肺气宣发肃降,将水津从三焦输布于表、下行归肾;再由肾阳将水蒸化成为水气,成为水精四布、五经并行、升降出入、运行不息的正常状态。水湿内停,气化失常,是指肾阳虚损,不能化水为气,水液内停,变生成为痰饮水湿的病变。

【中医诊断】 水肿(阳虚水泛证)。

【西医诊断】 肾源性水肿。

【治法】 治当温补肾阳以助气行水,健脾胃以助输津液。方药予以隔山撬 12g,无娘藤 18g,猪鬃七 10g,飞天蜈蚣七 12g,铁丝七 10g,老龙皮 8g,茱苓草 12g,透骨消 15g,藤梨根 15g,八月瓜根 15g,长胜七 12g,麻布七 10g,生姜 3 片,大枣 5 枚。3 剂,水煎服。

按语: 温补肾阳常用无娘藤、隔山撬,行水用猪鬃七、飞天蜈蚣七,四药共用有恢复肾阳气化的功能,气化正常,则水精四布、五经并行,为君梁之药。长胜七、老龙皮、麻布七健脾补阳输津,可恢复脾胃运化水湿的功能,健脾化湿为臣柱药;铁丝七、茱苓草、透骨消、藤梨根、八月瓜根行水消肿,兼活血通络。腰痛酸软、颜面浮肿、面色苍白均可以本方治疗。

病例 7:惠某,男,48 岁。

初诊: 1978 年 6 月 8 日。患者头昏眩晕、耳鸣、头目胀痛 4 天。刻下见头昏眩晕,耳鸣,头目胀痛,视物旋转,少寐多梦,易烦易躁,肢麻震颤,心悸健忘,精神萎靡,神疲懒言,指甲不华,发色不泽,面色㿠白。舌淡,脉弦而有力。

【分析】 眩是眼花或眼前发黑,晕是头晕甚或感觉自身或外界景物旋转。二者常同时并见,故统称为"眩晕"。如肝阳冲逆化为肝风,风阳上行,上扰清空,发为眩晕、头目胀痛。肝气犯胃,以致胃气不化水谷精微,聚湿生痰,痰湿中阻,则清阳不升,浊阴不降,引起眩晕。《灵枢·海论》篇:"脑为髓之海,其输上在于其盖,下在风府……髓海有余,则轻劲多力,自过其度;髓海不足,则脑转耳鸣,胫痠眩冒,目无所见,懈怠安卧。"肝肾阴虚,肝阳上亢,风阳上扰,肝气犯胃,清阳不升,为眩晕之重,所以治宜平肝潜阳、清胃降逆。

【中医诊断】 眩晕(肝阳上亢证)。

【西医诊断】 梅尼埃病。

【治法】 方药予以晕鸡头 12g,羊角参 15g,太白花 6g,天蓬草 12g,头发七 8g,太白洋参 15g,钮子七 12g,太白茶 10g,石菖蒲 10g,偏头七 12g,太白树 12g,鹿寿茶 15g。水煎服。

按语:晕鸡头、偏头七、钮子七、太白花清泻肝火、平肝潜阳以祛肝阳上扰之势,可除头昏眩晕、耳鸣、头目胀痛、视物旋转、易烦易躁、少寐多梦,为君梁之药。羊角参、太白洋参、石菖蒲健胃消痰湿;石菖蒲芳香化湿,使阳气上升,浊气下降,共为臣柱药也。鹿寿茶、太白洋参、天蓬草、太白树、太白茶、头发七滋阴补肾并养肝阴,可使肝阴清养、肾气得到滋补。诸药共用,可使诸症得除,处方得当。

病例 8:王某某,女,44 岁。

初诊:1983 年 4 月 7 日。患者 1 周前因饮食不适导致胸脘痞闷,嗳腐吞酸,恶食呕逆,腹痛肚胀,大便少,四肢倦怠,少气懒言,面色萎黄或灰暗无华。舌苔黄厚,脉沉滑。

【分析】 本病因饮食停滞,食滞不化,脾胃纳运失常,脾运不健,消化和吸收功能障碍而导致。《素问·痹论》说:"饮食自倍,肠胃乃伤。"若饮食过度,食积内停,气机阻滞,脾胃升降失司,则脘腹胀、嗳腐吞酸、恶食呕逆、大便少。

【中医诊断】 胃痞(饮食积滞证)。

【西医诊断】 萎缩性胃炎。

【治法】 治宜消食化滞,理气和胃。方药予以桦黄石耳消胀散,即桦黄 12g,红石耳 6g,青蛙七 10g,太白米 2g,八月瓜 12g,百花七 15g,长胜七 15g,盘龙七 12g,大头翁 10g,老龙皮 8g,隔山撬 10g,桦灵芝 12g。3 剂,水煎,每剂煎 2 次混合分 3 次服用,早、中、晚各 1 次。

按语:方中重用红石耳、青蛙七,二者消饮食积滞,尤善消肉食油腻之积;太白米温胃散寒,桦黄消胀除满,共为君梁药;大头翁、百花七、八月瓜辛甘而平,下气消食,又可消谷面之食、陈腐之积,为臣柱之药。君臣相配,可消饮食积滞。行气需要导滞,导滞需要健脾益气,盘龙七、隔山撬健脾益胃补气、健胃消食,共为佐柱药。桦灵芝行气散结为使药,使食积得消,脾胃不和得到缓解,则诸症自愈。

病例 9:宋某某,男,46 岁。

初诊:1974 年 3 月 12 日。患者胁肋胀痛,牵涉至腰腹部,情志不舒,抑郁寡欢,胸肋胀满,胁肋痛,胃脘疼痛,黎明腰痛,喜太息,食少神疲,有时口苦,口干。舌淡红,苔黄厚,脉弦而涩。

【分析】 本病为肝气郁结,气串周身,凝滞胸胁,少阳三焦气机升降出入受阻所致。肝主疏泄,主一身之筋膜,是供气血、津液、精等基础物质升降出入的通道,性喜条达,气机阻滞,可致胸胁胀痛,腰、骶、少腹部胀痛。所以此证基本还是肝气郁结与经脉挛急的综合反映。肝郁脾虚则食少,气血生化之源不足则神疲,消化不良则口苦、口干。肝气郁结是情志不舒,肝失条达,少阳三焦气机受阻而产生的病变。

【中医诊断】 胁痛(肝气郁结证)。

【西医诊断】 胁痛。

【治法】 治当疏肝解郁,顺气散结。方药予以金柴胡 10g,八月瓜 12g,天蓬草 10g,百花七 15g,搬倒甑 12g,红毛七 10g,凤尾七 8g,朴松实 12g,对经草 12g,桦黄 12g。3 剂,水煎,每剂煎 2 次,分 4 次服用。

按语:本方以金柴胡、八月瓜、桦黄疏肝解郁、条达肝气,为君梁之药;百花七疏肝解郁、理气止痛,为臣柱药;红毛七、搬倒甑、朴松实、凤尾七理气、活血、止痛,为使药;天蓬草、对经草理气散结;诸药合用,形成了疏达肝气、通调肝血、柔和经脉三者兼顾的方剂结构。

病例 10:王某某,女,68 岁。

初诊:1978 年 11 月 6 日。患者咳嗽、气短、喉中有痰鸣声 4 天,痰稀或吐涎沫,遇寒加重。舌淡,苔白滑,脉浮滑而软。

【分析】 本病是寒痰内停、肺失宣降而致。外寒犯肺,肺失宣降,津气逆乱,水湿壅滞,肺不布津,不能有效控制和调节水液而出现喘咳痰稀。肺寒停饮,水液遇寒则凝,凝则痰浊窒塞于气道,则出现胸中气机不畅而胸满气短、有痰或吐涎沫,遇寒则加重。肺寒则阳虚,气血津液布化不周,必将引起肺津失布,虚不能布津,以至水液内停,津液凝聚,可见舌淡、苔白滑、脉浮滑而软。

【中医诊断】 咳嗽(寒饮内停证)。

【西医诊断】 咳嗽。

【治法】 治当温肺散寒,宣肺降逆。方药予以麻布七 12g,冷水丹 10g,南瓜七 12g,太白小紫菀 10g,葫芦七 12g,鼠曲草 12g,一碗水 10g,枇杷叶 15g,黄荆子 10g,长胜七 12g,长春七 8g,枇杷花 8g,生姜 3 片,大枣 3 枚。3 剂,水煎服。

按语:方中用麻布七、鼠曲草、南瓜七、葫芦七、冷水丹、长春七温阳补肺,为君梁之药;太白小紫菀、枇杷叶、一碗水、枇杷花宣肺降逆、散寒涤饮,为臣柱之药。长胜七、黄荆子敛肺止咳而化痰饮,长胜七又可健脾益胃而消痰。诸药合用,既解决了病因,又符合病机。

附:7 种代表性草药

下面列举桃儿七、铁牛七、金牛七、长春七、太白米、老龙皮、隔山撬 7 种代表性的草药给予重点介绍。

《太白草药性书》开篇介绍的是桃儿七,"桃儿七之功效为草药之首""首以桃儿七、铁牛七(别名铁棒锤)、长春七、金牛七四味为君梁。因桃儿七有除风湿、利气血、通筋骨、和百药之功;铁棒锤走血分,祛瘀止痛散气,走筋骨,能使气血活动周流全身,有赶邪出外之效;长春七能除风湿,入筋骨,赶风寒,止筋骨之痛;金牛七能消肿、除风止痛、活血,专祛瘀,赶骨中风寒。故余用以四药配为君梁者,因四药所疗之病功效最广,效力最强,作配为君,以加佐使之药,治劳伤骨节疼痛、风湿瘫痪及妇人顽瘴诸病,举手擒拿矣。今余批为君梁者,希各位同志进一步研究"，对于桃儿七的使用强调"多配合各种酒药使用"。

铁牛七，属毛茛科植物，产于太白山、紫柏山，甘肃亦有之。茎苗似黄蒿，独茎，高者尺余，一种开红花，一种开白花，花似钟铃，根皮黄黑色，内起菊花心者良，大小不一，根长寸余，头大尾尖，大者有小指粗，分子和母，其根茎长在母头，子附母生，药用子，母毒大，只可外用，茎苗亦可用之，七八月采。铁牛七苦、大辛，味厚性烈，有大毒，走血分之药，专能入心、肺、大肠，又能走脾、肾二经，功能活血祛瘀败毒，能杀血分中之毒菌，故能治大麻风或各种顽蘝诸风，走筋骨，止痛，生肌长肉，惟跌仆损伤、痈肿恶疮、劳伤、金疮诸症最不可少者。母能敷洗肿毒；茎能祛骨中老寒，又能煎洗诸疮痈肿；叶可敷金疮生肌止痛。根之毒最大，茎叶毒很轻。根毒与金牛七之毒大小相同，惟铁牛七走血分，而金牛七走气分（若中棒锤毒者，用桃儿七解，或凉水、嫩麦苗、生萝卜汁解，反热物或烟酒），医者慎用，以免危险，最多用二三厘。其代表性组方为"棒锤五毒膏"，专治跌打损伤、无名肿毒、筋骨疼痛、风湿麻木及各种痞块，能生肌止痛。组方为铁棒锤、老鸦蒜、牛蒡根、三角风、爬山虎、追风七各半斤，长春七、阿魏、全蝎、赤芍、细辛、二丑各一两，甘遂、藤黄各四两，倒爪龙、破血丹、金牛七、大头翁各五两，朱砂七、乌蛇、归尾、赤石脂、二乌各二两，木通二钱，麝香一钱，蜈蚣五条，斑蝥、木香五钱，三棱、莪术、大黄各三两，马钱子二十五个（寸香、藤黄、金牛七、铁棒锤、蜈蚣、斑蝥、赤石脂、阿魏各为细粉，待膏成时放入）。先用蓖麻油五斤，泡上药七日夜，再倒入锅内，将丹放入再炼时，取出倒入罐内，埋在阴湿之地三尺深七日夜，以去其火毒用。铁棒锤的炮制方法：铁棒锤单用须炮制，其法为在红灰中煨片时，用小便泡15分钟，或用童便浸泡一昼夜，则毒去矣。生用单用，用冷水为引，不可见热物烟酒。

金牛七，属毛茛科植物，产于太白深山中，长在沟涧阴湿处或窖中，藤生茎赤，叶似乌药叶，花为深蓝色，茎长丈八或有几尺，一茎一根，有母子之分，根公小乌药，皮黑肉白，用其子，母作外用。秋后采之。味辛、微苦，性温，有大毒，功能消瘀散肿、除风湿、走筋骨、止痛活血，并治无名中毒、虫蛇咬伤、跌打损伤。若跌打损伤重，用金牛七二厘，童便冲服，长春七为之使，反烟酒、热物、浆水等，若触犯无救。其茎叶甘苦，专敷无名肿毒，或煎水洗瘫痪诸疾，功能专除骨中风寒，茎叶用度无限，根用二厘。

长春七，属伞形科植物，长于深山谷中，生于岩缝之中，有土之地不生，形似独活，在发叶之初细毛甚多，叶续生根上，形似红萝卜叶，有光泽。长春七分两种，一种叶色灰白，心黄，味甘性纯；一种叶青绿，心白，性猛烈，用其根，四季可采。心黄者味甘性纯，可通窍祛风、补脾气；心白者味辛性猛气厚，为和缓发汗之药，治诸风，除风湿，走筋骨，祛风寒治伤，并治伤寒，止周身疼痛、风火牙痛等，每用二钱。在长春七的附方介绍中，长春七单用治风火牙痛，可用白心长春七，最有大效。①祛风顺气汤：专治腰腿疼痛。长春七三钱，木通、桃儿七、尸儿七、伸筋草各一钱，九眼独活、太羌、牛膝、竹根七各二钱，煎服烧酒引或黄酒下。后附歌曰：祛风顺气治腰痛,春桃通尸神夕根,二活煎服黄酒下,腰痛腿疼服之灵。②二妙散:专治跌打损伤不能行动,闭气。长春七三钱,金牛七二厘,煎童便二盅、酒一盅引,每服二三盅,停两小时又服二三盅。或为末用童便冲服,功效最神。附歌曰:跌打最神二妙散,长春金牛二味参,为末童便来冲服,止痛消瘀患者赞。③长春七汤:专治伤劳风寒周身疼痛。长春七三钱,金牛七三厘,伸筋草、木通、川乌各二钱,竹根七、桂枝、红毛七、臭党、黄英、野当归各三钱,桃儿七一钱,制草乌一钱五分,生姜三片,酒引开水服。附歌曰:长春七汤治劳伤,春桃竹桂红伸党,二乌金牛芷通当,生姜三片水酒煎。

太白米,属百合科植物,生于秦岭高山,在每年四月初生苗,叶似黄花。苗有光泽,在七八月时,苗中抽出一茎开紫花,其根似葱头,太白米即长在根头下,周围一大包罗,根白如葱。太白米有壳,其色灰黑内白,用时去其壳,秋后采之。太白米味苦、微辛,性温、平,无毒,专治风寒表证。太白米五味皆备,能温能补,能收能敛,宽胸膈,利气血,止痛,通行十二经,治风寒咳嗽、劳伤腹痛、胃痛效佳,用则四五分,忌生姜,反热物,触犯即吐。

老龙皮的附方中写明:"1.老龙皮炖肉食不要盐,治起白屑,皮肤起黑白色者。又可为末调真菜油敷火疮。2.石龙皮汤:专治风湿肤肿。老龙皮、太羌、茱苓草、大黄各等分煎水服之。歌曰:老龙皮汤治风湿,龙皮太羌朱大黄,胸膈不利亦可服,积气肿胀服后良。注:石龙皮功能克食利水,消脾湿,除脾热,故利膈之功效颇大,余今常用之治脾疾、小儿脾胃病等,又常用火烫灼伤特效。"

隔山撬,"味甘寒,性温,无毒,固肾,补脾胃,除风湿,消虚肿,补劳疾,为伤劳中要药。用量无限"。

《太白草药药性歌括》的主要内容:桃儿七苦,专治劳伤,调和百药,解毒尤良。尸儿七甘,疗腰腿痛,生肌止血,劳伤通用。长春七辛,除风湿痹,身痛劳伤,用之可以。金牛七辛,有毒慎用,跌打消肿,马上成功。朱砂七涩,治痢泻崩,跌打伤损,肚痛用灵。田七甘温,专补五劳,功同三七,腰腿痛要。红毛七苦,专泻血热,活血生血,妇人诸血。钮子七苦,功泻诸热,惊风骨蒸,伤劳用灵。盘龙七涩,专补脾胃,带崩痢疾,除湿力强。竹根七苦,专走筋骨,风寒骨蒸,劳伤当服。凤尾七温,补虚补阴,镇心养神,妇科用灵。蜈蚣七苦,除风湿用,逐气横行,跌打通用。蝎子七涩,治痢特良,吐衄血崩,功效最奇。青蛙七苦,攻藏积聚,疗疟治痢,劳伤兼治。窝儿七苦,凉备骨蒸,腰痛腿痛,跌打有功。猪鬃七淡,利肠补肾,治淋劳伤,白带可治。狮子七涩,功止诸血,红白痢疾,用之最切。追风七辛,活血祛风,散瘀消肿,又治喉风。螺丝七甘,治损劳伤,癌疡肿毒,血证尤良。黄三七苦,泻上焦火,凉血定痛,骨蒸亦可。人头七甘,生津解渴,补脏清心,乌须奇果。偏头七甘,主补筋骨,除风湿痹,头风多服。荞麦七涩,止血凉血,痢疾崩证,除风湿热。金毛七甘,止痛除风,头痛风湿,杀菌有功。葫芦七辛,咳嗽风湿,五劳七伤,妇人带滞。飞蜈蚣七,除风补虚,痈疽肿毒,跌打消瘀。牛毛七甘，变换阴阳，除风湿热，金疮用良。铁牛七辛，有毒留心，跌打伤损，功用最灵。头发七淡，补阴补肾，头痛眩晕，明目治淋。大救驾香，通窍祛风，劳伤诸痛，经血有功。金丝带甘，补脏镇经，劳伤风湿，腰腿痛行。九连环苦，功除风湿，疗癌鼠疮，劳伤堪治。九牛造甘，有毒不守，消积破坚，功同牵牛。太白米温，顺气宽膈，止痛调经，风寒亦治。太白茶甘，专祛心火，能治癫狂，代茶亦可。枇杷芋苦，顺气止嗽，肚胀胃痛，劳伤可用。鹿寿茶香，清心明目，凉血代茶，妇女多用。太白洋参，补气和胃，虚劳复元，功同人参。手掌参甘，补精壮神，益元生肌，劳伤堪行。太白花甘，补虚祛风，偏正头痛，白带有功。茱苓草苦，散寒祛风，调和经血，多用妇中。瑞苓草甘，益肝祛风，治妇诸病，头痛明目。空同参苦，治肺调经，宽肠利便，下乳敷疮。铜棒锤辛，除湿除风，劳伤诸病，金疮气痛。石耳子苦，杀虫宽胸，健脾克食，祛风清热，明目退雾，金疮止血。八爪龙辛，泻上焦火，开喉最力，劳伤用可，痈肿金疮，外用奇功。灵寿茨酸，消肿杀虫，风毒膨证，外用成功。桦灵芝涩，和血破血，女人经病，包块力猛。独角莲辛，只限外用，疗肿疮毒，解毒消肿。还魂草辛，补阴益阳，活血调经，止血最良。活血丹苦，和血散瘀，风湿麻痹，打伤用奇。狗腥草酸，解毒补脏，痈肿崩带，除风消胀。神砂草辛，祛风除湿，透骨治痛，打伤治血。隔山撬寒，补腰固肾，痹疾劳伤，除风湿热。铁扁担香，跌打腰痛，通窍风湿，功效最灵。破血丹甘，破血散瘀，调经和血，跌打用之。小六月寒，通窍发汗，除湿伤损，功效可谈。百花根臭，专走血分，补虚疗血，治妇诸病。祖师麻辛，通窍止痛，除风抽麻，顺气通用。鸡头参甘，补五脏阳，润肺填精，益气可佳。大头翁甘，利膈除积，敷肿恶疮，破气消积。索骨丹涩，吐血咯血，痢疾诸崩，金疮止血。二白草咸，补肾壮阳，白带腿痛，治淋虚劳。对经草苦，疗女经血，活血消毒，除风湿热。攀倒甑甘，祛风解热，跌打损伤，散瘀止痛。八月瓜涩，生津止渴，疗疝膀胱，疬淋要药。

李心吾

医家简介

　　李心吾，男，1943年生，太白草医药学创始人之一，西安交通大学知识产权研究院太白山道医药研究所名誉所长、研究员，北京至德圣道中医药研究院草医药学教授。1953年起，他协助其兄李白生收集中草药120余种，1959年3月师从李白生在陕西眉县槐芽医院草医门诊当学徒，1982年获草医师证，1984年组建眉县中草医协会，1986年任陕西省中草医协会理事，2008年获中医师职称。李心吾于1957年跟随兄长李白生同获"草医专家"称号。从医以来，他诊治患者达十万人次以上，擅长运用太白草药治疗内科疾病和恶性肿瘤。

　　1993年，李心吾被陕西省科学技术协会授予"陕西省十大名医"称号，2011年7月被时代功勋感动中国年度人物组委会授予"建党 90 周年时代功勋——第八届感动中国十大杰出人物"(2010 年度)称号。他先后编写和参与修订了《太白草医》(油印本,1955 年)、《太白草医概要》(眉县卫生局印发,1964 年)、《中药大辞典》(上海人民出版社,1975 年)、《中药大辞典》(上海科学技术出版社,1985 年)、《太白山本草志》(陕西省科学技术出版社,1993 年)、《中草药手册》(广州科学技术出版社,2003 年)、《本草纲目彩色图鉴》(北京外文出版社,2006 年)。

传承情况

李心吾是太白山道医第二十五代传承人,师从其胞兄太白草药医学泰斗李白生,有 60 余年的从医经验,尤其擅长用太白草药治疗恶性肿瘤等疾病,并培养了多名弟子。

临床经验

李心吾编撰了《李心吾临床经验集》(待出版),将其临床经验进行了系统的总结、整理。该书分为五章,第一章为内科常见病,第二章为儿科病(现还在完善),第三章为男科病,第四章为妇科病,第五章为肿瘤。该书由李心吾主编,并请陕西中医药大学相关教授审定,将临床常见病的诊疗方法进行了较为规范的梳理,明确了诊断要点、辨证分型、辨证论治的基本原则。在辨证论治方面,结合他从医 60 余年的经验,对症状、治则、方药等都进行了详细阐述和整理。其主要的特点是在每种疾病的治疗方药中,都运用了中药和草药。现已编撰完成了四章。

第一章内科病,收录感冒、咳嗽、胃脘痛等 55 种内科常见疾病。他在中医辨证论治的基础上,配合应用草药,多获良效。如治感冒、咳嗽、哮喘等呼吸系统疾病,根据不同证型多伍用葫芦七、肺经草、肺寒草、狗心草、桦黄等;治脾胃疾病多伍用太白米、老龙皮、红石耳、朱砂七等;治心病多伍用雪三命、捆仙绳等;治肾病多伍用金腰带、金刷把等;治癫狂病多伍用七叶子、捆仙绳、七星草、追风七、太白茶、太白花等。

第三章男科病,收录了阳痿、遗精、不育等 9 种疾病。在中药组方的基础上,根据证型不同,多伍用鹿寿茶、老君七、隔山撬、猪鬃七、凤尾草、牛毛七、翻白草等。

第四章妇科病,收录了月经病、带下病、不孕症及更年期综合征等 10 种疾病。在中药组方的基础上,根据证型不同,多伍用二色草、对月草、女儿茶、反百草、二百根、八月瓜等,虚证多加用鹿寿茶、金腰带等。

第五章为肿瘤,收录了肺癌、肝癌等 18 种恶性肿瘤疾病。在中药组方的基础上,根据证型不同,多伍用臭草、老虎草、狗心七等草药治疗。

李心吾擅长治疗肿瘤,尤其擅长治疗肺癌、肝癌和食管癌,其主要临床经验体现在理气散结、解毒化瘀,常用蒲公英、山慈菇、桃仁、红花、瓜蒌、半枝莲等中药,配伍太白七药等草药辨证论治,收效良好。李心吾治疗肿瘤的经验具体如下。

一、肺癌的辨证论治

1.痰瘀阻肺型

【临床表现】 咳嗽不畅,咯痰不爽,胸闷气急或胸肋背痛,痰中带血,大便秘结。舌暗红,脉弦细。

【治则】 宣肺理气,化瘀除痰散结。

【处方】 方药予以仙鹤草 20g,干蟾皮 10g,猫爪草 20g,贝母 15g,法半夏 10g,狗心七 30g,臭草 20g,老虎草 20g,天冬 20g,桔梗 15g,桃仁 10g,守宫 10g,瓜蒌 20g,三七末 3g,太白茶 15g,反百草 20g,长胜七 20g,紫草 15g,山豆根 15g,螺丝七 30g,山慈菇 20g,蒲公英 20g,金银花 15g。水煎服,每日 2 或 3 次。

2.脾虚痰湿型

【临床表现】 咳嗽痰多,胸闷纳呆,神疲乏力,短气,腹胀,大便溏。舌淡腻,脉濡缓。

【治则】 健脾化湿,宣肺祛痰。

【处方】 方药予以太白黄精 20g,羊角参 15g,人头七 10g,狗牙贝 20g,茯苓 15g,白术 15g,猪苓 15g,狗心七 20g,桔梗 15g,贝母 15g,守宫 10g,猫爪草 20g,山慈菇 15g,瓜蒌 20g,法半夏 10g,薏苡仁 20g,麦芽 15g。水煎服,每日 2 或 3 次。

3.阴虚痰热型

【临床表现】 咳嗽痰多,干咳无痰,痰中带血,胸闷气短,心烦失眠,口干,大便溏,潮热盗汗。舌红,脉细数。

【治则】 滋肾清肺,养阴祛痰。

【处方】 方药予以沙参 20g,麦冬 10g,天冬 20g,守宫 10g,薏苡仁 30g,仙鹤草 20g,猪苓 15g,臭草 20g,老虎草 20g,猫爪草 20g,山慈菇 20g,贝母 20g,生地黄 20g,鳖甲 20g,桔梗 20g,陈皮 20g,橘红 20g,鹿寿茶 15g,钮子七 15g,灯台七 30g。水煎服,每日 2 或 3 次。

4.气阴两虚型

【临床表现】 咳嗽少痰,气促,神疲乏力,纳少短气,口干少饮。舌红,脉细弱。

【治则】 益气养阴,化痰散结。

【处方】 方药予以西洋参 15g,党参 15g,麦冬 15g,天冬 15g,五味子 20g,八月瓜 20g,仙鹤草 20g,贝母 20g,守宫 15g,黄芪 30g,百合 20g,杏仁 10g,山慈菇 20g,老虎草 20g,臭草 20g。水煎服,每日 2 或 3 次。

【加减化裁】 痰中带血者,加陈皮 20g、花蕊石 15g、三七 3g。胸背痛者,加枳壳 15g、郁金 15g。高热不退者,加水牛角 30g、白薇 15g。大便干结者,加生地黄 20g、大黄 10g。胸腔积液者,加桑白皮 20g、葶苈子 15g、大枣 15g。颈部淋巴结肿大者,加猫爪草 20g、海蛤壳 20g 等。

二、肝癌的辨证论治

1.肝热血瘀型

【临床表现】 胁下结块,右胁胀痛,胸闷不适,口唇焦干,烦热易怒,便结尿黄。舌红,苔黄,脉弦数。

【治则】 清肝热,祛瘀血,消癥散结。

【处方】 方药予以茵陈 30g,大黄 6g,栀子 15g,柴胡 10g,土鳖虫 15g,半枝莲 30g,灯台七 30g,蜈蚣 3 条,三棱 15g,莪术 15g,干蟾皮 10g,丹参 15g,三七末 3g,猫爪草 15g,桦黄 20g,山慈菇 15g,破血丹 10g,老虎草 20g,蒲公英 20g,金银花 15g。水煎服,每日 2 或 3 次。

2.肝盛脾虚型

【临床表现】 胁下结块,胀痛不适,倦怠乏力,短气不眠,腹胀纳少,进食后胀,大便溏,甚则下肢肿胀,腹水,黄疸。舌淡,脉弦细。

【治则】 清肝健脾,消癥散结。

【处方】 方药予以党参 25g,茯苓 25g,白术 15g,薏苡仁 30g,老虎七 15g,雄黄七 20g,桦黄 15g,桑黄 15g,黑石耳 20g,山药 15g,黄芪 30g,半枝莲 20g,猫爪草 20g,山慈菇 20g,白花蛇舌草 20g,反百草 20g,螺丝七 20g,蜈蚣 3 条,干蟾皮 10g,柴胡 15g,白丹 15g。水煎服,每日 2 或 3 次。

3.肝肾阴虚型

【临床表现】 胁下结块,胁肋隐痛,绵绵不休,腹胀如鼓,下肢浮肿,唇红口干,食少不眠,五心烦热,气息奄奄。舌红无光,脉细数无力。

【治则】 滋肾养肝,消癥散结。

【处方】 方药予以山茱萸 10g,山药 20g,牡丹皮 10g,泽泻 10g,生地黄 20g,茯苓 15g,灯台七 30g,半枝莲 30g,女贞子 20g,麦冬 20g,五味子 20g,鳖甲 15g,西洋参 10g,桦黄 15g,桑黄 15g,红毛七 10g,臭草 15g,焦三仙(焦山楂、焦麦芽、焦神曲)各 10g,太白茶 10g,红石耳 10g,石龙皮 10g。水煎服,每日 2 或 3 次。

【加减化裁】 肝癌疼痛者,加徐长卿 15g、延胡索 15g、三七 3g。有腹水、下肢浮肿者,加猪苓 15g、车前子 15g、商陆 10g。黄疸者,加茵陈 30g、栀子 10g、虎杖 30g。出血者,加仙鹤草 30g、血余炭 10g、三七末 3g。腹胀者,加大腹皮 30g、九香虫 15g。低热者,加白薇 15g、青蒿 6g、鳖甲 30g。高热者,加生石膏 30g、水牛角 30g。恶心者,加法半夏 12g、竹茹 10g。腹泻者,加炒扁豆 15g、苍术 10g、草豆蔻 10g 等。

三、食管癌的辨证论治

1. 痰气交阻型

【临床表现】 饮食梗阻,时有嗳气,胸膈痞闷,呕吐痰涎,进食后吐出痰,饭后不舒,伴有胸骨后疼痛。舌淡,脉沉细弦。

【治则】 顺气化痰,开郁散结。

【处方】 方药予以旋覆花15g,代赭石20g,党参25g,郁金15g,莱菔子10g,瓜蒌15g,山豆根15g,贝母15g,紫苏根10g,威灵仙10g,陈皮15g,砂仁10g,红石耳10g,盘龙七15g,香木10g,其马七10g,石虎杖10g。水煎服,每日2或3次。

2. 痰滞血瘀型

【临床表现】 吞咽困难,饮水难下,食后即吐,胸部疼痛,大便干结,小便短赤,口干烦躁。舌暗淡,脉沉细或弦涩。

【治则】 理气化痰,祛瘀散结。

【处方】 方药予以砂仁10g,红花10g,瓜蒌15g,山药10g,延胡索15g,枳壳10g,郁金10g,威灵仙10g,红石耳15g,其马七10g,黄精子15g,八月瓜20g,长胜七20g,法半夏10g,山豆根15g,守宫10g,三七10g,盘龙七10g。水煎服,每日2或3次。

3. 阴血枯竭型

【临床表现】 饮水难下,噎塞呕逆,头晕目眩,四肢乏力,口干舌燥。舌淡红,脉沉细无力。

【治则】 滋阴养血,化痰散结。

【处方】 方药予以太子参25g,沙参20g,麦冬15g,生地黄20g,玄参15g,知母20g,威灵仙15g,石斛15g,天竺黄10g,盘龙七15g,守宫10g,长胜七20g,焦三仙(焦山楂、焦麦芽、焦神曲)各10g,竹茹20g,鸡血藤20g。水煎服,每日2或3次。

4. 气虚阳微型

【临床表现】 饮水不下,吐清涎、痰沫,形体消瘦,面色苍白,乏力少气,畏寒肢冷。舌淡,脉沉微。

【治则】 补气化痰,温阳开结。

【处方】 方药予以黄芪30g,人参15g,白术15g,橘红15g,代赭石15g,威灵仙15g,法半夏10g,当归15g,桂枝15g,盘龙七15g,长胜七15g,八月瓜20g,旋覆花20g,陈皮15g,甘松10g,木香10g。水煎服,每日2或3次。

四、鼻咽癌的辨证论治

1.痰浊内结型

【临床表现】 鼻塞,鼻涕带血,头重,胸闷,咳嗽痰多,胃纳欠佳,有颈部肿块。舌淡,脉弦滑。

【治则】 化痰解毒,软坚散结。

【处方】 方药予以瓜蒌 20g,黄芩 10g,茯苓 15g,枳壳 15g,杏仁 10g,陈皮 15g,胆南星 10g,法半夏 10g,猫爪草 20g,辛夷花 20g,贝母 15g,山海螺 30g,三棱 10g,莪术 10g,凤尾草 20g,八仙藤 20g,见血飞 15g,天王七 10g,地胡椒 20g,萆薢 20g,土茯苓 20g,苍耳子 20g。水煎服,每日 2 或 3 次。

2.气郁血瘀型

【临床表现】 鼻塞,鼻涕带血,头胀痛,胸胁胀满,烦躁易怒,口苦咽干,耳鸣,耳聋,颈部肿块。舌暗红,脉沉弦。

【治则】 行气活血,祛瘀散结。

【处方】 方药予以党参 20g,黄芪 20g,茯苓 20g,辛夷仁 20g,苍耳子 20g,地胡椒 20g,陈皮 10g,海蛤壳 30g,昆布 20g,贝母 15g,夏枯草 20g,蒲公英 20g,金银花 20g,红花 10g,玄参 15g,柴胡 15g,莪术 15g,牡蛎 20g,大九甲 15g,翻白草 20g,八仙藤 20g,五花七 20g。水煎服,每日 2 或 3 次。

3.热毒内阻型

【临床表现】 鼻塞,流鼻血,鼻涕黄稠,耳鸣耳聋,口苦咽干,心烦失眠,头痛,淋巴结肿大。舌红,脉弦滑。

【治则】 清热解毒,软坚散结。

【处方】 方药予以金银花 20g,蒲公英 20g,野菊花 20g,地丁草 20g,夏枯草 20g,猫爪草 20g,山慈菇 20g,天葵 20g,辛夷仁 20g,苍耳子 20g,法半夏 10g,胆南星 10g,狗心七 20g,臭草 20g,重楼 20g,山豆根 20g,仙鹤草 20g,长胜七 20g。水煎服,每日 2 或 3 次。

4.气阴两虚型

【临床表现】 鼻塞,头痛,涕中带血,神疲乏力,少言,自汗,五心烦热,咽干。舌淡,脉细数。

【治则】 益气养阴,解毒散结。

【处方】 方药予以太子参 20g,麦冬 15g,五味子 20g,半夏 10g,南星 10g,山慈菇 20g,猫爪草 20g,茯苓 10g,石上柏 20g,苍耳子 20g,牡丹皮 10g,陈皮 15g,仙鹤草 20g,党参 20g,黄芪 20g,蒲公英 20g,长胜七 20g,翻白草 20g,臭草 20g,老虎草 30g,桦黄 15g,桑黄 10g。水煎服,每日 2 或 3 次。

五、舌癌的辨证论治

1.心火气郁型

【临床表现】 舌癌肿块如豆大,触之硬,或舌有糜烂、溃疡,久治不愈,疼痛难忍,流涎腥臭,心烦口干。舌红,脉细弦。

【治则】 泻心清火,解毒祛瘀。

【处方】 方药予以生地黄 30g,木通 10g,生草梢 10g,淡竹叶 15g,黄连 5g,山豆根 15g,草河车 20g,蒲公英 30g,车前草 30g,牡丹皮 10g,麦冬 10g,莲子心 15g,太白茶 15g,太白三七 10g,白花蛇舌草 20g,半枝莲 20g,石斛 15g,沙参 15g,当归 15g,虎一 15g。水煎服,每日 2 或 3 次。

2.火毒炽盛型

【临床表现】 舌癌肿块不断肿大,边缘不整,可见糜烂,舌固定不移。舌红,脉弦数。

【治则】 清热泻火,解毒散结。

【处方】 方药予以黄连 10g,黄芩 10g,大黄 6g,山豆根 15g,草河车 30g,夏枯草 20g,蒲公英 30g,金银花 20g,贝母 15g,龙葵 30g,半枝莲 30g,白花蛇舌草 30g,臭草 20g,老虎草 30g,苦参 10g,翻白草 20g,土茯苓 20g,八月瓜 20g。水煎服,每日 2 或 3 次。

3.气血虚衰型

【临床表现】 舌癌肿块增大,舌本短缩,食欲减退,不语,口矱腥臭,下颌肿块变大,眩晕无力。舌苍白,苔白腻,脉细弱。

【治则】 补气养血,解毒散结。

【处方】 方药予以党参 20g,茯苓 15g,黄芪 30g,白术 15g,甘草 6g,当归 15g,生地黄 20g,大力草 15g,淡竹叶 20g,山豆根 15g,重楼 20g,青黛 10g,紫珠草 20g,桦黄 15g,桑黄 15g,老虎草 20g,蒲公英 30g,金银花 20g,臭草 20g,雄黄芪 15g。水煎服,每日 2 或 3 次。

六、喉癌的辨证论治

1.痰浊凝聚型

【临床表现】 声音嘶哑,精神沉闷,且渐加重,咽喉不舒,咳嗽咯痰,痰多白黏,胸闷身重,纳多便溏。舌淡暗,脉弦滑。

【治则】 化痰利湿,解毒散结。

【处方】 方药予以法半夏 10g,橘红 20g,陈皮 20g,茯苓 20g,党参 15g,石菖蒲 20g,竹茹 20g,僵蚕 15g,莪术 10g,山豆根 20g,甘草 6g,射干 20g,桔梗 20g,胖大海 15g,蝉蜕 10g,土贝母 15g,八月瓜 20g,臭草 20g,老虎草 30g,狗心七 20g,蜂房 10g,全蝎 6g,玄参 20g,沙参 15g,蒲公英 30g,金银花 20g。水煎服,每日 2 或 3 次。

2.肝火壅盛型

【临床表现】 声音嘶哑,喉肿疼痛,阵发咳嗽,气急吐痰带血,心烦易怒,头晕目眩,胸胁胀满,口苦咽干。舌红,脉弦数。

【治则】 清肝泻火,和喉止痛。

【处方】 方药予以龙胆草 15g,栀子 10g,大黄 6g,防风 15g,当归 15g,川芎 10g,牛蒡子 15g,青黛 15g,板蓝根 20g,射干 20g,桔梗 15g,郁金 10g,枳壳 15g,蝉蜕 10g,海蛤壳 20g,香附 10g,臭草 20g,老虎草 30g,蒲公英 30g,金银花 20g。水煎服,每日 2 或 3 次。

3.气血瘀阻型

【临床表现】 声音嘶哑,甚至失音,咽喉干涩或咳嗽,胸闷胀痛。舌有瘀点,脉沉细涩。

【治则】 活血化瘀,解毒散结。

【处方】 方药予以老虎草 30g,蒲公英 30g,金银花 20g,桃仁 10g,当归 15g,生地黄 20g,山慈菇 20g,桔梗 20g,僵蚕 15g,赤芍 15g,玄参 20g,半枝莲 20g,白花蛇舌草 20g,贝母 20g,红花 10g,柴胡 20g,枳壳 15g,三棱 10g,莪术 15g。水煎服,每日 2 或 3 次。

4.湿热蕴结型

【临床表现】 声音嘶哑,喉部灼热,咳嗽咯痰,痰黄黏稠,痰中带血,口臭口苦,渴而不饮,小便黄。舌红,脉濡数。

【治则】 清泻肺热,利湿解毒。

【处方】 方药予以黄芩 15g,桑白皮 20g,茯苓 20g,麦冬 20g,石韦 30g,车前子 20g,薏苡仁 20g,桃仁 10g,冬瓜仁 30g,胆南星 10g,法半夏 10g,三棱 10g,莪术 15g,红蝉 30g,半枝莲 20g,老虎草 30g,蒲公英 30g,苍术 10g,翻白草 20g,土贝母 15g,紫菀 15g,桔梗 14g,橘红 20g,陈皮 20g,黄芪 20g,党参 15g,甘草 6g,山慈菇 20g。水煎服,每日 2 或 3 次。

5.气阴两虚型

【临床表现】 声音不畅,咳嗽痰多,嘶哑失音,少气乏力,喉干燥,咳痰白或咯血,形体消瘦或潮热盗汗。舌红,脉细数。

【治则】 益气养阴,解毒散结。

【处方】 方药予以黄芪 20g,黄精 20g,山慈菇 20g,金银花 20g,白花蛇舌草 20g,半枝莲 20g,老虎草 20g,雄黄七 15g,僵蚕 20g,蝉蜕 15g,人参 10g,贝母 15g,桔梗 20g,板蓝根 20g,麦冬 15g,当归 15g,牡丹皮 10g,仙鹤草 20g,白茅根 20g,猫爪草 20g,夏枯草 20g,木蝴蝶 15g。水煎服,每日 2 或 3 次。

七、甲状腺癌的辨证论治

1.肝气郁结型

【临床表现】 情志抑郁,胸闷不舒,口干便秘,颈部瘿肿质硬,不随吞咽上下移动,遇郁怒肿块增大。舌红,苔黄,脉沉细。

【治则】 疏肝理气,消瘿散结。

【处方】 方药予以海藻15g,贝母10g,陈皮15g,青皮10g,法半夏12g,海带15g,夏枯草20g,猫爪草20g,柴胡15g,郁金15g,黄药子15g,海蛤壳20g,山慈菇20g,蒲公英20g,金银花20g,臭草20g,老虎草20g。水煎服,每日2或3次。

2.痰湿凝聚型

【临床表现】 胸闷痰多,肢体疲倦,胃纳不佳,颈部瘿肿质硬,不随吞咽上下移动。舌苔白腻,脉滑细弱。

【治则】 健脾利湿化痰,消瘿散结。

【处方】 方药予以党参20g,茯苓25g,山金20g,陈皮15g,海蛤壳30g,海带15g,海藻15g,海浮石15g,昆布15g,海螵蛸10g,猫爪草20g,山慈菇20g,黄药子15g,老虎草30g,贝母15g,瓜蒌15g,翻白草20g,臭草20g。水煎服,每日2或3次。

八、胃癌的辨证论治

1.肝胃不和型

【临床表现】 胃脘胀痛,串及两胁,嗳气或呕吐,反胃,饮食减少,进行性消瘦,口苦心烦,大便干结。舌红,脉沉弦。

【治则】 疏肝和胃,降逆止呕。

【处方】 方药予以八月瓜20g,长胜七20g,盘龙七15g,红石耳15g,白丹15g,枳壳10g,柴胡15g,首乌10g,旋覆花10g,法半夏10g,竹茹15g,甘草6g,见肿消20g,郁金15g,代赭石20g,白花蛇舌草20g,鹅不食草20g,穿破石15g。水煎服,每日2或3次。

2.痰湿瘀阻型

【临床表现】 胃脘胀痛,固定不移,或有肿块,厌恶纳食,频繁嗳气,呕吐痰食,精神疲乏,大便干涩,或有吐血及便血。舌淡红,脉沉弦。

【治则】 化痰消食,祛瘀散结。

【处方】 方药予以木香10g,砂仁10g,盘龙七15g,八月瓜20g,长胜七20g,神曲10g,麦芽10g,枳壳10g,白术20g,橘红20g,香附20g,山楂15g,穿破石15g,蒲黄10g,五灵脂10g,法半夏10g,甘桔10g,见肿消15g,石龙皮20g。水煎服,每日2或3次。

3.脾胃虚寒型

【临床表现】 胃脘隐痛,喜温喜按,朝食暮吐,或暮食朝吐,时呕清水,面色苍白,肢倦懒动,便清腹泻。舌白,脉沉。

【治则】 温中散寒,健脾和胃。

【处方】 方药予以熟附子10g,肉桂3g,太白米1g,地椒10g,长胜七20g,白术20g,甘草10g,党参15g,白术20g,干姜6g,肿节风20g,穿破石15g,红石耳15g,白石耳子10g,吴茱萸10g,法半夏10g,甘松10g,桦黄10g,陈皮10g,砂仁10g。水煎服,每日2或3次。

4.气血亏虚型

【临床表现】 面色苍白,颜面虚肿,四肢身冷,神疲乏力,心悸气短,心下痞块,纳少,自汗,骨瘦如柴。舌白腻,脉沉细无力。

【治则】 补气养血,健脾补肾。

【处方】 方药予以党参15g,茯苓15g,白术15g,熟地黄20g,白芍10g,黄芪30g,首乌10g,黄精20g,女贞子20g,紫河车10g,阿胶10g,麦芽15g,盘龙七10g,桦黄10g,桑黄10g,见肿消15g,甘松10g,香附12g,柴胡15g,八月瓜20g,长胜七20g,麻仁12g,太白洋参10g。水煎服,每日2或3次。

九、大肠癌的辨证论治

1.湿热蕴结型

【临床表现】 腹痛腹胀,大便滞下,里急后重,大便有黏液,有时伴有脓血,肛门灼热,口苦口干。舌暗红,脉滑数。

【治则】 清热利湿,解毒散结。

【处方】 方药予以白头翁20g,黄连10g,黄柏10g,黄三七10g,秤杆七15g,蝎子七15g,马齿苋10g,打不死20g,老虎七10g,青皮10g,苦参10g,白花蛇舌草20g,败酱草15g,金银花20g,槐花15g,蒲公英20g,地榆10g,木香10g。水煎服,每日2或3次。

2.瘀毒内阻型

【临床表现】 腹痛腹胀,腹有肿块,便下脓血黏液,或里急后重,便秘,便溏。舌苔暗红,脉弦数。

【治则】 清肠解毒,祛瘀散结。

【处方】 方药予以侧柏叶15g,槐花20g,枳壳10g,灯台七15g,白花蛇舌草10g,猫爪草15g,半枝莲20g,苦参10g,金银花20g,败酱草20g,地榆15g,赤丹15g,肿节消20g,秤杆七15g,马齿苋20g,蝎子七20g,朱砂七10g,虎一10g,臭草15g,老虎七15g,老虎草20g。水煎服,每日2或3次。

3.脾胃亏虚型

【临床表现】 腹痛下坠,腹部肿块增大,大便频数,便下脓血腥臭,少气纳呆,形神俱衰,腰膝酸软。舌淡红,苔白,脉沉细。

【治则】 健脾补肾,益气补虚。

【处方】 方药予以党参20g,茯苓15g,黄芪30g,白术20g,女贞子15g,白花蛇舌草20g,蒲公英20g,豆蔻10g,砂仁10g,首乌15g,白芍15g,苦参10g,木香10g,秤杆七15g,蝎子七20g,盘龙七15g,延胡索15g,枳壳10g,仙鹤草20g,栀子10g。水煎服,每日2或3次。

十、乳腺癌的辨证论治

1.肝气郁结型

【临床表现】 乳房肿块质硬不痛,表面凹凸不平,推之不移,精神抑郁,胸胁胀闷,心烦易怒,口苦咽干,胃纳欠佳。舌红,脉弦。

【治则】 疏肝解郁,理气散结。

【处方】 方药予以柴胡15g,白芍20g,当归15g,青皮10g,郁金15g,枳壳10g,山慈菇20g,蒲公英20g,金银花20g,香附15g,川芎10g,猪苓15g,瓜蒌20g,红石耳20g,翻白草20g,老虎草20g,桦黄20g,八月瓜20g,长胜七20g。水煎服,每日2或3次。

2.冲任失调型

【临床表现】 乳内肿块于经前胀痛增加,烦劳体倦,腰酸乏力,胸胁胀痛,月经不调。舌暗,脉弦细。

【治则】 调理冲任,疏肝理气散结。

【处方】 方药予以当归20g,赤芍15g,瓜蒌15g,橘红15g,枳壳15g,黄芩10g,大黄6g,藁本10g,蒲公英20g,金银花20g,天花粉20g,山慈菇20g,臭草20g,老虎草20g,猫爪草20g,钮子七10g,翻白草20g,狗心七20g,地丁草20g。水煎服,每日2或3次。

3.毒热蕴结型

【临床表现】 乳房肿块迅速增大、疼痛、红肿,甚至溃烂翻乳,血水淋漓,恶臭洋溢,烦躁,失眠。舌苔黄腻,脉弦数。

【治则】 清热解毒,化瘀散结。

【处方】 方药予以当归15g,赤芍15g,瓜蒌20g,蒲公英20g,天花粉20g,丹参10g,翻白草20g,臭草20g,夏枯草20g,地丁草20g,山慈菇20g,猫爪草20g,金银花20g,王不留行20g,老虎草20g,黄芪20g,白术20g。水煎服,每日2或3次。

4.气血两亏型

【临床表现】 乳房肿块延及胸胁及锁骨上下,触之坚硬不易推动,乳头异常,面色苍白,心悸气短,神疲乏力,失眠。舌白,脉细弱无力。

【治则】 补气养血,行气散结。

【处方】 方药予以贝母 15g,香附 15g,人参 10g,茯苓 15g,陈皮 15g,熟地黄 20g,川芎 15g,当归 20g,白芍 15g,白术 15g,桔梗 15g,甘草 10g,猫爪草 20g,山慈菇 20g,臭草 15g,老虎草 20g,黄芪 20g,炙甘草 10g,野菊花 15g,薏苡仁 20g,党参 20g。水煎服,每日 2 或 3 次。

十一、卵巢癌的辨证论治

1.脾虚痰湿型

【临床表现】 腹部有肿块,胃脘胀满,食后腹胀,面色萎黄,大便溏泄,食欲减退,肌瘦无力。舌苔黄腻,脉沉细滑。

【治则】 健脾利湿,化痰散结。

【处方】 方药予以党参 25g,黄芪 30g,白术 15g,茯苓 15g,山慈菇 20g,车前子 20g,莪术 10g,猪苓 15g,海藻 15g,猫爪草 20g,厚朴 15g,八月瓜 20g,盘龙七 15g,红石耳 10g,长胜七 20g。水煎服,每日 2 或 3 次。

2.湿热蕴毒型

【临床表现】 腹部有肿块,腹胀痛,大便干结,小便短黄,口苦,咽干不饮,不规则阴道流血,可伴有腹水。舌淡红,脉弦滑。

【治则】 清热利湿,解毒散结。

【处方】 方药予以黄柏 20g,薏苡仁 20g,牛膝 10g,半枝莲 20g,龙葵 15g,白花蛇舌草 15g,白英 20g,莪术 15g,车前子 10g,土茯苓 20g,大腹皮 10g,鳖甲 20g,长胜七 20g,八月瓜 20g,翻白草 15g,老虎草 20g。水煎服,每日 2 或 3 次。

3.气滞血瘀型

【临床表现】 腹部有肿块,坚硬固定,面色暗黄,体型消瘦,二便不畅,阴道出血。舌黄,脉弦涩。

【治则】 行气活血,祛瘀散结。

【处方】 方药予以当归 15g,川芎 10g,三棱 15g,莪术 15g,五灵脂 15g,赤芍 15g,乌药 10g,延胡索 20g,桃仁 15g,红花 10g,香附 10g,干蟾皮 6g,黄芪 30g,长胜七 20g,八月瓜 30g,狗心七 20g,二百根 15g,老虎草 20g,凤尾草 15g,虎一 15g。水煎服,每日 2 或 3 次。

十二、宫颈癌的辨证论治

1.肝郁气滞型

【临床表现】 胸胁胀痛,心烦易怒,小腹胀痛,口苦咽干,白带微黄或伴有血性,阴道流血有块。舌红,脉弦滑。

【治则】 疏肝理气,解毒散结。

【处方】 方药予以二色草 20g,当归 20g,柴胡 15g,青皮 20g,陈皮 15g,郁金 10g,白芍 15g,茯苓 15g,白术 15g,川楝子 15g,重楼 30g,半枝莲 20g,茱苓草 15g,臭草 20g,白花蛇舌草 10g,土茯苓 20g,败酱草 20g,山慈菇 20g,法半夏 10g,翻白草 20g,雄黄七 15g。水煎服,每日 2 或 3 次。

2. 湿热瘀毒型

【临床表现】 带下赤白米泔,或黄水,或似脓样,气臭,少腹胀痛,纳呆胸闷,便秘,阴道流脓血,有瘀块。舌红,脉弦数。

【治则】 清热利湿,化瘀解毒。

【处方】 方药予以黄柏 10g,薏苡仁 20g,苍术 15g,牛膝 15g,土茯苓 20g,败酱草 20g,山慈菇 20g,法半夏 10g,蒲公英 20g,半枝莲 20g,莪术 20g,三棱 15g,灯台七 30g,猪苓 20g,老虎草 20g,八月瓜 20g,桦黄 15g,红毛七 15g,翻白草 20g。水煎服,每日 2 或 3 次。

3. 肝肾阴虚型

【临床表现】 头晕耳鸣,腰膝酸软,手足心热,口苦咽干,心烦失眠,小便赤,阴道流血,量多色红,白带色黄。舌红,脉弦细。

【治则】 滋补肝肾,解毒散瘀。

【处方】 方药予以山茱萸 10g,山药 15g,牡丹皮 10g,泽泻 10g,生地黄 10g,墨旱莲 20g,茯苓 15g,女贞子 20g,翻白草 20g,臭草 15g,佩兰 20g,刘寄奴 15g,大蓟 20g,小蓟 20g,半枝莲 20g,知母 15g。水煎服,每日 2 或 3 次。

4. 脾肾阳虚型

【临床表现】 神疲乏力,腰膝酸冷,小腹坠胀,纳少,便溏,白带量过多,阴道流血量多,或淋漓不净。舌苔白腻,脉细弱。

【治则】 健脾温肾,补中益气。

【处方】 方药予以黄芪 30g,茯苓 20g,白术 20g,党参 20g,山药 15g,桑寄生 20g,补骨脂 20g,吴茱萸 10g,升麻 20g,八月瓜 20g,老虎草 20g,牡蛎 20g,熟附子 10g,三七 10g,阿胶 15g,二色草 20g,臭草 20g,仙鹤草 30g,秤杆七 20g,蝎子七 15g,翻白草 20g,阴阳草 20g。水煎服,每日 2 或 3 次。

十三、脑瘤的辨证论治

1. 痰湿内阻型

【临床表现】 头痛眩晕,恶心呕吐,视觉障碍,咳嗽痰多,喉中痰鸣,身重倦怠,不渴,神昏谵语,肢体麻木,半身不遂。舌淡,脉弦滑。

【治则】 祛湿除痰,醒脑开窍。

【处方】 方药予以法半夏10g,陈皮15g,茯苓15g,胆南星10g,竹茹15g,枳实15g,苍术10g,石菖蒲20g,郁金15g,守宫15g,僵蚕15g,青礞石15g,全蝎5g,晕鸡头20g,九龙七10g,小龙丹20g,旋覆花20g,天麻15g,钩丁15g,威灵仙15g,地龙15g,石决明20g,太白花20g,捆仙绳20g,金丝带15g,长胜七20g,八月瓜20g。水煎服,每日2或3次。

2. 热毒瘀阻型

【临床表现】 头痛头晕,呕吐,口干舌燥,面红目赤,大便干燥。舌红,脉弦数。

【治则】 清热解毒,祛瘀散结。

【处方】 方药予以黄芩15g,黄连9g,茯苓10g,陈皮15g,甘草6g,玄参15g,党参15g,连翘20g,牛蒡子15g,晕鸡头30g,太白花20g,板蓝根15g,马勃10g,天麻20g,升麻15g,僵蚕20g,钩丁15g,天王七10g,偏头七20g,大黄5g,雪山林20g。水煎服,每日2或3次。

3. 肝肾阴虚型

【临床表现】 头部眩晕,耳鸣健忘,恶心呕吐,盗汗失眠,肢体麻木。舌淡腻,脉弦细数。

【治则】 平肝息风,滋补肝肾。

【处方】 方药予以枸杞子20g,菊花15g,山茱萸10g,山药15g,泽泻10g,茯苓10g,生地黄20g,女贞子15g,白芍15g,牛膝15g,钩丁15g,泽泻10g,菟丝子20g,石决明20g,益智仁15g,熟地黄20g,白术15g,肉桂3g,熟附子10g,车前子10g,法半夏10g,代赭石15g,全蝎3g,蜈蚣3条,大黄3g,芒硝10g,晕鸡头20g,雪山林15g,老虎草15g,长胜七20g,八仙藤20g,太白花20g。水煎服,每日2或3次。

4. 脾肾阳虚型

【临床表现】 头晕目眩,疲倦乏力,四肢麻木,形寒肢冷。舌苔白腻,脉细弱。

【治则】 补脾温肾,益髓填精。

【处方】 方药予以僵蚕15g,石决明20g,石菖蒲20g,代赭石15g,法半夏10g,草决明20g,大黄3g,芒硝6g,枸杞子15g,全蝎3g,蜈蚣3条,山茱萸10g,山药15g,雪山林20g,晕鸡头20g,太白花20g,乌金草15g,八仙藤20g,泽泻10g,熟附子10g,菟丝子20g,女贞子20g,白术15g,肉桂3g,茯苓15g,牛膝15g,车前子10g,石斛20g。水煎服,每日2或3次。

十四、肾癌的辨证论治

1. 肾虚蕴毒型

【临床表现】 腰部有肿块,腰脊酸痛,神疲乏力,耳鸣眩晕,血尿,有时失禁,偶有低热。舌苔薄白,脉沉细。

【治则】 补肾益气,解毒散结。

【处方】 方药予以杜仲 20g,山药 15g,八月瓜 20g,长胜七 20g,老虎草 20g,雪山林 20g,桦黄 20g,菟丝子 20g,茯苓 20g,巴戟天 20g,山茱萸 15g,生地黄 15g,泽泻 10g,女贞子 15g,黄连 10g,太子参 20g,半枝莲 20g,白花蛇舌草 20g,土茯苓 20g,金刚藤 20g。水煎服,每日 2 或 3 次。

2.湿热瘀毒型

【临床表现】 腰部肿块增大,血尿不止,腰痛加剧,伴有发热,口干纳少。舌苔黄,脉弦数。

【治则】 清热利湿,活血解毒散结。

【处方】 方药予以黄连 10g,厚朴 15g,法半夏 10g,枸杞子 10g,芦根 20g,半枝莲 20g,白花蛇舌草 20g,臭草 20g,老虎草 20g,雪山林 15g,八月瓜 20g,长胜七 20g,仙鹤草 20g,大蓟 20g,小蓟 20g,鸡矢藤 20g,瞿麦 20g,竹茹 20g。水煎服,每日 2 或 3 次。

3.气血两虚型

【临床表现】 腰部肿块日益增大,血尿不止,面色苍白,神疲乏力,眩晕少气,自汗恶心,心烦低热。舌苔黄,脉细弱。

【治则】 补气养血,解毒散结。

【处方】 方药予以太子参 20g,茯苓 15g,猪苓 20g,生地黄 20g,当归 15g,白芍 20g,赤芍 20g,女贞子 20g,八月瓜 30g,半枝莲 20g,干蟾皮 10g,僵蚕 15g,白茅根 20g,臭草 20g,老虎草 20g,三七 15g,血余炭 20g,翻白草 20g,灯台七 15g,乳香 10g,没药 10g,黄芪 30g,党参 20g。水煎服,每日 2 或 3 次。

十五、膀胱癌的辨证论治

1.肾气亏虚型

【临床表现】 无痛性血尿,伴腰痛酸软,耳鸣眩晕,尿后有不同失禁。舌淡,脉尺弱。

【治则】 益气补肾,收敛摄血。

【处方】 方药予以山茱萸 10g,生地黄炭 20g,茯苓 20g,菟丝子 20g,枸杞子 20g,女贞子 20g,墨旱莲 30g,仙鹤草 20g,黄芪 30g,血余炭 20g,八月瓜 20g,白茅根 20g,臭草 20g,翻白草 30g,雪山林 20g。水煎服,每日 2 或 3 次。

2.湿热下注型

【临床表现】 尿血,尿频急,尿道内灼热,少腹作胀,下肢浮肿。舌红,脉弦数。

【治则】 清热利湿,解毒散结。

【处方】 方药予以红毛七 10g,荞麦七 10g,朱砂七 10g,秤杆七 15g,老虎草 15g,八月瓜

20g,薏苡仁 20g,柴胡 15g,川芎 10g,黄柏 15g,雪山林 20g,铁扁担 10g,羊角参 15g,蒲公英 20g,地丁草 15g,牛膝 15g。水煎服,每日 2 或 3 次。

3.瘀毒蕴结型

【临床表现】 尿血成块,中时恶臭,排尿困难或癃闭,少腹坠胀。舌红,脉沉弦。

【治则】 祛瘀解毒,散结通淋。

【处方】 方药予以大蓟 20g,小蓟 20g,生地黄 20g,滑石 20g,蒲黄 20g,木通 10g,藕节 30g,淡竹叶 10g,白茅根 20g,苦参 10g,半枝莲 20g,枝子 10g,八月瓜 20g,翻白草 20g,臭草 20g,红毛七 10g,仙鹤草 20g,萹蓄 20g。水煎服,每日 2 或 3 次。

十六、恶性淋巴肿瘤的辨证论治

1.气郁痰结型

【临床表现】 胸闷不舒,两胁作胀,颈、腋及腹股沟部肿块累累,神疲乏力。舌苔白,脉沉滑。

【治则】 疏肝解郁,化痰散结。

【处方】 方药予以柴胡 15g,白芍 15g,白术 15g,茯苓 15g,甘草 10g,夏枯草 15g,当归 15g,青皮 10g,贝母 10g,猫爪草 20g,黄药子 10g,海藻 10g,石决明 20g,翻白草 20g,臭草 20g,老虎草 20g,太白茶 10g,地丁草 15g,虎杖 15g。水煎服,每日 2 或 3 次。

2.寒痰凝滞型

【临床表现】 颈项、耳下有肿块,不痛不痒,皮色不变,形寒怕冷,神疲乏力,面色苍白。舌白,脉沉细。

【治则】 温化寒凝,化痰散结。

【处方】 方药予以熟地黄 20g,麻黄 10g,白芥子 10g,肉桂 3g,炮姜 5g,鹿角胶(烊化) 10g,皂角刺 10g,天南星 10g,夏枯草 20g,猫爪草 20g,山慈菇 20g,黄药子 10g,土茯苓 20g,土贝母 10g,天花粉 10g,玄参 10g,板蓝根 15g,露蜂房 10g,枳壳 20g,牛蒡子 15g,臭草 20g,老虎草 20g,法半夏 10g。水煎服,每日 2 或 3 次。

3.血燥风热型

【临床表现】 口干烦躁,发热恶热,皮肤瘙痒、硬结,大便干结。舌白,苔黄,脉细弦。

【治则】 养血润燥,疏风清热散结。

【处方】 方药予以防风 15g,连翘 15g,川芎 10g,当归 20g,白芍 10g,枝子 10g,桔梗 20g,黄芩 10g,牡丹皮 10g,生地黄 20g,玄参 20g,麦冬 20g,猫爪草 20g,大黄 6g,老虎草 20g,翻白草 20g,太白茶 15g,桦黄 20g,臭草 20g。水煎服,每日 2 或 3 次。

4.肝肾阴虚型

【临床表现】 五心烦热,午后潮热,盗汗,腰酸腿困,倦乏无力,形体消瘦,淋巴结肿大。舌苔黄白,脉细数。

【治则】 滋补肝肾,解毒散结。

【处方】 方药予以川芎15g,白芍15g,当归15g,茯苓15g,熟地黄20g,陈皮10g,桔梗10g,香附10g,党参15g,海蛤壳20g,昆布10g,贝母20g,红花10g,夏枯草20g,猫爪草20g,蒲公英20g,臭草20g,翻白草20g,天王七10g,狗心七20g,雄黄七10g,连翘20g。水煎服,每日2或3次。

十七、白血病的辨证论治

1.肝肾阴虚,热毒内结型

【临床表现】 高热或低热,自汗盗汗,疲乏无力,腰酸腿软,五心烦热,眩晕头痛,口干咽干。舌红,脉细数。

【治则】 滋补肝肾,解毒清热。

【处方】 方药予以生地黄20g,玄参15g,知母20g,鳖甲20g,牡丹皮10g,蒲公英20g,白花蛇舌草20g,青蒿20g,柴胡10g,女贞子20g,大青叶20g,青黛10g,臭草20g,翻白草20g,老虎草20g,虎一10g,太白茶15g。水煎服,每日2或3次。

2.阴虚血热,迫血妄行型

【临床表现】 咯血、吐血、便血及皮下出血,伴有低热,盗汗,乏力,五心烦热,心悸气短,失眠,纳差。舌红绛,脉沉细数。

【治则】 养阴清热,凉血止血。

【处方】 方药予以水牛角30g,生地黄20g,白芍15g,牡丹皮20g,墨旱莲20g,女贞子20g,血余炭10g,大蓟20g,小蓟15g,猫爪草20g,地榆炭15g,大青叶15g,露蜂房10g,黄芪20g,藕节20g,翻白草20g,雪山林20g,朱砂七6g,二百根20g。水煎服,每日2或3次。

3.正虚邪实,痰瘀毒结型

【临床表现】 颈项痰核累累,肚腹有痞块,腹胀,胸闷气短,倦乏无力,面色萎黄。舌苔黄,脉沉弦。

【治则】 扶正活血,化痰解毒散结。

【处方】 方药予以玄参15g,贝母15g,牡蛎30g,黄芪30g,党参20g,丹参30g,赤芍15g,猫爪草20g,山慈菇20g,徐长卿15g,郁金15g,枳实15g,鬼针草15g,狗心草20g,翻白草20g,雪山林15g,臭草20g,老虎草20g,八月瓜20g,王不留行20g,白薇15g,杨梅根30g。水煎服,每日2或3次。

十八、骨与软组织肿瘤的辨证论治

1. 瘀阻实证型

【临床表现】 肢体肿痛,胸肋刺痛,脘腹胀痛,痛有定处,大便干,小便涩。舌紫,脉沉弦。

【治则】 活血化瘀,攻下软坚。

【处方】 方药予以蟾酥 6g,寒水石 3g,乳香 10g,没药 20g,三七 10g,蜗牛 30 个,雄黄 3g。共为细粉,制成绿豆大,每次服 2 或 3 丸,开水冲服。

2. 毒热炽盛型

【临床表现】 发热身痛,头眩晕,大便干结,小便赤,局部红肿、灼热、有压痛。舌黄,脉弦数。

【治则】 清热解毒。

【处方】 方药予以黄连 10g,黄芩 10g,黄柏 10g,枝子 10g,天王七 10g,黄三七 10g,钮子七 10g,二色草 12g,翻白草 20g,太白茶 10g,臭草 15g,老虎草 20g,蒲公英 20g,金银花 20g。水煎服,每日 2 或 3 次。

3. 肝肾阳虚型

【临床表现】 头晕目眩,耳鸣,腰膝酸痛,肢体无力,遗精阳痿,或月经不调。舌红,脉细数。

【治则】 补肝肾。

【处方】 方药予以生地黄 20g,山药 15g,山茱萸 10g,牡丹皮 15g,茯苓 15g,泽泻 10g,麦冬 20g,当归 20g,人参 15g,黄柏 10g,砂仁 15g,鹿角胶(烊化)10g,白薇 15g,木香 10g,地骨皮 15g,臭草 20g,雄黄 10g,老虎草 20g,雪山林 20g,土茯苓 20g。水煎服,每日 2 或 3 次。

4. 气血不足型

【临床表现】 久病体虚,心悸气短,面色苍白,头晕目眩。舌白,脉沉细。

【治则】 补气益血。

【处方】 方药予以当归 20g,熟地黄 20g,龙眼肉 20g,白芍 15g,牡丹皮 10g,丹参 10g,鸡血藤 20g,太白黄精 20g,太白洋参 15g,羊角参 15g,偏头七 20g,晕鸡头 20g,八月瓜 20g,朱砂七 10g。水煎服,每日 2 或 3 次。

典型病例

病例 1:李某某,男,50 岁。

初诊:2019 年 9 月。患者右肺鳞癌确诊后。刻下见咳嗽不畅,咳痰不爽,胸闷气急,或胸肋背痛,痰中带血,大便秘结。舌暗红,脉弦细。

【中医诊断】 肺癌(痰瘀互结证)。

【西医诊断】 非小细胞肺癌。

【治法】 治当宣肺理气,化瘀除痰散结。方药予以仙鹤草 20g,干蟾皮 10g,猫爪草 20g,贝母 15g,法半夏 10g,狗心七 30g,臭草 20g,老虎草 20g,天冬 20g,桔梗 15g,桃仁 10g,守宫 10g,瓜蒌 20g,三七末 3g,太白茶 15g,翻白草 20g,长胜七 20g,紫草 15g,山豆根 15g,螺丝七 30g,山慈菇 20g,蒲公英 20g,金银花 15g。水煎服,每日 3 次。病情无变化时,长期服用。

病例 2:倪某某,男,54 岁。

初诊:2020 年 8 月。患者发热、咳嗽半年余。刻下见咳嗽痰多,胸闷纳呆,神疲乏力,短气,腹胀,大便溏。舌淡腻,脉濡缓。

【中医诊断】 肺癌(脾虚痰湿证)。

【西医诊断】 肺癌。

【治法】 治当健脾化湿,宣肺祛痰散结。方药予以太白黄精 20g,羊角参 15g,人头七 10g,狗牙贝 20g,茯苓 15g,白术 15g,猪苓 15g,狗心七 20g,桔梗 15g,贝母 15g,守宫 10g,猫爪草 20g,山慈菇 15g,瓜蒌 20g,法半夏 10g,薏苡仁 20g,麦芽 15g。水煎服,每日 3 次。病情无变化时,长期服用。

病例 3:王某某,男,70 岁。

初诊:2020 年 1 月。患者发现胁下结块半年。刻下见胁下结块,右胁胀痛,胸闷不适,口唇焦干,烦热易怒,便结尿黄。舌红,苔黄,脉弦数。

【中医诊断】 肝癌(肝热血瘀证)。

【西医诊断】 肝癌。

【治法】 方药予以茵陈 30g,大黄 6g,栀子 15g,柴胡 10g,土鳖虫 15g,半枝莲 30g,灯台七 30g,蜈蚣 3 条,三棱 15g,莪术 15g,干蟾皮 10g,丹参 15g,三七末 3g,猫爪草 15g,桦黄 20g,山慈菇 15g,破血丹 10g,老虎草 20g,蒲公英 20g,金银花 15g。水煎服,每日 3 次。病情无变化时,长期服用。

病例 4:裴某,女,74 岁。

初诊:2019 年 11 月。患者发现饮食梗阻 6 个月余。刻下见饮食梗阻,时有嗳气,胸膈痞闷,呕吐痰涎,进食后吐出稀痰,饭后不舒,伴有胸骨后疼痛。舌淡,脉沉细弦。

【中医诊断】 噎膈(痰虚交阻证)。

【西医诊断】 口咽癌。

【治法】 方药予以旋覆花 15g,代赭石 20g,党参 25g,郁金 15g,莱菔子 10g,瓜蒌 15g,山豆根 15g,贝母 15g,紫苏根 10g,威灵仙 10g,陈皮 15g,砂仁 10g,红石耳 10g,盘龙七 15g,香木 10g,其马七 10g,石虎杖 10g。水煎服,每日 3 次。病情无变化时,长期服用。

病例 5：马某某，男，62 岁。

初诊： 2021 年 7 月。患者饮水难下，噎塞呕逆半年余。刻下见饮水难下，噎塞呕逆，头晕目眩，四肢乏力，口干舌燥。舌淡红，脉沉细无力。

【中医诊断】 食管癌(阴血枯竭证)。

【西医诊断】 食管癌。

【治法】 治当滋阴养血，化痰散结。方药予以太子参 25g，沙参 20g，麦冬 15g，生地黄 20g，玄参 15g，知母 20g，威灵仙 15g，石斛 15g，天竺黄 10g，盘龙七 15g，守宫 10g，长胜七 20g，焦三仙(焦山楂、焦麦芽、焦神曲)10g，竹茹 20g，鸡血藤 20g。水煎服，每日 3 次。病情无变化时，长期服用。

病例 6：张某某，女，52 岁。

初诊： 2019 年 11 月。患者周身疼痛，发热半年余。刻下见高热或低热，自汗盗汗，疲乏无力，腰酸腿软，五心烦热，眩晕头痛，口干咽干。舌红，脉细数。

【中医诊断】 白血病(肝肾阴虚，热毒内结证)。

【西医诊断】 白血病。

【治法】 治当滋补肝肾，解毒清热。方药予以生地黄 20g，玄参 15g，知母 20g，鳖甲 20g，牡丹皮 10g，蒲公英 20g，白花蛇舌草 20g，青蒿 20g，柴胡 10g，女贞子 20g，大青叶 20g，青黛 10g，臭草 20g，翻白草 20g，老虎草 20g，虎一 10g，太白茶 15g。水煎服，每日 3 次。病情无变化时，长期服用。

病例 7：陈某某，女，62 岁。

初诊： 2019 年 12 月。患者肝区胀痛不适 5 个月余。刻下见胁下结块，胀痛不适，倦怠乏力，短气不眠，腹胀纳少，进食后胀，大便溏，甚则下肢肿胀，黄疸。舌淡，脉弦细。

【中医诊断】 肝囊肿(肝盛脾虚证)。

【西医诊断】 肝囊肿。

【治法】 治当清肝健脾，消癥散结。方药予以党参 25g，茯苓 25g，白术 15g，薏苡仁 30g，老虎七 15g，雄黄七 20g，桦黄 15g，桑黄 15g，黑石耳子 20g，山药 15g，黄芪 30g，半枝莲 20g，猫爪草 20g，山慈菇 20g，白花蛇舌草 20g，翻白草 20g，螺丝七 20g，蜈蚣 3 条，干蟾皮 10g，柴胡 15g，白丹 15g。水煎服，每日 3 次。病情无变化时，长期服用。

病例 8：张某某，男，41 岁。

初诊： 2019 年 12 月。患者咳嗽、哮喘半年余。刻下见咳嗽不畅，咯痰不爽，胸闷气急，或胸肋胁背痛，痰中带血，大便秘结。舌暗红，脉弦细。

【中医诊断】 肺结节(肺瘀痰郁证)。

【西医诊断】 肺结节。

【治法】 治当宣肺理气，化瘀除痰散结。方药予以仙鹤草 20g，干蟾皮 10g，猫爪草 20g，贝母 15g,法半夏 10g,狗心七 30g,臭草 20g,老虎草 20g,天冬 20g,桔梗 15g,桃仁 10g,守宫 10g,瓜蒌 20g,三七粉 3g,太白茶 15g,翻白草 20g,长胜七 20g,紫草 15g,山豆根 15g,螺丝七 30g,山慈菇 20g,蒲公英 20g,金银花 15g。水煎服,每日 3 次。病情无变化时,长期服用。

病例 9:张某某,男,50 岁。

初诊:2020 年 7 月。患者鼻塞、鼻涕带血半年余。刻下见鼻塞,鼻涕带血,头重,胸闷,咳嗽痰多,胃纳欠佳,颈部有肿块。舌淡,脉弦滑。

【中医诊断】 鼻咽癌(痰浊内结证)。

【西医诊断】 鼻咽癌。

【治法】 治当化痰解毒,软坚散结。方药予以瓜蒌 20g,黄芩 10g,茯苓 15g,枳壳 15g,杏仁 10g,陈皮 15g,胆南星 10g,法半夏 10g,猫爪草 20g,辛夷花 20g,贝母 15g,山海螺 30g,三棱 10g,莪术 10g,凤尾草 20g,八仙藤 20g,见血飞 15g,天王七 10g,地胡椒 20g,革薢 20g,土茯苓 20g,苍耳子 20g。水煎服,每日 2 或 3 次。病情无变化时,长期服用。

附:培养的学生代表

王中文,1962 年生,山西永济人,大专学历,中医师。1983 年起,他师从李心吾及道医学家王道平学习太白山草医药知识及传统正脊手法,擅长使用太白草药治疗痹病、定点锤正及手法复位治疗脊柱相关疾病、针刺治疗软组织损害性疼痛。

王应海,男,1963 年生,陕西西安周至人。自 1985 年以来,他以乡村医生身份行医 30 余年,2008 年拜李心吾为师,现以中草医药为主,治疗内科杂病。

张根全,男,陕西宝鸡眉县人,中医执业医师。17 岁起,他在远门口龙盘山拜师学医,登上太白山认药、采药、切药、炮制药,在师父汤居有的教导下,将太白山草药用于临床;1999 年开始,学习李白生撰写的《太白草药》,李白生、李心吾撰写的《太白山草药概要》及李心吾、穆毅等编著的《太白山本草志》等太白草药著作,并于 2008 年拜李心吾为师;擅长治疗感冒、咳喘、糖尿病、尿毒症、痛证等内科杂病。张根全应用太白山草药配制了"开音茶""防暑茶""预防流感饮""延龄草酒"等药方,"太白山中草药美容洗剂"还获得国家发明专利。

贾新军,男,1977 年生,中医执业医师。他曾跟随李心吾等民间草医学习太白山草药,现被聘请在眉县中医院坐诊;擅长运用四逆散加减太白山草药治疗慢性胃病、痛风等,并用中草药治疗心脏病、哮喘、妇科疾病等。

李德芳

医家简介

李德芳(1940—2013),女,汉族,李白生之女。她祖籍四川井研县,20 世纪 50 年代初,迁居眉县汤峪镇,随父李白生学习太白草医药学。

传承情况

李德芳师承其父李白生,除熟背《黄帝内经》《脉经》《难经》《汤头》《四百味药性》等著作外,还随父上山采药,跟师临证,参与医治,遂成为一名太白草医工作者。她曾在槐芽卫生院工作,以草药、针灸治病;后迁至周至县城继续行医,并在临床带徒,通过口授心传,传承太白草医。她曾手写《脉学》《太白山药性》等书,曾行医至户县、眉县、岐山、乾县、武功等地,患者遍及川陕甘。在李德芳及其子华有、华胜等人积极倡导下,经太白草医界诸同仁、李氏亲友及门徒和社会贤达,以及陕西省医史学会等单位齐心协力,于2009年4月1日为太白草医药学泰斗李白生立碑,并举办了学术纪念会。

临床经验

一、草药三字经

生草药,最神奇,疗效快,功劳大。本草经,始神农,老子言,有名道。岐黄术,皇帝说,开医史,典籍成。扁鹊医,仲景用,叔和脉,查病情。药玉草,治百病,王重阳,龙门立。李白生,写太白,著药性,晓医理。太白山,药最灵,如掌握,速见效。桃儿七,治劳伤,抗肿瘤,咳嗽良。尸儿七,腰腿痛,生肌血,消肿痛。长春七,祛风痹,治身痛,除寒湿。金牛七,它有毒,跌打伤,肿痛消。朱砂七,调肠胃,理血气,肚痛灵。甜三七,补五脏,治劳伤,疗损伤。红毛七,泻血热,通经络,妇人用。钮子七,治骨蒸,疗惊风,安五脏。盘龙七,补肠胃,崩带痢,止血用。竹根七,走筋骨,湿热痹,疼痛除。凤尾七,补阴阳,养心神,气血和。蝎子七,血痢崩,调气血,肠胃和。青蛙七,理肺脾,消肠胃,积聚除。窝儿七,关节痛,泻积热,损伤除。猪鬃七,渗湿用,益脾肾,带淋消。狮子七,红白痢,止诸血,诸虚劳。追风七,瘀肿消,利咽喉,通筋骨。灯台七,瘰疬消,肿痛除,损劳良。人头七,养心神,生津髓,生乌发。黄三七,泻上火,清湿热,除烦渴。偏头七,祛风邪,医头痛,走筋骨。荞麦七,能止血,崩带痢,除湿热。牛毛七,养阴液,变阴阳,除湿热。金牛七,止痛消,损伤除,有大毒。红三七,止诸血,调妇经,肿痛除。头发七,补肾发,头眩晕,明肝目。小蝎七,红白痢,妇崩带,肠风清。天王七,温肺寒,祛风寒,治咳嗽。鸡爪七,清热毒,消痈节,能止痛。菊三七,活血用,跌损伤,痛肿消。葫芦七,治感冒,痰咳喘,消肺气。铁丝七,利水淋,治湿疹,消肿痛。百花七,消疳积,利胆湿,能镇痛。雄黄七,咳气喘,祛湿毒,败毒血。飞天七,消肿胀,治痹痛,鲜接骨。大九甲,通七窍,除胸痹,利气血。金腰带,腰腿舒,添神气,壮筋骨。太白米,止胃痛,宽胸膈,温中寒。太白茶,祛心火,安惊魂,定神良。太白花,降血压,祛头风,烦热除。手儿参,安五脏,增元气,神乃平。九牛造,除恶水,消肿胀,有大毒。枇杷芋,养肺气,止咳嗽,胃痛消。鹿寿茶,补肝肾,养心肺,血气旺。太白参,肺肾亏,生津精,补气血。荼苓草,清湿热,调经血,肝胆用。瑞苓草,清肝目,调妇血,头可医。空洞参,消乳块,利肺气,通经血。铁棒锤,祛风湿,治劳伤,能镇痛。石耳子,消积食,化虫蛊,健脾肾。老龙皮,利水湿,败毒风,消积胀。天蓬草,清风热,能明目,退翳雾。八爪龙,清上火,利咽喉,消肿胀。见血飞,治血证,医跌伤,妇血用。石头霜,生肌肉,止血灵,愈合快。独角莲,痈肿疗,醋外敷,毒可拔。还魂草,补阴阳,经血用,止血良。狗心草,祛湿毒,肿痛消,清肺气。神砂草,安心神,化痰湿,通筋骨。隔山撬,补腰肾,治劳伤,清湿热。六月寒,能发汗,通肺气,醒神窍。百花七,止疼痛,祛风湿,健肠胃。祖师麻,除风痛,通筋窍,利关节。鸡头参,理血糖,补五脏,生津气。大头翁,除疟疾,破积气,止咳嗽。索骨丹,补肠胃,利血脉,渗湿用。补血草,治腹疾,宫颈除,血毒清。搬倒甄,清肝胆,散瘀肿,损伤痛。地仙桃,止胃痛,温中寒,肠气消。透骨消,肿能消,湿可祛,通经血。八月瓜,治疝气,癃闭消,痛可治。枇杷果,止咳嗽,化痰气,理肠胃。枇杷叶,清肺气,镇咳嗽,茶可用。枇杷花,清肺火,咳嗽平,痰气利。山包谷,拔毒用,疮可消,肿可除。羊角参,降血压,安神志,头热除。九眼独,肾中气,寒湿祛,经络通。上天梯,强心气,治津液,补脾肾。黄瓜菜,除口渴,开脾胃,利胆湿。太白菜,利湿热,消肿胀,热肿敷。太紫菀,清肺热,止痰疾,治肺痨。刺石榴,杀虫痢,消痈肿,调肠胃。红丝草,经血崩,消暑气,妇科用。火焰子,散血肿,跌打伤,外科用。一枝蒿,毒蛇伤,清肝毒,解热毒。青风藤,关节肿,祛风湿,寒痛消。长胜七,开脾胃,化痰气,止肺咳。金柴胡,散表寒,疏肝气,调妇经。老君须,补肺肾,散疾气,止咳嗽。乌金草,强心气,调经血,可凉血。药王茶,消暑热,养心神,能明目。晕鸡头,清风热,能杀虫,降血压。红线麻,能祛风,通筋骨,腰痛宁。晋耳环,之骨蒸,医瘫痪,生血脉。偏头草,解风寒,化湿毒,治头痛。桦树黄,消痈积,利气膈,通经血。一碗水,化痰积,治肺壅,咳嗽除。金不换,利二便,调血脉,能止血。搬倒甄,利肝胆,清小便,腰痛灵。垂盆草,清肝毒,消肿痛,治蛇毒。野菊草,除感冒,除风毒,消痈肿。穿山龙,消肿胀,利关节,治咳嗽。百花七,风湿痛,消疳积,利胆湿。爬山虎,通筋骨,止疼痛,治劳伤。土贝母,消乳痈,治瘰疬,化痰核。大龙葵,治咽喉,除疾咳,通淋用。一支箭,蛇毒清,乳痈消,治骨折。雄黄七,咳气喘,祛湿毒,败毒血。白屈菜,利湿热,治蛇毒,肿痛消。翻白草,治妇带,湿热痢,血糖清。铁杆蒿,接骨用,利黄胆,蛇咬伤。地柏枝,化痰湿,利湿热,止诸血。

二、脉赋

欲测疾兮死生,须详脉兮有灵。左辨心肝之理,右察脾肺之情。此为寸关所主,肾即两尺分并。三部五脏易识,七诊九候难明。昼夜循环,营卫须有定数;男女长幼,大小各有殊形。复有节气不同,须知春夏秋冬。建寅卯月兮木旺,肝脉弦长以相从。当其巳午,心火而洪。脾属四季,迟缓为宗。申酉是金为肺,微浮短涩宜迟,微浮短涩宜逢。月临亥子,是乃肾家之旺;得其沉细,各为平脉之容。

既平脉之不衰,反见鬼兮命危。子扶母兮瘥速,母抑子兮退迟,得妻不同一治,生死仍须各推。假令春得肺脉为鬼邪,得心脉乃是肝儿。肾为其母,脾则为妻。春得脾而莫疗,冬见心而不治,夏得肺以难瘥,秋得肝亦何疑。此乃论四时休旺之理,明五行生克之义;举一隅而为例,则三隅而可知。按平弦而若紧,欲识涩而似微。浮芤其状相反,沉伏殊途同归。与实而形同仿佛,濡与弱而性带依稀。先辩此情,后论其理,更乎通于药性,然后可以为医。

既已明其三部,须知疾之所有。寸脉急而头痛,弦为心下之咎。紧是肚痛之症,缓即皮顽之候。微微冷入胸中,数数热居胃口。滑主壅多,涩而气少。胸连肋满,只为洪而莫非。膈引背痛,缘是沉而不谬。更过关中,浮缓不餐。紧牢气满,喘急难瘥。弱以数兮胃热,弦以滑兮胃寒。微即心下胀满,沉兮膈上吞酸。涩即宜为虚视,沉乃须作实看。下重缘濡,女萎散疗之在急;水攻因伏,牵牛汤泻则令安。尔乃尺中脉滑,定知女经不调。男子遇此之候,必主小腹难消。伏脉谷兮不化,微即肚痛无。弱缘胃热上壅,迟是寒于下焦。胃冷呕逆涩候,腹胀阴疝弦牢。紧则痛居其腹,沉乃疾在其腰。濡数浮芤,皆主小便赤涩。细详如此之候,何处能逃?若问女子何因,尺中不绝,胎脉方真。太阴洪而女孕,太阳大而男娠,或遇俱洪而当双产。此法推之其验若神,月数断之各依其部。假令中冲若动,此乃将及九旬。患者欲知要死,须详脉之动止。弹石劈劈而又急,解索散散而无聚,雀啄顿来而又住。屋漏将绝而复起,虾游苒苒而进退难寻,鱼跃澄澄而迟疑掉尾。

嗟乎!遇此之候,定不能起。纵有丸丹,天命而已。复有困重沉沉,声音劣劣。寸关虽无,尺犹不绝。往来息均,踝中不歇。如此之流,何忧殒灭?经文具载,树无叶而有根。人困如斯,垂死乃当更治。

三、脏脉赋

1.肺脏歌

肺居上焦头,属金朝百脉。呼吸气赢满,调气又融血。大肠互表里,皮肤毛相应。鼻闻香气辨,清涕黄浊稠。肺在秋季润,娇嫩易受邪。寒热两相乘,咳嗽气喘短。顺时浮涩短,逆时大洪弦。宣发与肃降,通调水道液。痰液壅涩肺,胸膈气章满。

2.肺脉歌

肺脉浮大软而宜,浮数风热肺躁烦。浮迟肺寒咳嗽紧,浮滑痰壅哮喘急。迟滑冷嗽气难平,沉滑在肺肤虚肿。浮弦风痰喉不利,浮紧风寒周身疼。

3.脾脏歌

脾脏土中旺,安和胃相迎。水液能运化,气血之根源。升清化精微,行气降污浊。荣身性本温,应唇通口气。统血能管理,其充在肌肉。四肢本着连,喜燥而恶湿。顺时脉缓慢,失则气连吞。湿者成五泄,痞气满为积。

4. 脾脉歌

脾家缓滑要有神,实大而浮脾家虚。口干饮水多食饥,单滑脾热口臭多。沉涩胃寒不消食,弦紧腹胀肚子痛。欲吐不吐脉沉滑,弦滑欲冲肝气盛。大食心膈壅涩满,溢关涎也口水流。

5. 肝脏歌

肝脏应春物,连枝胆共房。树木色相青,位立在东方。藏血巧养目,荣筋华其爪。泪为精明液,视物辨分明。将军性刚烈,疏泄气机调。乳房带少腹,胸肋气郁结。顺时脉弦长,逆时生怒气,实梦山林树,虚看细草芒。

6. 肝脉歌

肝脉弦长沉而软,疏泄畅顺血满盈。溢关过寸口相应,目眩头重困秧秧。弦紧冷痛筋拘挛,沉弦筋骨难转身。微弱浮弦气作难,目暗生花不须看。弦滑壅胃食难消,涩脉还须血散之。

7. 肾脏歌

肾居腰两边,膀胱共合宜。旺冬身属水,位北强形壮。先天精血藏,生骨养髓海。两耳通为窍,肾气阴阳分。味咸色碳黑,二便能使然。冷则多唾液,焦烦水易亏。实梦腰难解,虚形溺水弥。沉滑当时本,浮摊危在脾。

8. 肾脉歌

肾虚尿多即滑精,细数而滑小便涩。弦滑而沉腰脚重,沉紧冷痛腹疝急。浮紧而数耳应聋,沉迟而柔见阳痿。洪数小便涩淋淋,尺部脉涩精凭漏。

9. 心脏歌

心脏神之精,小肠为弟兄。象离随夏旺,属火向南生。内行于血海,外应舌将荣。面色红光润,汗液紧相连。君主心可定,多谋最有灵。实梦忧惊怪,虚烦烟火明。

10. 心脉歌

心脉轻柔浮涩短,气血盈和脸面光。若有洪大弦兼实,心火上炎口生疮。微寒虚阳心寒气,急则胸中痛不通。实大相兼并有滑,舌滑心惊语话难。单滑心热别无病,涩无心力不多言。浮滑风痰气不畅,沉紧胸中逆冷痛。弦紧心急又心悬,洪数燥热心中烦。

华 有

医家简介

华有,男,1959年生,汉族,陕西周至人,太白草医第二十六代传承人,中医执业医师。他于1982年起在周至县城华有中医诊所从事太白草医药工作,擅长运用太白草医药治疗疾病;曾参与穆毅的《太白本草》《太白山草医草药》的编写工作;在省级以上刊物发表论文3篇,现已完成《太白山三十六天罡和七十二地煞药》一书的编写。

2006年,华有任周至县草医协会副会长,主管学会交流工作;2017年任楼观道医文化研究院副院长;曾担任陕西省草医药专业第一、二、三、四届专业委员会理事,陕西省第一、二、三、四届民间科技开发会理事;被陕西中药协会中医药文化博览会、陕西中医药文化高峰论坛组委会、陕西省中药协会专家委员会、陕西省医药健康报评为"名老中医";被第二届中医药同盟联合会评审委员会授予"民间中医大师";被第三届世界中医药专家同盟论坛会评为"太白山草医草药专家"。华有多次荣获杨陵示范区、周至县奖励,从事太白草医药工作40余年,擅长运用太白草药治疗高血压、糖尿病、慢性胃炎、慢性肠炎、慢性支气管炎、风湿性关节炎及内科疑难杂症等。

传承情况

华有自幼受父母(父亲华先魁,母亲李德芳)的熏陶,跟随其学习脉理、药性、汤头,后又跟诊其外祖父太白草医药泰斗李白生学习太白草医药知识。李白生是当代太白草医药学创始人、奠基人,其代表性传承人穆毅,是陕西省中医药管理局确定的"陕西省太白草医药学术流派传承工作室"主要负责人。华有于1984年在陕西中医学院自考班学习进修2年;1987年被西周中草医药学校聘为妇科、儿科教师,给学生讲授太白草药治疗妇科、儿科疾病的相关知识;1990年起在秦岭天然生草药研究所工作7年,研究运用太白山草药治疗脾胃病、心脑血管疾病、风湿病、类风湿关节炎;2004年拜穆毅为师,强化草医药知识学习,并多次在太白草医药传承学习班授课。

临床经验

世代生活在太白山的道医,通过长期对太白山常用特色药材的性味特点、临床应用进行归类与总结,依据天罡地煞、阴阳五行之成数,将草药的生长环境、性味和功能主治与天罡地煞诸神的法术相呼应,将太白山常用草药中高山(2800m以上)药中的36种称为三十六天罡药,低山(2800m以下)药中的72种称为七十二地煞药,对于草药的临床应用具有现实的指导意义。

华有在外公李白生及舅父李德钦遗留的文献研究的基础上,整理了太白草药的三十六天罡药与七十二地煞药,将道教三十六天罡与七十二地煞的天上北斗诸神和太白山草药配对,形象比喻药物功效。现将整理的三十六天罡药与七十二地煞药的基本内容列举如下。

三十六天罡药

幹旋造化天魁太白米，颠倒阴阳天罡太白茶，

移星换斗天机红石耳，回天返日天闲金刷把，

唤雨呼风天勇铁牛七，振山撼地天雄金牛七，

驾雾腾云天猛枇杷芋，划江成陆天威金丝带，

纵地金光天英太白洋参，翻江搅海天贵太白花，

指地成钢天富太白羌活，五行大遁天满头发七，

六甲奇门天孤一碗水，逆知未来天伤太白树，

鞭山移石天立金柴胡，起死回生天捷手儿参，

飞身托迹天暗老龙皮，九息服气天佑人头七，

导出元阳天空凤尾七，降龙伏虎天速药王茶，

补天浴日天异浦松实，推山填海天杀羊角参，

指石成金天微枇杷花，正立无影天究太白三七，

胎化易形天退太阳针，大小如意天寿鹿寿茶，

花开顷刻天剑乌金草，游神御气天平空洞参，

隔垣洞见天罪茉苓草，回风返火天损狮子七，

掌握五雷天败太白黄连，潜渊缩地天牢太白大黄，

飞沙走石天慧天蓬草，挟山超海天暴太白鹿角，

撒豆成兵天哭太白贝母，钉头七箭天巧太白小紫菀。

七十二地煞药

通幽地魁桃儿七，驱神地煞牛毛七，担山地勇盘龙七，

禁水地杰飞天七，借风地雄追风七，布雾地威麻布七，

祈晴地英芋儿七，祷雨地奇白毛七，坐火地猛搬倒甑，

入水地文红毛七，掩日地正偏头七，御风地辟猪鬃七，

煮石地阖灯台七，吐焰地强雄黄七，吞刀地暗黑虎七，

壶天地轴长春七，神行地会蜈蚣七，履水地佐九牛七，

杖解地佑秤杆七，分身地灵大救驾，隐形地兽蝎子七，

续头地微竹根七，定身地慧天王七，斩妖地爆祖司麻，

请仙地默扫帚七，追魂地猖羊膻七，摄魂地狂青蛙七，

招云地飞钮子七，取月地走五花七，搬运地巧土三七，

嫁梦地明红酸七，支离地进金毛七，寄杖地退景天三七，

断流地满长胜七，禳灾地遂荞麦七，解厄地周南瓜七，

黄白地隐百花七，剑术地异窝儿七，射覆地理铁丝七，

土行地俊朱砂七,星术地乐葫芦七,布陈地捷白三七,

假形地速爬山虎,喷化地镇见血飞,指化地羁金不换,

尸解地魔垂盆草,移景地妖墓头回,招来地幽捆天绳,

迹云地伏地胡椒,聚兽地僻一支蒿,调禽地空八月瓜,

气禁地孤晕鸡头,大力地全大头翁,透石地短透骨消,

生光地角翻白草,障服地囚鬼箭羽,导引地藏桦黄,

服食地平桦灵芝,开避地损石霜,跃岩地奴石豇豆,

萌头地察对经草,登抄地恶藤梨根,喝水地丑穿山龙,

卧雪地数隔山撬,暴日地阴老虎姜,弄丸地刑地仙桃,

符水地壮无娘藤,医药地劣黄荆子,知时地健鼠曲草,

识地地耗青风藤,辟谷地贼龙葵,魔祷地狗铁扁担。

典型病例

病例 1:梅某某,女,24 岁。

初诊:1989 年 9 月 18 日。患者食欲不佳 1 周。刻下见语声低微,闷闷不乐,少气懒言,四肢倦怠,面色无华且苍白,食少,大便不调。舌淡白,脉弱无力。

【中医诊断】 虚痞(脾胃虚弱证)。

【西医诊断】 慢性胃炎。

【治法】 治当大补元气,健脾补肾。方药予以手儿参 6g,人头七 10g,无娘藤 15g,红景天 12g,盘龙七 15g,秤杆七 10g,尸儿七 6g,鹿寿茶 12g,隔山撬 10g,太白黄精 10g,偏头七 10g,金丝带 5g。7 剂,水煎服。

病例 2:郝某某,女,28 岁。

初诊:1983 年 5 月 8 日。患者头昏眼花、四肢倦怠、失眠多梦、不欲饮食 4 天。刻下见面色萎黄,眼睑、口唇淡白,面色无华,指甲淡白,月经不调,经少或经闭。舌苔淡白,脉细涩而虚弱。

【中医诊断】 眩晕(气血亏虚证)。

【西医诊断】 眩晕。

【治法】 方药予以凤尾七 12g,鹿寿茶 15g,朴松实 15g,太白洋参 12g,二色补血草 10g,红毛七 10g,朱砂七 10g,荞麦七 6g,头发七 6g,盘龙七 10g,百花七 12g,老虎姜 10g,红酸七 10g。3 剂,水煎服。

二诊:患者自述头昏眼花、四肢倦怠、不欲饮食、面色无华已缓解,四肢已有力气。药已见效,继服 7 剂,以续疗效。

病例 3:李某,女,23 岁。

初诊:1997 年 7 月 15 日。患者鼻子血流不止,血色鲜红,伴有鼻塞 4 天来诊。刻下见鼻

子血流不止,血色鲜红,面色红,伴有鼻塞。舌红少苔,脉弦数有力。

【中医诊断】 鼻衄(热邪犯肺证)。

【西医诊断】 鼻出血。

【治法】 治当清肺泻热解毒,止血收敛。方药予以朱砂七 12g,秤杆七 10g,蝎子七 12g,荞麦七 8g,狮子七 15g,二色补血草 12g,景天三七 15g,天蓬草 12g,土三七 15g,见血飞 12g,石霜 15g,金不换 10g,小蓟 20g,大蓟 15g。5 剂,水煎服。

二诊:鼻出血已缓解,诸症皆轻,效不更方,又予以 7 剂,以观后效。

病例 4:罗某某,男,68 岁。

初诊:1978 年 4 月 8 日。患者头痛、头昏头沉、耳鸣 1 个月余。刻下见头痛,头昏头沉,耳鸣,有时胸痛或心区憋闷,或痛有定处,或痛引肩背,失眠多梦,心悸怔忡,急躁易怒,胁痛日久不愈,多见瘀斑,口唇青紫发干,面色青紫。舌苔黄厚而涩,舌下可见络脉瘀血,苔薄,脉弦涩或结代。

【中医诊断】 头痛(瘀血阻络证)。

【西医诊断】 头痛。

【治法】 治当活血化瘀。方药予以太白三七 12g,红毛七 10g,见血飞 15g,朴松实 13g,土三七 10g,窝儿七 4g,朱砂七 10g,白三七 12g,对经草 15g,五花七 12g,透骨消 15g,桦黄 10g。15 剂,水煎服。

二诊:20 天后来诊,脉弦滑,舌苔暗红,胸前区憋闷、胸痛、心悸怔忡、急躁易怒症状已经缓解。再予以上方 20 剂,以巩固疗效。

病例 5:王某某,女,45 岁。

初诊:1986 年 10 月 7 日。患者四肢怕冷,恶寒蜷卧,兼有精神疲倦欲寐、不思饮食 3 天。刻下见四肢怕冷,恶寒蜷卧,精神疲倦欲寐,不思饮食,面色苍白,怕冷寒战,口唇青紫。舌暗,脉沉迟而细微。

【中医诊断】 心衰(阳虚水泛证)。

【西医诊断】 心力衰竭。

【治法】 治当回阳救逆,补心益气。方药予以金丝带 10g,乌金草 10g,太白洋参 15g,制附子 10g,大救驾 6g,红毛五加 12g,红毛七 10g,人头七 10g,手儿参 10g,羊角参 15g,药王茶 10g,桂心 15g。4 剂,开水煎服。

二诊:10 天后来诊,患者四肢怕冷已减轻,渐能进食,精神恢复,再服上方 10 剂以巩固疗效。

病例 6:毛某某,女,43 岁。

初诊:1974 年 5 月 8 日。患者以心悸、健忘、失眠、多梦为主症,兼胸中烦热、口燥、咽干 1 周来诊。刻下见心悸,健忘,失眠,多梦,胸中烦热,面色憔悴,灰暗无华,口唇干燥,咽干。

舌红少苔,脉细数而软。

【中医诊断】 不寐(心阴不足证)。

【西医诊断】 神经衰弱。

【治法】 治当补益心阴。方药予以牛毛七 10g,太白花 12g,红毛七 10g,大救驾 6g,人头七 10g,凤尾七 12g,钮子七 10g,金刷把 10g,太白树 10g,羊角参 12g,红毛五加 12g,麦冬 15g,生地黄 20g。7 剂,水煎,每剂煎 3 次,2 天分 4 次服用。

二诊:15 日后来诊,失眠、多梦、心悸、健忘兼胸中烦热,均已减轻,面色也已好转。药已中病,应效不更方,继服 15 剂以巩固疗效。

病例 7:李某某,男,38 岁。

初诊:头痛眩晕、目赤肿痛、耳鸣耳聋、胁痛 1 周。刻下见头痛眩晕,目赤肿痛,耳鸣耳聋,胁痛,面红目赤,眼角有眼屎,面带黄色,小便黄赤涩痛,阴囊潮湿。舌红,苔黄而燥,脉弦数有力。

【中医诊断】 头痛(肝阳上亢证)。

【西医诊断】 头痛。

【治法】 治当清肝泻火,解毒利湿。方药予以搬倒甑 12g,黄三七 10g,荣苓草 12g,十大功劳 10g,透骨消 15g,一支蒿 10g,太白大黄 8g,金不换 12g,女儿茶 15g,龙胆对经 10g,垂盆草 20g,雄黄七 12g。4 剂,水煎,每剂煎 2 次分 4 次服用,每天早、晚各 1 次。

二诊:1 周后来诊。头痛眩晕、目赤肿痛、耳鸣耳聋、胁痛、面红目赤、眼角有眼屎、面带黄色皆缓解,效不更方,继续服上方 10 剂以巩固疗效。

病例 8:韩某某,女,37 岁。

初诊:患者情志不舒,多愁善感,情绪抑郁,头晕目眩,乳房胀满,食少神疲,胸、胁、腰、骶、少腹部胀痛,月经不调,痛经,经行乳房胀痛,面色憔悴,灰暗无华。舌灰暗,苔厚,脉弦而软。

【中医诊断】 郁证(肝气郁结证)。

【西医诊断】 抑郁症。

【治法】 治当疏肝解郁,顺气散结。方药予以金柴胡 10g,八月瓜 12g,天蓬草 10g,百花七 15g,搬倒甑 12g,枇杷芋(娑罗子)10g,红毛七 10g,凤尾七 8g,朴松实 12g,对经草 12g,桦黄 12g,金刷把 6g,生姜 3 片,大枣 5 枚。7 剂,水煎服,每剂煎 2 次,分 4 次服用。

二诊:1 个月后来诊,诸症得以减轻,继续服用上方 15 剂以巩固疗效。

病例 9:康某,女,30 岁。

初诊:1976 年 6 月 21 日。患者胸腹痞满半个月。刻下见胸腹痞满,不思饮食,呕吐酸腐,嗳气吞酸,倦怠嗜卧,或食积停滞,或泻痢臭秽,脘腹时痛,胀满恶食,面色淡白兼黄。舌苔厚腻而黄,脉缓滑。

【中医诊断】 痞满(饮食内停证)。

【西医诊断】 慢性胃炎。

【治法】 治当消食化积或消食导滞。方药予以红石耳 6g,青蛙七 10g,老龙皮 8g,桦黄 12g,盘龙七 12g,大头翁 10g,八月瓜 12g,长胜七 15g,隔山撬 12g,黑石耳 8g,桦灵芝 12g,百花七 12g。4 剂,水煎服。

二诊:10 天后来诊,上述诸症减轻,继续服用上方 10 剂以巩固疗效。

病例 10:杨某,男,35 岁。

初诊:患者里急后重、大便脓血、腹部疼痛、肛门灼热 2 天。刻下见面色憔悴灰暗,兼见口渴心烦。舌红,苔黄,脉滑而濡。

【中医诊断】 痢疾(湿热痢)。

【西医诊断】 腹泻。

【治法】 治当清热止痢,健脾止泻。方药予以秤杆七 15g,荞麦七 12g,蝎子七 15g,大头翁 12g,朱砂七 12g,盘龙七 10g,黄三七 12g,赶山鞭 10g,马齿苋 15g,地锦草 15g,翻白草 15g,委陵草 15g,生姜 3 片,大枣 3 枚。3 剂,水煎服。

二诊:4 天后来诊,病好过半,继续服用上方 3 剂以巩固疗效。

第四节　肖学忠及其传承人

肖学忠

医家简介

肖学忠,男,1943 年生,幼随其父习医,曾在陕西省西安市周至县卫生局工作,负责个体诊所的管理和服务。他在工作期间接触了大量的民间医生,并虚心请教,掌握了大量草医药的知识。肖学忠于 20 世纪 70 年代初期行医至今,2004 年主导成立了陕西中药学会草医专业委员会,任副主任委员兼秘书长。他公开发表论文 20 余篇,擅长治疗糖尿病、肝硬化、肾炎、尿毒症、风湿病及肿瘤等。

传承情况

肖学忠祖父肖云天,幼承家学,传习岐黄之术,其一生多用草药疗疾,创制了"脱发汤""千锤打伤药""小筋骨膏"等,开创肖氏一门。肖学忠之父肖贵,作为第二代传承人,将家学发扬光大,后将一生所学传于肖学忠。肖学忠秉承家传,在周至县卫生局工作期间,结识了大量民间医生并向他们学习,工作之余常常为人诊病,后专职行医 50 余年,积累了丰富的临床经验,并已将家学传给第四代传承人。

临床经验

1.天七消渴饮治疗消渴

肖学忠擅长治疗消渴,他在其家传秘方"七味消渴饮"的基础上增味飞天七、隔山撬等数味太白草药而成"天七消渴饮"。肖学忠以熟地黄 30g、山药 20g、山茱萸 10g、茯苓 10g、牡丹皮 10g、泽泻 10g、飞天七 10g、隔山撬 10g、砂仁 6g 等为主方,临证时常随方加减。

飞天七,又名飞天蜈蚣七,是著名的"太白七药"之一,为五加科楤木属植物太白楤木的根皮,主要分布在秦岭、巴山各县山区,因其小枝密布黄棕色的针刺,形象蜈蚣飞天而得名,具有祛风除湿、利尿消肿、活血止痛、疏肝解郁、温中和胃的功效,主要用于治疗风湿、跌打损伤、肝炎、痛,民间还用其治疗小儿咳嗽等。

隔山撬,别名白首乌(吉林)、白奶奶、豆角蛤蜊、过山飘、无梁藤,为萝藦科牛皮消属植物隔山消,以块根入药;秋季采,晒干,润透,切片;味甘、微苦,性平,有补益肝肾、强筋壮骨的功效,可用于神经衰弱、阳痿、遗精、腰腿疼痛等疾病的治疗。

2.茱苓草汤治疗臌胀

臌胀多见于肝硬化腹水等疾病,对人体危害较大。肖学忠在传统中医辨证的基础上加入太白草药茱苓草等,提高了临床疗效。茱苓草汤以茱苓草、花斑竹、桦黄、黑桦灵、白桦灵、红石耳、飞天七、长胜七、太白虎杖等为主,辨证加减。君药茱苓草产自太白山主峰,其清热解毒、活血利水的功能对消除臌胀作用明显;太白虎杖活血、散瘀、通经的作用优于中药虎杖,桦黄等其他草药也都具有活血化瘀、理气、利水除湿的作用,配伍应用,疗效较好。

3.四红汤合四君子汤治疗腹泻

腹泻常见于慢性结肠炎等疾病。肖学忠治疗该病以健脾益气、活血、利水祛湿为治则,以四君子汤、六君子汤健脾益气,合用四红汤祛实邪。四红汤以红毛七、小红粉、荞麦七、盘龙七为主组方,红毛七行气止痛、活血化瘀、祛风除湿;荞麦七清热解毒、凉血除湿;盘龙七除利水活血之外,尚有收敛固涩的作用。诸药合用,扶正不留邪,祛邪不伤正,攻补兼施,常获良效。

典型病例

病例 1:孟某,男,42 岁。

初诊: 2001 年 6 月 8 日。患者自诉 3 年前,因进食不洁引起腹泻就医,医生予以抗菌消炎解痉药后,腹泻、腹痛缓解,随后又出现感冒发热,予以解热镇痛药后,感冒症状亦逐渐缓解,但出现口渴不止未引起注意,其后口渴逐渐加重,每日大量饮水但渴不解,遂在当地医院就诊。当时查空腹血糖 10.5mmol/L,餐后血糖 16.1mmol/L,被诊断为 2 型糖尿病。起初给予二甲双胍治疗,血糖逐渐恢复正常,后血糖偶有反复,但总体正常。3 个月前患者因参加宴请后出现血糖增高,自行增加二甲双胍用量,但血糖上下波动明显,经人介绍前来就诊。患者精神差,面色暗黄,平素乏力,口渴,饮水多,饮食量正常,小便量多,色微黄,发病至今体重正常,视力正常,四肢皮肤无麻木感,纳可,眠可,大便正常。舌嫩红,苔薄白,脉微细略数。

【辅助检查】 患者心率 83 次/分,律齐,未闻及杂音;血压 120/75mmHg;空腹血糖 9.1mmol/L,餐后血糖 18.2mmol/L。

【既往史】 患者既往无高血压、冠心病等病史。

【中医诊断】 消渴(气阴两虚,瘀血阻络,兼肺热壅盛证)。

【西医诊断】 2 型糖尿病。

【治法】 治当益气养阴,活血通络兼清热。方药予以天七消渴饮合白虎加人参汤加减,即熟地黄 30g,山茱萸 15g,山药 30g,泽泻 12g,牡丹皮 10g,茯苓 10g,石膏 60g,知母 30g,党参 30g,麦冬 20g,五味子 15g 及飞天七、隔山撬等草药数味。15 剂,水煎服。

二诊:口渴基本消除,饮水正常,空腹血糖 6.5mmol/L,餐后血糖 11.8mmol/L,患者自觉有效,遂于上方减石膏为 30g、知母为 10g、五味子为 10g、加鬼箭羽 30g,10 剂。

三诊:空腹血糖 5.6mmol/L,餐后血糖 7.8mmol/L,于二诊方去石膏,继服 10 剂,嘱停西药降糖药。

四诊:患者诉停西药后,空腹血糖最高至 9.2mmol/L,餐后血糖最高至 15.1mmol/L,其后逐渐下降,现空腹血糖 6.1mmol/L,餐后血糖 7.6mmol/L,再予以天七消渴饮加减治疗 20 天。

五诊:服药后患者空腹血糖一直在 5.3~6.2mmol/L,餐后血糖在 6.3~6.9mmol/L 维持,予以天七消渴饮丸药(基础方制丸)口服 1 个月以巩固疗效。

2 年后电话回访,血糖一直正常,饮食如常人。

病例 2:冯某,女,43 岁。

初诊:2013 年 3 月 9 日。患者自述患糖尿病 8 年,8 年前体检时发现血糖 9.6mmol/L,经当地医院复查,确诊为 2 型糖尿病,予以二甲双胍和胰岛素治疗,同时医生嘱其要饮食控制、增加运动等辅助治疗,患者认真配合,血糖基本控制在正常范围,听同事介绍中医治疗效佳,但未敢赞同,后亲见同事家属疗效明显,遂来就诊。患者由于长期血糖控制较好,加之饮食运动辅助,所以传统糖尿病症状并不明显,无口渴,饮水、饮食、小便量、体重均正常,四肢皮肤无麻木、疼痛,纳可,眠差,易疲劳,平素较怕冷,手脚凉。舌淡暗,边有齿痕,苔薄白,脉沉细。

【辅助检查】 空腹血糖 6.1mmol/L,餐后血糖 7.3mmol/L,血压 110/65mmHg,心率 70 次/分,律齐。

【既往史】 家族有糖尿病遗传史。

【中医诊断】 消渴(阴阳两虚,兼瘀血阻络证)。

【西医诊断】 2型糖尿病。

【治法】 治当益气养阴,温补脾肾,活血通络。方药予以以天七消渴饮加减,即熟地黄30g,山茱萸15g,山药60g,泽泻12g,牡丹皮10g,茯苓10g,党参30g,制附片10g,干姜10g,炙甘草10g,酸枣仁30g及飞天七、隔山撬等草药数味。15剂,水煎服。

二诊:患者自述服药后睡眠好转,怕冷症状亦明显好转,手脚温度正常,感觉精神较前明显好转,空腹血糖、餐后血糖基本同前,遂于上方去酸枣仁,继服10剂,并嘱其停用西药降糖药。

停药后血糖反弹,空腹血糖最高8.8mmol/L,患者担心,又加服二甲双胍后,血糖降至7.1mmol/L,经电话沟通,又停服西药,坚持中药治疗。

三诊:患者甚喜,自述血糖正常,空腹血糖5.6mmol/L,餐后血糖6.3mmol/L,怕冷、手凉等好转,遂于二诊方去制附片、干姜,加枸杞子30g,10剂,并嘱其正常饮食。

四诊:患者自述血糖正常,即便偶尔饮食较多,血糖仍正常。予以天七消渴饮丸药(基础方制丸)口服1个月余以巩固疗效。

3年后因它病来诊,患者述血糖一直正常。

病例3:张某某,男,30岁。

初诊:2001年3月2日。患者3年前无明显诱因逐渐出现右胁下疼痛,伴全身乏力、纳差、面色萎黄、逐渐消瘦等,既往个性内向。在当地医院就诊,经血生化及CT等检查,明确诊断为肝纤维性硬化,给予保肝以改善肝功能等治疗。1个月前右胁肋部疼痛加剧,且出现腹胀、消瘦明显,再次去当地医院诊治,经肝组织活检诊断为原发性肝癌、肝纤维化、肝硬化腹水。患者自愿出院,要求中医治疗,经人介绍来诊。刻下见右胁肋部疼痛,伴恶心欲吐,时有腹泻,乏力,面色晦暗,面容消瘦,双目无光,体瘦,腹胀大,脐周可见静脉迂曲,小便正常。舌体胖大,舌暗红、瘀斑片片,苔白滑,脉沉而涩。

【中医诊断】 胁痛,臌胀(阳虚水泛,兼肝郁气滞、气虚瘀血证)。

【西医诊断】 肝硬化,肝癌,腹水。

【治法】 治当温阳利水,疏肝理气,活血化瘀。方药予以茯苓20g,桂枝12g,白术10g,甘草10g,干姜15g,党参30g,黄芪90g,泽兰10g,金柴胡10g,川芎10g,赤芍30g,香附10g,郁金10g,花斑竹30g,桦黄10g,黑桦灵10g,白桦灵10g,茱苓草15g,红石耳10g,飞天七15g,长胜七10g,白花蛇舌草30g,龙葵10g等。7剂,水煎服。

二诊:患者自述服药后效果明显,自觉腹中肠鸣、水液下行,现疼痛减轻,小便较多,腹胀减轻,余症未变,患者对药物尚且适应,初投见效,再加大补气、利水之力,将上方茯苓增至30g、桂枝增至20g、黄芪增至180g,余药不变,14剂,水煎服。

三诊:患者腹胀明显减小,疼痛减轻,乏力稍减,面色较前好转,患者及家属信心大增,嘱其按时服药,清淡饮食,每日散步活动 1 小时,保持心情愉快,二诊处方不变,继服 14 剂。

四诊:患者诉腹胀消失,已在当地医院行 B 超检查(未检测到腹水),甚为欣喜,右胁下疼痛减轻,夜间可以安睡,乏力明显减轻,体重增加 2.5kg,面容较前红润,二便正常,舌淡胖,瘀斑同前,苔白,脉细涩。痰饮好转,应转为扶正祛邪。故方药予以党参 30g,白术 10g,甘草 10g,干姜 10g,当归 10g,熟地黄 30g,黄芪 120g,泽兰 10g,红花 10g,桃仁 15g,金柴胡 10g,川芎 10g,赤芍 30g,香附 10g,郁金 10g,花斑竹 30g,桦黄 10g,黑桦灵 10g,白桦灵 10g,茱苓草 10g,红石耳 10g,飞天七 15g,长胜七 10g,白花蛇舌草 60g,龙葵 15g 等。15 剂,水煎服。

其后以四诊处方为主,补益气血,疏肝解郁,活血化瘀。治疗 6 个月余,诸症消失。

按语:该患者刻下见乏力纳差、面色萎黄、消瘦、腹水、舌胖大、苔白滑、脉沉,明显属于脾阳不足、痰饮内停之象,右胁肋部疼痛、舌暗红、瘀斑、脉涩乃肝郁气滞、瘀血内结于胁下。肖学忠认为,此例患者发病当与其个性内向有关,情志不舒,肝气郁滞,木郁克土,更加重脾胃运化不良,久之气血不足,五脏失养,气虚则血瘀,加之气滞加重瘀血内停,久则瘀血内结胁下,而成胁痛一证,脾虚越久则脾阳亦虚,阳虚水湿不运,内停胃肠者臌胀可成。至于癌变,乃西医名词,中医看来,此例患者仍属于气滞血瘀、痰瘀互结,治疗可在温阳利水、健脾化痰补气、疏肝理气、活血化瘀的基础上加抗癌经验用药即可,切不可大剂清热解毒的寒凉药物重投。

肖学忠认为,此例患者辨证虽然明确,证型亦不甚复杂,但是发病仅仅 3 年便癌变、腹水明显,病势凶险,大多数预后不良,而且臌胀一证,中、西医虽然对其病理病机的认识较为清楚,但治疗颇为棘手,缺乏良好的方法和药物,但使用太白草药对部分病例疗效较佳。本例患者根据脾阳虚痰饮内停,兼瘀血、肝郁,可使用苓桂术甘汤、理中汤、柴胡疏肝散和茱苓草汤加减治疗,茱苓草汤(茱苓草、花斑竹、桦黄、黑桦灵、白桦灵、红石耳、飞天七、长胜七等)是肖学忠治疗肝硬化腹水的家传秘方,以四川和太白草药为主,具有活血利水的作用,疗效卓著。

病例 4:李某某,男,45 岁。

初诊:1992 年 8 月 9 日。患者右胁下疼痛 3 个月,加重 1 周。3 个月前家庭聚餐,患者饮食丰盛,饮酒后大醉,醒后胃脘不适、胃胀、右胁下疼痛,自服香砂养胃丸、柴胡疏肝散不见缓解,后去医院就诊,确诊为酒精性肝硬化,给予保肝改善肝功能等治疗,症状时好时坏,1 周前偷饮白酒少许后,上述症状加重。患者有酗酒史 20 年,每日至少饮半斤白酒。经人介绍来诊。刻下见右胁下疼痛绵绵,夜不能寐,时时需要揉按,胃胀闷不舒,恶心欲吐,胃脘嘈杂,乏力,腰膝酸困,体态偏胖,面色萎黄,大便溏,小便黄,眠差。舌体瘦,中部有裂纹,舌质嫩红,苔黄而厚腻,脉弦滑而细。

【中医诊断】 胁痛(肝肾阴虚,兼湿热内蕴、肝气郁滞、瘀血内停证)。

【**西医诊断**】 酒精性肝硬化。

【**治法**】 症状、病机相对简单,但治疗不易,仍需要效著力宏之草药方有一丝转机,先以半夏泻心汤合茵陈蒿汤调畅气机、祛其湿热,待湿热尽除,病本暴露,再以一贯煎合茱苓草汤加减缓图其本。方药予以黄芩15g,黄连12g,半夏15g,生姜6g,党参6g,炙甘草10g,茵陈30g,栀子15g,金柴胡12g,郁金10g,川楝子10g,神曲30g,麦芽30g,生山楂30g,藿香10g,佩兰10g,厚朴10g,砂仁10g,木香10g。7剂,水煎服。

二诊:患者自述胃脘胀闷、恶心欲吐明显减轻,胃脘嘈杂消失,大小便正常,余症同前,舌瘦,中部有裂纹,舌质嫩红,苔少,脉弦细。湿热大部分已除,仍以上方加减,使湿热务必尽除,否则滋阴必使湿热留恋不去,贻误病机。遂将上方黄连减至10g以免伤胃,半夏减至10g以防燥热伤阴,继服4剂。

三诊:胃脘胀闷消失,仍胁痛、眠差、乏力,舌瘦,中部有裂纹,舌质嫩红,苔少,脉弦细。湿热已去,改滋阴、益气、活血为主。方用一贯煎合茱苓草汤加减,即北沙参12g,麦冬15g,当归15g,生地黄30g,熟地黄30g,枸杞子30g,川楝子10g,金柴胡10g,郁金10g,石斛15g,花斑竹30g,赤芍30g,桦黄10g,黑桦灵15g,金柴胡10g,茱苓草10g,白桦灵10g,红石耳10g,飞天七15g,长胜七15g,黑石耳15g,黄芪30g,党参30g,酸枣仁30g等。15剂,水煎服。

四诊:患者自述右胁下疼痛减轻,夜眠可,二便调,纳可,舌瘦,中部有裂纹,舌质嫩红,苔少,脉弦细。于三诊方的基础上加龟板20g、鳖甲20g、全蝎10g,以增强滋阴软坚散结的功效。

此后谨守四诊方加减,继续服用4个月,诸症消失。

病例5:陆某某,男,60岁。

初诊:2008年11月19日。患者腹痛、腹泻夹杂便血或黄白冻状大便10余年,曾在多家医院就诊,确诊为慢性非特异性溃疡性结肠炎,经中、西医治疗,时好时坏,今年入秋以后腹泻逐渐加重,每日如厕5或6次,稀便,夹杂少量白色冻状物质,伴腹痛隐隐,消瘦,面白少神,少气而坐,神疲乏力,平素纳差,进食稍多则胃胀、胃脘痞闷不舒,活动后稍缓解,喜温饮食,小便正常,眠可。舌淡红,边有齿痕,苔白腻,脉虚细而弱。

【**中医诊断**】 泄泻(脾虚湿滞证)。

【**西医诊断**】 腹泻。

【**治法**】 治当健脾补气祛湿,理气活血,收敛固涩。处方当以平胃散、四君子汤,再合用四红汤(红毛七、小红粉、荞麦七、盘龙七)加减,四红汤具有健脾、利水除湿、理气活血、收涩固肠的作用,对各种原因的溃疡性结肠炎均有作用。处方如下:党参10g,白术12g,茯苓20g,炙甘草10g,陈皮12g,厚朴15g,半夏10g,神曲30g,山楂20g,芡实10g,红毛七10g,小红粉15g,荞麦七10g,盘龙七15g。14剂,水煎服。

二诊:患者诉腹痛明显减轻,腹泻亦有好转,每日3或4次,饮食正常,食后胃胀减轻,大便夹杂白冻状物质较前减少,舌淡红,苔白,脉虚弱。脾虚有所缓解,加大补虚力度,上方党参改为30g、白术改为20g,余药不变,另加干姜15g、小茴香10g、乌药10g。14剂,水煎服。

三诊:患者诉此次效果明显,腹痛基本消失,腹泻每日1或2次,偶有因进食凉物而腹泻2或3次,舌淡红,苔薄白。湿邪减,脾虚仍在,嘱其忌寒凉、生冷、油腻。于二诊方减茯苓、厚朴各为10g,继服15剂。

四诊:患者自述症状基本消失,舌淡红,苔薄白,脉虚弱。已服药一个半月,虽症状好转,然正气尚未恢复,脉象仍提示脾虚未见缓解,继续服药。予以党参30g,白术20g,茯苓10g,炙甘草10g,陈皮12g,厚朴10g,半夏10g,神曲30g,山楂20g,芡实10g,红毛七10g,小红粉10g,荞麦七10g,盘龙七10g。水煎服,继服15剂。

五诊:症状消失,改为成药六君子丸口服收功。

2年后随访,治疗后未再复发,身体健康。

按语:据其脉症,肖学忠认为腹泻10余年,正气已虚,但泄泻不止,夹杂黄白之物如冻,说明仍有实邪夹杂其中,年代久远,病已无法追忆,不过胃肠之病多由饮食而来,患者当饮食不慎导致脾虚,湿邪内停,脾湿既不能除,下注于肠,湿气阻滞气机,大肠传导失司,泄泻而成;湿邪蕴久化热,热腐成脓,泄下黄白;气机阻滞,气滞血瘀,瘀血内停,脉络不通则疼痛不止,虽有少许湿热,但整体偏寒。

病例6:王某某,男,59岁。

初诊:2010年10月20日。6年前因饮食不慎,患者出现腹痛腹泻,在当地医院诊断为"急性胃肠炎",服用消炎药、中药(名称不详)而愈,但1周后因进食冷饮,又进食西瓜后,再次腹泻,自服红糖生姜水后腹泻缓解,但其后出现进食生冷便会腹泻,泻后一切如常。直至2年前在正常饮食的情况下,仍每日腹泻3或4次,后经治疗(具体不详),症状时好时坏,其后每日大便2或3次,尤其是每日清晨,睡起必快速如厕,伴轻微腹痛,泻后疼痛消失,不起则不如厕,白天尚有1或2次泄泻,大便呈稀糊状,不成形,有时或夹杂脓血,或夹杂黄白冻状物,或夹杂未消化食物,白天小腹部隐隐作痛,因担心身体,患者于1周前入院检查。结肠镜提示乙状结肠黏膜可见充血、水肿,脆而易出血,黏膜溃疡可见,周围有隆起的肉芽组织,诊断为"慢性非特异性溃疡性结肠炎"。经朋友介绍,前来就诊。刻下症见腹泻,每日2或3次,晨起必如厕1次,大便呈稀糊状,不成形,有时或夹杂脓血,或夹杂黄白冻状物,或夹杂未消化食物,伴有腹痛隐隐,平素畏寒,手脚、腰背部、胃部寒凉,喜温饮食,小便清长,面色㿠白。舌淡红而偏暗,苔薄白,根部黄厚腻,脉沉细。

【中医诊断】 泄泻(脾肾阳虚证)。

【中医诊断】 腹泻。

【治法】 方药予以补骨脂20g,吴茱萸10g,肉豆蔻10g,五味子10g,干姜30g,党参10g,制附片20g,小茴香10g,黄芩10g,黄连10g,葛根15g,白芍30g,赤芍30g,红毛七10g,小红粉 15g,荞麦七 10g,盘龙七 15g,碱制朱砂七 15g。因其脾胃虚弱,嘱其每剂药物分 5 或 6 次服用,每日 1 剂,共 7 剂。

二诊: 服药后,患者胃部、腰背部寒凉症状稍减轻,晨起腹泻如故,但不似往常那样急迫如厕,腹痛消失,大便未再夹杂脓血,舌暗红,苔白,根部黄腻苔减轻,脉沉细。药已中的,上方继服 7 剂。

三诊: 患者自述胃部、腰背部寒凉明显好转,四肢手脚已温,腹泻好转,基本每日 1 次,偶有 2 次,大便仍以稀糊状为主,但未再夹杂脓血、黄白冻状之物,舌暗红,苔薄白,根部黄腻苔消失,脉沉细。湿热已尽,阴寒亦有好转。方药予以补骨脂 20g,吴茱萸 10g,肉豆蔻 10g,五味子 10g,干姜 15g,党参 20g,制附片 15g,小茴香 10g,赤芍 10g,红毛七 10g,小红粉 15g,荞麦七 10g,盘龙七 15g,碱制朱砂七 15g、15 剂,水煎服。

四诊: 患者症状明显好转,大便基本正常,每日 1 次,成形,晨起不再急迫如厕,胃部、腰背部寒凉消失,四肢手脚转温。遂将三诊方制附片减为 5g、干姜减为 10g,另加菟丝子 10g、巴戟天 10g,继服 15 剂。

五诊: 诸症好转,口服附子理中丸收功。

后随访,未再复发。

按语: 肖学忠认为,该患者虽早晨不起床不泄泻,白天有腹泻,但晨起立即如厕,仍属于较典型的五更泻,乃脾肾阳虚所致。该患者发病最初由饮食不洁、热毒蕴结肠胃所致,虽经治疗而缓解,但是正气未复,又贪凉饮冷,损伤脾胃阳气,以致其后每进食寒凉之品则腹泻。无奈由于疏忽而致脾胃正气一直未复,久而湿邪内停,湿热下注大肠,湿阻气机,大肠传导失司,腹泻连连;气机不畅,瘀血内停,湿阻、气滞蕴久化热,热灼脉络,迫血离经,出现便血;热腐成脓,则便中夹杂黄白冻状之物。总之,其证属脾肾阳虚,寒湿、湿热夹杂内蕴,兼气滞血瘀,治疗当补泻同举,寒热并用,以温补脾肾、清热利湿、理气活血。方以四神丸合附子理中丸温补脾肾,佐以清热利湿之品,再合以草药四红汤健脾利水除湿、理气活血、收涩固肠。

肖朝磊

医家简介

肖朝磊,男,1979 年生,为肖学忠之子,幼承家学,现为肖氏第四代传承人。他于 2002 年毕业于陕西中医学院医疗系本科,自幼受教家传,对中医药产生了浓厚兴趣,尤其喜好钻研民间草医草药,并立志传承家学,发扬太白草医,临床擅长使用中草医药诊治疾病,特别是治疗脱发。

传承情况

肖氏医学传承已 100 余年。第一代创始人肖云天,一生多用草药疗疾,创制了"脱发汤""千锤打伤药""小筋骨膏"等。第二代传承人肖贵,弘扬传承家学。第三代传承人肖学忠,自幼随诊于其祖父,尽得家传,在家传"脱发汤"的基础上加入太白七药头发七,组成肖氏头发七汤,使得脱发疗程缩短了三分之一。第四代传承人肖朝磊,不断完善肖氏头发七汤的组方配伍,并将其治疗范围扩大至各种原因导致的脱发、斑秃、头发稀少、头发发黄、白头发等。

临床经验

肖氏头发七汤的基础方以头发七、金丝带、熟地黄、当归、白芍、川芎、制首乌为主,临证可随方加减。方中头发七,味淡,性平,入肝、肾、膀胱经,具有滋肾养肝、涩精止汗、利水消肿、收湿敛疮的功效,利于生发养发;金丝带,味甘、苦,性平,具有除风湿、止血止痛、调经活血、镇惊安神、健脾益胃的功效,兼可祛风活络、补肾壮阳,利于补益肝肾以养发。此两味草药在该方中的用量最大,这也是该方最大的特点。

特色优势

肖氏头发七汤的组方采用头发七、金丝带等草药,配合行气活血的中药熟地黄、当归、白芍、川芎、制首乌等,共奏滋肾养肝、祛风活络、行气活血之功,以生发养发。上药按农历时节足月采挖,按传统方法炮制,特色明显,优势突出。

典型病例

石某某,男,25 岁。

初诊:2011 年 11 月 3 日。患者自诉半年前,因工作压力倍增后出现头痛、头晕、疲乏、失眠,2 周前出现大量头发脱落,晨起枕头可见明显脱发,经朋友介绍前来就诊。刻下见头晕,神疲乏力,注意力不集中,记忆力差,眠差,微恶寒,自汗出。查其发量较少,头发略稀疏,发质较枯,色微黄,头后部见拇指盖大小斑秃 3 块,头皮色淡,无皮屑,油脂正常。舌淡红而嫩,边有齿痕,苔薄白,脉虚细。

【中医诊断】 斑秃(肝肾不足,瘀血阻络,兼心脾两虚证)。

【西医诊断】 脱发。

【治法】 治当补益心脾,补肝肾,活血通络。方药予以肖氏头发七汤合归脾丸加减,即桂枝 10g,白芍 10g,炙甘草 10g,生姜 6g,大枣 6 枚,党参 30g,炒白术 15g,黄芪 20g,当归 10g,茯神 20g,远志 10g,酸枣仁 30g,木香 10g,龙眼肉 10g,制首乌 30g,加头发七、金丝带等草药数味。7 剂,水煎服。

二诊：患者诉头晕、神疲乏力消失，睡眠改善，恶寒、自汗好转，注意力集中，记忆力基本正常，但斑秃未见改善，晨起枕巾脱发明显减少。遂于上方去桂枝、生姜、大枣、远志、酸枣仁、木香、龙眼肉，加熟地黄30g、川芎10g，10剂。

三诊：患者诉睡眠正常，无脱发现象，斑秃处可见细小绒毛。遂于初诊方去酸枣仁、龙眼肉、茯神、远志，加枸杞子30g、牡丹皮10g，15剂。

四诊：斑秃处头发基本正常生长，后以肖氏头发七汤散剂（基础方打细粉）继服1个月，以巩固效果。

半年后电话回访，头发生长正常，未再出现明显脱发。

第五节　穆毅及其传承人

穆　毅

医家简介

穆毅（1946—2020），男，陕西杨陵人，太白草医第二十五代传承人，中医副主任医师。他于1962年至1979年在陕西省西安市杨陵区穆家寨大队医疗站工作；1979年通过全国中医招干工作考试，被分配至宝鸡中医学校任教，在这期间被抽调至宝鸡市卫生局太白山药材资源考察队工作2年；1993年调回原籍后，分别在杨陵区医院（现为杨陵示范区医院）及杨陵区药品检验所、杨陵区李台乡卫生院、杨陵区中医医院工作。

穆毅曾任杨陵仁和中医医院院长，陕西省中医重点专科太白草药专科带头人；曾受聘为宝鸡市职业技术学院客座教授、陕西省中医药管理局民间医药专家组成员、陕西太白山文化研究会太白草药医学研究分会会长、陕西中医学会草医药学部副主任委员、陕西中医药大学团员青年草医精神成长导师、宝鸡市太白山药材资源考察队队长，兼任宝鸡市草医协会副秘书长并主持协会工作；2000年至2005年担任杨陵区李台乡卫生院院长，2005年创办杨陵区中医医院。

穆毅从事草医药科研、教学及临床工作50余年，积累了丰富的经验。他系统总结了太白草医药学理论，建立了太白草医药学术流派；分别于2008年、2013年承担了陕西省中医药管理局科研项目"太白山常用草药临床经验与用药规律研究"及"太白草医流派传承及基础理论研究"的课题研究工作。2009年12月26日，他收徒30余人；后于2010年、2013年、2020年8月经陕西省中医药管理局批准，分别举办了3次"太白草医药学传承学习班"，招收学员 200 余人,进行草医药知识培训。穆毅编有《太白山本草志》《太白本草》《太白山草医草药》3 部医学专著。其中,《太白山本草志》约 100.77 万字,载药 1415 种,首次全面反映了太白山药材资源情况,经省级医药专家评定认为"该书达到国内先进水平,填补了国内空白",荣获宝鸡市 1987 年度科技进步一等奖。第二部著作《太白本草》约 67 万字,载药 1280 种,附方 1000 余首,整理总结了流传下来的太白草医药经验,首次提出了太白草医药学的概念和基础理论,2010 年 4 月,由陕西省科技厅组织、陕西省中医药管理局主持的科技成果鉴定会认为该研究"具有创新性、先进性、实用性和抢救性,总体研究处于国内领先水平",并荣获"中国西部优秀科技图书二等奖"。第三部著作《太白山草医草药》将太白草医药的学术思想、医疗经验、历史价值上升为文化层面,并第一次理顺了太白草医从远古到现在几千年的传承关系,充分证实了中医与道家文化密不可分的学术关系与传承关系,创立了太白草医药学术流派,为太白草医药的研究、应用、传承做出了重大贡献。

2013 年 6 月和 10 月,中央电视台中文国际频道"远方的家——百山百川行"和"流行无限"栏目及中央电视台纪录片频道分别对穆毅进行了采访并播出,通过其上山采药、医院门诊、病房工作、授课、与患者座谈等,对穆毅 50 余年从事草医药临床、教学、科研等方面的工作进行了详细介绍。3 个节目中,最长的 1 个节目为 55 分钟,其肯定了穆毅所取得的成绩和做出的贡献。节目播出后,在全国引起了很大的反响。2017 年 6 月,"太白草医药"被评定为杨凌示范区非物质文化遗产,穆毅为传承人。2018 年 12 月,由穆毅负责,且为代表传承人的"太白草医药学术流派传承工作室(建设)项目"经陕西省中医药管理局批准成立,标志着太白草医药学术流派的形成。

传承情况

据穆毅承担的陕西省中医药管理局科研项目"太白草医流派传承及基础理论研究"的课题研究成果可知,太白草医药的发展传承分为 3 个阶段。

第一阶段是远古至金元时期,代表人物为太白草医 13 代师祖。他们与南阳医圣祠、诸多药王庙中所排列的十大名医及有人所提及的 13 代药王中的人物有所区别。太白草医 13 代师祖,千年以来经过太白草医代代传诵,心记口背,时至今日多数名老草医仍可背诵如流。据汉中市留坝县名老草医殷钰玺、洋县名老草医杨金禄等背诵的"太白草医 13 代师祖"口诀,经穆毅等人考证后整理如下:"老君开言第一代,二代神农定分明,三代确是轩辕帝,四代岐伯先师尊,五代文王通空窍,六代卢医扁鹊神,七代南阳张仲景,良医华佗第八名,九代名医王叔和,十代炼丹葛天师,十一雷公炮炙论,十二终南王重阳,自古名医十三代,首推药王孙真人,药王赐我仙丹药,普救天下众黎民"。他们均在太白山或其所处的秦岭一带有过活动足迹,从远古时期的神农氏到隋唐时期的"药王"孙思邈均有历史记载。神农氏和其族人早先生活在秦岭北麓姜水(今陕西岐水)流域。《史记·补三皇本纪》云:"神农氏以赭鞭鞭草本,始尝本草,始有医药。"另据《孙思邈生平年谱》记载,孙思邈 3 次隐居太白山,累计 24 年,其间钻研医药,为民治病。李时珍《本草纲目·序列》云:"思邈隐于太白山,隋唐征拜皆不就,年百余岁卒。"

第二阶段为王重阳及其弟子丘处机、马丹阳等在太白山及秦岭修道从医,为民治病,推崇道家健身养生理念。《王重阳立教十五论·论和药》中云:"药者,乃山川之秀气,草木之精华。一温一寒,可补可泄,一厚一薄,可表可托,肯精学者,活人性命,若盲医者,损人之形体。学道之人,不可不通,若不通者,无以助道。"他的弟子马丹阳为有名的针灸学家,丘处机为著名的养生学家及太白草医师祖,亦为龙门派立派师祖。至此,龙门派才得以行医疗疾,以普救众生为己任。龙门派行医以太白山草药为主要药物,就地取材,简便廉验,通过口传心授,代代相传,至民国时期传至张宗宽、李白生等人,共计 24 代。丘处机创建的龙门派及龙门派第 24 代弟子李白生(李诚法)的家传及师传谱系,经参考龙门派道士朱法友、孙法利,李白生外孙华有等提供的资料,穆毅整理记载为"龙门洞百字谱":"道德通玄静,真常守太清,一阳来复本,合教永圆明,至理宗诚信,崇高嗣法兴,世景永唯懋,希微衍自宁,未修正仁义,超升云会登,大妙中黄贵,圣体全用功,虚空乾坤秀,金木性相逢,山海龙虎交,莲开现宝新,行满丹书诏,月盈祥光生,万古续仙号,三界都是亲"。

第三阶段是民国时期由道家龙门派逐渐传入民间至今的传承谱系。此阶段产生的传承谱系较多,分布于关中、陕南及四川部分地区,其中以龙门派道医李白生及其弟子穆毅等人的传承谱系最具代表性,通过收徒传艺、举办"太白草药医学传承学习班",至今已传至第二十七代。

第二十六代传承人有乔燕、魏苏雄、何富强、穆可丰、张志旭、冯勇、杨洪波、李永、姚君锋、陈鑫。第二十七代传承人有刘明、华宏亮、华旭亮、张轩、张周强、张力睿、张通、郑淞涛、韩笑、贾淑珍、雷佳敏、穆浩东。

临床经验

穆毅根据自己的临床经验,将太白草医药总结为《太白四论——医论、方论、药论、病论》,前三论穆毅生前已反复审核修订,基本成稿;《病论》主要收集了他行医期间诊治过的疾病,现由其学生继续整理修订。《医论》分为 7 章,分别论述了太白草医药的概念、传承与发展,太白草医药文化,太白草医药基础理论,病因病机学说,诊断学说,治疗原则,立法配方。《方论》分为 11 章,分别论述了立法配方、药队配伍、阴阳配伍、群君群臣、巧用佐药、使药为和、药随引转、顺脏药队、应季药药队、太白草医方剂解析、太白草药单方。《药论》暂未分章节,是穆毅根据师傅传授、走访多名老草医,梳理传统太白草医药口口相传的理论,认为"四梁八柱"学说是太白草医对药物的分类方法。四梁即太白草药的"寒、热、温、凉"四种特性,八柱即太白草药"表、风、清、利、气、血、涩、补"八类药物。这种分类方法,他曾在《太白本草》

一书中运用,便于记忆和临床运用。综合穆毅的学术思想及临床经验,其主要体现在以下几个方面。

一、传承融合道家思想和中医理论,践行太白草医药理古、法和、方奇、药特的特点

(1)理古:在吸收了《周易》《道德经》等道家思想的基础上,丰富、完善了中医理论,形成了其独特的诊治体系。

(2)法和:指治病之法讲究"以和为贵""和领八法""群君群臣""巧用佐药""既病防变""使药为和"。从认识疾病、确立治法、组方遣药均体现"和"意,时刻顾护人体正气。

(3)方奇:太白草医提倡单方、验方、鲜品入药,配方"应季、应时、顺脏、应人","喜用血药""善用风药""少宜用平,中宜用削,老宜用通",以"药队配伍法"组方配药。

(4)药特:是指用药以太白山产的道地药材为主。作为我国"三大药山"之一的太白山,所产草药为纯天然野生,生长期长,药物有效成分高,而且盛产我国独有的"太白七药"和以太白命名的系列草药,独具特色。

二、系统总结和完善了太白草医药理论

穆毅中医理论功底深厚,临床经验丰富,在长期的医疗、教学实践中,致力于继承和整理口口相传至今的太白草医药理论,总结归纳出太白草医药理论中不同于中医药理论的特点如下。

(一)药物理论

药物理论有"四梁八柱""应季药""应脏药、顺脏药队""天罡药""地煞药""太白七药"等分类方法及"观药尝药""形色气味"等理论。

(1)四梁八柱:太白草医一个流传已久的知名理论。其内涵有颇多争议,有人认为是用来解释太白草药配方的,相似君臣佐使。但穆毅认为四梁八柱是太白草药的分类方法,寒、热、温、凉称为四梁,以表明药物的四性;表、风、清、利、气、血、涩、补称为八柱,以表明药物八类不同的功效,这一点在草医摆摊行医过程中表现得尤为明显。草医"四梁八柱一座山"的摆摊方式,实际就是按药物表、风、清、利、气、血、涩、补的不同功效分类摆放,既方便抓药配方,又避免不同性质的药物混淆。穆毅编著的《太白本草》一书即按草药功效分类,充分体现和实践了这一理论的实用性。

(2)应季药:指不同季节的时令用药或杂病用药。根据不同季节的特性(如春、夏、长夏、秋、冬分别对应生、长、化、收、藏),用具有和季节特性相对应功效的药物作为佐使药,以求顺天应人,提高疗效。如春季用长春七、防风;夏季用太白茶、滑石;长夏用偏头草、藿香;秋季

用捆仙绳、百合;冬季用金丝带、山茱萸等。

(3)应脏药、顺脏药队:指各脏均有喜恶,各脏均有所主,能顺应各脏腑功能的药物称"应脏药",亦可作为本脏引经药。如在应脏药中,肺应鱼腥草,大肠应青蛙七,心应红毛七,小肠应水灯芯,脾应地椒,胃应五加皮,肝应女儿茶,胆应虎杖,肾(肾阳)应淫羊藿,肾(肾阴)应太白洋参。能顺应各脏腑功能的药队称为顺脏药队,如顺脾药队有地椒、长胜七、老龙皮,顺肺药队有桔梗、枳壳、鱼腥草等。

(4)太白七药:太白草药的代表药物,是由道家应用并传承的,"七"是道家认为最吉祥的数字,表示事物发展到某一个阶段,有"逢七则变"之说。他们将疗效奇特的太白草药以"七"作尾命名,寓意药到病除,病情好转。道家将风药之首"长春七"以龙门派师祖丘处机的道号"长春子"命名,一方面为纪念丘处机祖师,另外一方面也佐证了太白七药在太白草药中的显赫位置。

(5)天罡药、地煞药:对生长在太白山区域的药物按生长地的海拔高度进行划分的。天罡药指的是生长在海拔 2800m 以上的药物,地煞药指的是生长在海拔 2800m 以下的中山、浅山药物及生长在平原的药物。草医中还流传着"三十六天罡与七十二地煞"之说。

(6)观药尝药、形色气味:草医们用药时遵循的一大特点,草医采药时亲口品尝药味以知其性。草医们认为药物"有诸内必形诸外,观其外可知其内,有诸能必有诸味,品诸味可知其能",故在采药、识药的过程中,首看药物的形色气味、生长环境,或阴坡,或阳坡,或山梁,或水边。阴坡之药,其性多阴;阳坡之药,其性多阳;山梁之品性多温燥;水边之品多能渗湿。次观药之形态、质地,"藤多走筋,仁多润肠,流白汁者能解毒利湿,流红汁者多能补血活血"。再品尝药的气味,"芳香者化湿,腥腐者入肾,味辛能祛风止痛,味甜者补气益损"。但凡"麻辣夹口伤人之药",只用舌尖品尝,切忌入喉咽下。

(二)病因病机

太白草医病因理论由来已久,对于病因有"七因"之说,即将风、寒、暑、湿、郁、损、衰作为致病因素,称为"七因"。其中,风、寒、暑、湿邪气所侵是外所因,暑还包括了中医的火、燥两邪;郁、损、衰为内所因,也包括了陈言所谓的不内外因。太白草医认为,一切疾病的发生、发展、变化都是围绕着郁、损、衰的病机变化的。郁、损、衰既是病因,又是病机,疾病的发生、传变和转化都是由各种因素引起脏腑、经络、气血、津液之"郁"引起,日久可致其"损",因损而引起"衰",其治疗就是纠"衰"、止"损"、解"郁"、平和人体阴阳的过程。其风、寒、暑、湿四因与中医外因六淫基本形同,唯郁、损、衰三因另有见地,故作以下论述。

1.郁

(1)郁的基本概念:郁是郁结、郁滞之意,是气机不畅所形成的病理产物,属于继发性病因。郁既是由多种因素所致的病理产物,又是能导致继发病变的病理因素,属病因概念;郁结、郁滞是郁等多种病因导致的气机郁结或气血、痰饮、饮食郁滞不通的病理状态,为病机的概念;郁证是由郁所导致的气郁、血郁、湿郁、痰郁、食郁、火郁的不同症状或病名,属于症状或病名的概念。

(2)郁的形成:人体之气有元气、宗气、营气、卫气及脏腑之气,为人体的物质基础。然而气要发挥其推动、温煦、防御、固摄、气化、营养的作用,必须以升、降、出、入的运动方式有规律地、平衡地、协调地畅通运行,才能够保持精、血、津、液的正常运行,使人体脏腑、经络、形体、官窍发挥正常的生理功能。气机调畅是气平衡运动、协调生理状态的关键。如果因多种原因引起气机不畅,即形成了气郁,由此导致气的功能减弱或停滞,出现多种病态即为郁证。

(3)郁的致病特点:郁的病机为疏泄不及、气机运行不畅。其致病特点表现如下。

郁因不及:气机运行,要在调畅。五脏气机,各有所司。其升降出入,赖气机调畅,相互平衡,才能五脏平和。如果任何一脏或几脏气机运行不及,出现运行无力或不足,但还未导致郁滞不前或郁结不动的状态,机体功能倦怠乏力、萎靡不振,即为郁的表现特征。

郁多瘀滞:气机推动、温煦、气化一身气血津液,使其周流不息。若气郁不及,无力推动、温煦、气化,则可出现气滞、血瘀、痰饮停滞、水湿潴留等证。

郁多成结:瘀久气滞,无力气化温煦,以致水湿停滞,成饮成痰,久之痼结,如痰核、瘰疬、肿块等。

郁多怪病:郁为杂病之源,久生怪病。气机不畅,累及多脏,初起仅有人体轻度不适,无形可查,无症可辨,患者、医者多掉以轻心,久而久之,病情突现,遂现怪病。细观诸多痼疾顽症,追溯病因,多起于郁。如郁证、癫、狂、痫、癥瘕、积聚等。

郁多先虚后实:"郁为正虚""正虚易郁",郁虽为虚,但致病多成形、成滞、成结、成瘀而为实证,故此类病多虚实并见,立法宜攻补兼施。

郁久则损:郁为气机不畅,虽为正虚,然久则人体气血津液布化不均,气化不足,脏腑经络、形体官窍失去营养,得不到及时濡养和修复而致损伤。此种损伤,多为内伤,虚劳虚实夹杂,缠绵难愈。

(4)郁的治疗原则:①郁宜顺达。郁之为病,为气机不畅,运行无力。故在治则上有顺应所郁脏腑之性,调达气机为要。②郁需防变。郁久极易化火,故在治郁之时谨防郁久化火,需佐用少量清热之品。

2.损

(1)损的基本概念:损是由各种原因导致气血津液及五脏形体损伤所造成的病理状态,属继发性病因。

损与损伤、劳损及虚劳的含义有所不同。损是病理状态,又是继发疾病的致病因素,属病因概念。损伤、劳伤属于病机或病证概念。虚劳纯属病证或病名概念。

(2)损的形成:损往往与伤联合出现,称为损伤。然损多为内因,五脏受损;伤多由外力致形体受伤。这里主要论述内伤之损。损之形成,主要有郁久则损、太过则损、不节则损、久劳则损几个因素。

郁久则损:损虽为气机运行不及,然久则致滞、致瘀、致结,以致脏腑、机体、经络气血津液阻滞不通,早期局部失养,久则损伤该脏,甚至损及它脏,诸症丛生。

太过则损:丘处机在《四时消息论》中云,"一阴一阳谓之道,太过不及俱失中"。可见人体正常的生理功能应适中调和。如果饮食、起居不节,过逸、过劳均可导致气、血、五脏及形体受损。

不节则损:人之七情六欲,适之则畅,不节则病,七情六欲与脏腑精气紧密联系在一起,不节则可出现相应的病变。饮食不节,损伤脾胃;劳逸过度,损伤肝脾;思虑过度,劳损心脾;恣情纵欲,损伤于肾,凡此等等,皆为不节则损。

久劳则损:《素问·宣明五气》篇云,"久视伤血,久卧伤气,久坐伤肉,久立伤骨,久行伤筋,是谓五劳所伤",过劳之心劳、肝劳、脾劳、肺劳、肾劳,久则出现脏腑经络受损的病证,如心劳神损、肝劳血损、脾劳食损、肺劳气损、肾劳精损等。

(3)损的致病特点:损之致病、病位及病证错综复杂,但其临床表现及转归却有共同特点,概括为以下几个方面。

损必有形:五脏或形体受损多有瘀血或肿块出现,但因损之程度不同,故瘀血及肿块大小不一,表现或轻或重,均会出现瘀血或肿块的特有症状,如刺痛或按之有形。

损必有伤:损及脏腑,必有内伤,随损之脏腑不一,症状也不一,但均会出现该脏功能减退,且均有由实转虚、逐渐加重之象,损及形体,除形体功能障碍外,多有局部肿、痛之象。

损必疼痛:疼痛是损的主要症状,多出现刺痛、抽搐、痹阻不通等。

一损俱损:一处受损,必然导致多脏或多处症状出现。五脏受损,多出现母病及子或所胜相乘之象。

损久致衰:损之为病,潜移默化。大致衰弱,必有内伤。故损之为证,虽先为实证,久必伤正,而出现所损脏腑功能衰退之象,亦会导致五脏所应的形体出现病变。

(4)常见损的病证:损所致病证,因损的部位不同而有不同。历代医家对病证的叫法不一,但总而言之,均以"劳损""损伤""虚劳"称之。太白草医药泰斗李白生先生在《太白草药性赋》中多处提到五劳七伤的病证名称。他认为,五劳为脏腑劳损,如肝劳、心劳、脾劳、肺劳、肾劳;七伤为形体之损,如形损、神损、筋损、脉损、肉损、皮损、骨损,五劳可引起七损,七损也可促成五劳,其临床表现为劳损部位的功能减退,或肿或痛。草医们根据其具体临床表现使用对应的药队进行治疗,五劳七伤也是草医们认为常见损的病证。

(5)损的治疗原则:损表现在气、血、津、液、脏腑、经络、官窍、形体各个方面。治疗中应根据损之部分、病之程度及损之继发症进行辨证施治,但总的原则如下。

攻补兼施:损之病因为太过,属实,而损久必虚,损久必伤,故应攻补兼施,以疏泄之法以治郁之病因,以补益之法以治损所伤及的脏腑气血阴阳。

啬能益损:《道德经》云,"治人事天,莫若啬"。啬者,固摄、制约、节制之意。其包括养生、摄神、保精、养形各个方面,应保持"食饮有节,起居有常,不妄作劳"。因为损久消耗正气,应早用涩药,要在"早"字。当损未致瘀之时早用涩药,以固正气,防止病情发展至既病防变、一损俱损。

损必用通:损之为患,多致瘀致结,故不论损在何处,当伍用理气散结、通瘀之品,既能针对损之病机,又能阻止继发它症。

3.衰

(1)衰的基本概念:衰是生理阶段及多种疾病所导致的病理状态,其又可导致新的病变,属于继发性病因。

(2)衰的形成:①生理因素所致。《素问·上古天真论》云,"女子七岁,肾气盛,齿更发长……五七,阳明脉衰,面始焦,发始堕。六七,三阳脉衰于上,面皆焦,发始白。七七,任脉虚,太冲脉衰少,天癸竭,地道不通,故形坏而无子也。丈夫八岁,肾气实,发长齿更……五八,肾气衰,发堕齿槁。六八,阳气衰竭于上,面焦,发鬓颁白。七八,肝气衰,筋不能动。八八,天癸竭,精少,肾脏衰,形体皆极,则齿发去。肾者主水,受五脏六腑之精而藏之,故五脏盛,乃能泻。今五脏皆衰,筋骨解堕,天癸尽矣,故发鬓白,身体重,行步不正,而无子耳。"此段经文,虽论述人生育方面的发展过程,但亦是对人体逐渐衰老的精辟描述。②衰为损之渐。《素问·经脉别论》云,"春秋冬夏,四时阴阳,生病起于过用,此为常也。"太过则损,损渐则衰。损之日久,衰象丛生。

(3)衰的致病特点:①衰先气衰。衰为损之渐,损之为病,先损五脏之气,继损五脏之形。亦有先伤形而后耗气者,然气损致衰,至关重要。若元气损衰,人体精微物质及生理功能衰减或衰退,气的推动、温煦、固摄、气化、营养功能不足,可致脏腑功能衰退,从而继发多种病证。②衰必精亏。不论先衰或早衰之人,精亏均是主要病机和表现。广义之精为人体一切有形的精微物质,包括气血津液和水谷精微;狭义之精,即生殖之精。老年之人,肾气衰,脾气虚,精之生成不足,出现精亏,以致体力下降,机体功能衰减,疾病丛生;早衰之人,因病至衰,久病及肾,故而精亏,以致继发多种病证。精亏可见性欲减退、阳痿、月经不调、不育不孕、畏寒肢冷、反应迟钝、双目昏花、头晕耳鸣等衰弱之象。③衰必血涩。衰之为病,久则肾精亏损,肾精化血,精亏而血少,血脉不盈;加之衰先损元气,推动无力,故而血涩,如失治误治,则由涩而瘀,变证丛生。

(4)衰的治疗原则:衰的治疗方法可根据不同的病位、病性、病程有不同的治疗方案,但总的治疗原则如下。

衰宜养生:人之为衰,非一时一病而成,须由多种因素和时间所致。这个阶段是"损"的过程,处于亚健康状态,应及早养生保健。

衰宜益之:衰为虚象,故宜补益。衰虽多端,然以肾衰精亏为要,故首先应益肾填精以养五脏,使生命之动力不息,再谋查病源,调和阴阳,防微杜渐。

衰宜通之:衰则气血运行不畅,产生瘀阻痰结等,而瘀阻痰结等又可加重衰损,故在治衰益损的同时,应佐用活血化瘀、消痰散结、化气利水之品。

衰宜振之:衰则气血运行、气化等无力,多有阴损及阳或阴阳双虚之象。故应在治衰之时,不论气血津液及脏腑之衰,总应佐用补阳药或风药,以助生精血,增加动力,亦是善用风药之意。

(三)治疗原则

1.和冠八法

穆毅认为,和冠八法应有狭义和广义之分。狭义的和冠八法的"和"是中医常用治法"八法"中的一种,指在应用汗、吐、下、和、温、清、消、补八法中,都要体现一个和法。如在使用汗法时,要注意或调和营卫,或和解少阳;使用吐法时,注意保护胃气;使用下法时,应注意保护正气;使用温法时,常常和补法相配;使用清法时,常与滋阴之法相合;使用消法治疗饮食积滞、气滞血瘀、癥瘕积聚时,多与补益之品相用,以扶持正气、消除顽疾;使用补法时,和祛邪外出的药物相合,以免闭门留寇之弊等,此乃以"和"法贯穿于汗、吐、下、和、温、清、消、补八法之中。

广义的和冠八法的"和"是道家认识宇宙间一切事物和生命生存发展的必有的客观条件。其表现在人体以下几个方面。

(1)人与自然界之间的"和":《道德经》云,"一生二,二生三,三生万物,万物负阴而抱阳,冲气以为和"。也就是说,宇宙(一)间一切事物(二),在一定的条件(三)下,正常的运行(冲气以为和)才能生存。人体及一切生命(一)在天地间及内在的小天地(二),有了一定的条件(三),阴阳平衡,气机通畅(冲气以为和),才能生存、发展,否则将导致天灾横生,天摇地动,甚至毁灭。

(2)人体自身功能、器官之间的"和":《黄帝内经》云,"阴平阳秘,精神乃治,阴阳离决,精气乃决"。人体是一个有机的整体,人体五脏六腑、经络、器官、气血津液的作用相互配合,才能面色、肤色润泽,目光有神,鼻色明润,嗅觉通利,唇色红润,不易疲劳,精力充沛,耐受寒热,睡眠良好,胃纳佳,二便正常。

(3)人体在疾病过程体现了"和":人体疾病是人体与外界不相适应、天地人失和或人体脏腑失和,而出现了阴阳偏胜、偏衰。《素问·至真要大论》云,"谨察阴阳所在而调之,以平为期",说明一切疾病的产生,均为阴阳失调。因此,穆毅认为在确定治法上,必先平调阴阳。那么"和"就成了一切疾病的总病机,调"和"也就成了治疗一切疾病的总目标、总治则。

(4)遣方用药体现"和":①和是平和人体之阴阳。《素问·阴阳应象大论》云,"阴阳者,天地之道也,万物之纲纪,变化之父母,生杀之本始,神明之府也,治病必求于本"。平调阴阳,一是针对邪的属性而言,"热者寒之""实者泻之",此类治法,比较明确;二是针对正邪双方而言,"阳胜则阴病""阴胜则阳病",必须考虑邪正、阴阳的消长变化,采用"壮水之主,以制阳光"或"益火之源,以消阴翳",切不可只顾祛邪,重用表清下泻,应虑其邪必伤正,理应祛邪扶正为要,如桂枝汤之阴阳并调。三是平调脏腑内部阴阳的生理功能。如"肾三味",用隔山撬补肾化阳、平补精血,配金丝带补肾益精、温补肾阳,二药虽不温燥,唯恐阳亢失秘,故加少量黄柏坚阴制阳,共求阴平阳秘之功。②和是顺和人体五行生克制化之规律。顺和五脏主要有两个方面。一是顺应生克,顺应正常的五行生克制化功能以增强脏腑与自然环境及药物的对应关系,达到体内正常生理活动与外界自然环境相适应的最佳状态,最常用于养生、食疗及药物治疗。在不同季节加重应脏药和应季药的剂量,具体内容在应脏药和应季药章节表述,在此不再重复。二是逆制乘侮,即在病理状态下,根据五行的正常功能,以制约乘侮过盛的状态,恢复正常的生克制化功能,顺和五行、五脏的正常关系。小柴胡汤虽为邪入少阳所立,然亦为抑木扶土之方、调和肝脾之剂。③和是调和药性,可起到矫味、调性、增效、解毒等作用。所以不论是人与自然,还是人体患病后诊断、治疗、选方、用药,和的原则不能变,和的目的不能变,这就是和法的含义,也是和冠八法的具体含义。

2.善用风药

草医善用风药,源远流长,穆毅认为风药的运用主要有8个方面的作用。

(1)风药能祛风:风为百病之长,六淫之中,寒、湿、燥、热、毒诸邪多依风入侵。凡感冒、温病、痹病、水肿、风湿病、疮疡等六淫所致诸病,皆必用风药,以祛邪安内。

(2)风药能胜湿:风、寒、湿邪侵入人体,阻滞经络,郁久不去,以致气血运行不畅,不通则痛,而为痹病。其风邪当祛风,寒邪当祛寒,湿邪当利湿。然上三邪,均可用风药除之。因风药引领诸邪从表而解,又因风能胜湿,如"湿衣当风则干"即此意也。

(3)风药搜伏邪:人身各种顽疾,多因伏邪郁滞所致。故太白草医在治各种顽疾之时,多用风药配伍。因风为百病之长,能引邪入侵,亦能引诸邪外出,常用药有细辛、九眼独活、长春七、追风藤、追地风、千年健、透骨风等。

(4)风药动生机:万物生长,赖阳光雨露,以阴生阳长,阳气温煦,阴气濡养。然只有惠风和畅,风和日丽,万物才更能生机盎然。故太白草医在各种补剂中,少加风药以助生机,助其补益。如在六味丸中加少许长春七(3~5g),在归脾汤中加太白羌活3g或川芎3g等。

(5)风药佐兴阳:肾阳虚弱所致的腰酸腿软或阳痿不举,应温补肾阳。除补肾填精、温补肾阳外,佐用风药,犹添薪助燃,稍加煽风,火势自旺之理也。故用风药可推动生机,升举阳气,鼓舞气血生长。

(6)风药能疏肝:肝气不疏,久则郁结,累及它脏,变证横生。总当疏肝解郁,中医多用柴胡疏肝散、逍遥散之类养肝柔肝、理气解郁。如加少许风药如长春七、偏头草,或川芎、薄荷之类,则事半功倍。柴胡疏肝散之用川芎、逍遥散之用薄荷即此意也。然肝病用风药,量不宜大,味不宜多,只起助肝条达之用,勿郁勿滞即可。

(7)风药能医郁:太白草医认为,郁既是病理状态,又是致病因素;既是疾病机制,又是病理阶段;有广义、狭义之分。狭义之郁指所谓之"郁证",肝气郁结而已;广义之郁为人体一切正常的生理物质、气血津液运行不畅,郁滞不通,或人体一些病理产物如痰、饮、水、毒、瘀血、结、肿、癥瘕等反成病因,以致阻滞不通的病理现象。太白草医认为,风性属阳,其性升发,善行,各种郁证均为各种郁滞不通,用风药以推动疏散,实为四两拨千斤之用。

(8)风药助退热:风药中疏散风热药本身就有退热的作用,而辛温解表之风药发汗作用强,退热作用亦强。因此在感受外感风热或温病中,发热较甚者,加用辛温解表的风药,可增强退热作用,如银翘散中用荆芥。另属阴虚发热、气虚发热或其他不明原因发热时,也可加少量风药,亦有较好的效果。再如更年期之潮热盗汗,在阴阳汤中加用晕鸡头、偏头草;盗汗潮热时加用桑叶等,此为夏热用扇之意也。

3.喜用血药

穆毅用药,不论男女老少、何病何证,凡病程超过 1 年者,均可视其病情随方加入血药,因为久病多瘀、郁多致瘀、损多挟瘀、衰多挟瘀。其瘀只是瘀轻瘀重、在脏在腑、在经在络之别。使用血药,要在其量,巧在佐使,量重则破血逐瘀,量中则活血通络,量少则生血动血;且血药可君可臣、可佐可使,一切妙用全在分量佐使之中,用法之广,治病之多,疗效之奇,全在心悟。

血药所用有八:①活血化瘀。用于一切瘀血阻滞之病,只是用量应重,多用药队以增强药性,避免副作用,且用药之时,少佐温药,慎用寒凉。②血药调经。月经之病,以血为本,活血调经为其重要一法。应视其经前、经后、经中之时,犹如月之盈亏,药物用量要变,经行前应因势利导,用量宜大;月经中期犹如月圆,只宜调和阴阳,少佐活血;月经后期至下次往来,此为月亏待补,故应温补肾精,使以活血。故调经活血,贵在审时,要在用量。③血药益损。郁久则损,久劳则损。虽机体受损,气血虚弱,然损多挟瘀,切不可见虚补虚,宜少佐血药,佐以化瘀,以推陈出新。④血药疗衰。大凡郁久则损,损久致衰。损久之人,损亏它脏,诸脏皆损,衰弱日甚。虽衰宜益之,但久衰之体,气血运行不畅,正气不支,体内升降出入运行受阻,清浊气化不足,瘀血、水湿、痰毒滞留不去,故衰多挟瘀、挟邪,活血治衰为其一要。⑤血药治痹。痹虽为风、寒、湿邪所致,然气血阻滞经络,痹阻不通是为痹病病机。"治风先治血,血行风自灭",此为医家大法,不论痛麻肿胀,均可活血化瘀给予治疗。⑥活血补血。盖补血之药,少用活血之品以活血动血,医家多用。当归既能补血,又能活血,一身之用,相得益彰。太白草医对虚劳血亏之人,往往少用红毛七、狮子七等活血,取其祛瘀生新之用。⑦血佐益气。"气为血之帅,血为气之母",气为阳,血为阴,阴阳互根,故补气之时,佐用血药,为医家大法,如补中益气汤中用当归即为此理。⑧血佐安神。盖心主血,心藏神,神赖血养,方能神安守舍,血不养神,自然神不守舍。安神之法,当养血为要。然血虚之人,大多挟瘀,故补血佐用活血,方能推陈出新。太白草医之"痹三味"用大救驾、金刷把、淡竹叶,其中金刷把有安神之功,更有活血之力,为了加强疗效,往往在"痹三味"中加红毛七以活血安神。

4.早用涩药

穆毅认为,早用涩药有两层含义。一为"啬",早用涩药实为早用"啬"药。即《道德经》所说的"治人事天,莫若啬"。啬者,固摄、制约之意也,此论亦为道家养生、摄神、保精、受气、养形之意。然亦是医家顺天应人之理。二为"涩",即涩药。凡以收敛固涩,用以治疗各种滑脱病证为主要功效的药物称为涩药。本类药物味多涩或酸,性平或温,归肺、脾、肾、大肠诸经,能敛耗散、固滑脱,具有敛汗、止泻、固精、缩小便、止带、止血、止嗽等作用,可用于治疗久病体虚、元气不固等。《本草纲目》记载:"脱则散而不收,故用酸涩之药以敛其耗散。"收敛固涩属于治标应急的方法,临床常与补益药同用,治标、固本兼顾,根据具体证候,配伍它药。太白草医在长期的医疗实践活动中认为,凡久病之人,其病程在半年以上者,无论其有无元气不固或滑脱不禁之证,在治疗时,均宜早用涩药,以固摄元气、精气,以达到摄神、保精、受气、养形以及预防滑脱病证的目的。盖天有五气,风、火、湿、燥、寒,以生、长、化、收、藏。人有五脏,心、肝、脾、肺、肾,以藏精而不泻,肺主气、主治节,心主血脉以藏神,肝藏血,脾统血,肾藏精。故天之五气,约之则和,淫之成灾;人之五脏,藏之则安,脱之成疾。早用涩药,顺其自然,应天应人,实为养生与疗疾之道理、古今不变之真谛。此为早用涩药之意也。

如治疗肝血不足所致的视力昏暗、身乏无力,用朱砂七与天蓬草、鹿寿茶合用,取其朱砂七收涩之性以增强养血生血之效;湿热下注所致的白带,用秤杆七合透骨草、瞿麦,早用秤杆七以收涩止带;肠炎患者以收涩止泻的荞麦七为主,配以红三七、朱砂七、地榆、蒲公英、马鞭草等都是早用涩药的体现。

早用涩药是太白草医在治疗疾病时的一个重要特点。凡病久之人有阴阳、气血亏损之象;或脏器正常排泄功能紊乱,出现过度排泄的现象,都宜早用涩药以治疗,临床均能取得满意的效果。临床使用时,凡属外感实邪未解或泻痢、咳嗽初起时不宜早用,以免留邪。

5.少宜用平,中宜用削,老宜用通

(1)少宜用平:"平"即平和之意。少宜用平是治疗小儿疾病总的治疗原则,小儿脏腑娇嫩,形气未充,生机蓬勃,发育迅速,在治疗时,尽量使用平和的药物或治法,避免使用过于寒凉、药性猛烈之品,或使用时少佐以反佐药品,以缓解其寒凉猛烈之药性。小儿用药当注意以下原则。

阴阳配伍,治法宜和:小儿稚阴稚阳,脏腑清灵,随拨随应,用药之时,应顺其生理,阴阳配伍,寒热并用,升降并用,清补并用。如太白草医的小儿名方红黄消积散中用红石耳、桦黄消食散积,又用党参、白术补脾健胃,四味攻补兼施。干姜、黄三七一热一凉,相互监制,勿令太寒太热;太白米、偏头草一里一表,表里兼顾,用太白米调理气机、防止积滞,用偏头草疏通肺卫、以防邪袭,配伍之中,攻补并用,表里兼顾,既消食积,又防外感,充分体现了太白草医医治小儿的学术特点。

立方应平,选药应轻:小儿选方宜用平和之药,药宜轻灵。小儿之疾,病情初起,多用推拿按摩,往往见愈,不愈再用方药。太白草医常有人做些丸散,带在身边,如遇患儿,先用按摩,或用单方,或舍药施治,往往立竿见影。

(2)中宜用削:治疗青壮年患者总的治疗原则。中宜用削是指治疗青壮年患者时,宜使用寒凉攻下、药性猛烈的药品,以达到迅速治愈疾病的目的。中年之人患病多表现为郁、火、积、滞之实证,故"削"有削斩之意,实则泻之。中年人因各种因素发病,多表现以脏腑实证为主,如心系病多表现为气滞血瘀、心血瘀阻;肝系病多表现为肝气郁结、肝火上炎;肺系病多见于痰湿蕴肺、气火犯肺;肾系病多见于风水相搏、水湿浸渍;脾胃病多见于湿邪困脾;六腑病多见于肠痈、淋病、胆结石、胃炎、肠炎等。治疗总原则以"削"为主,或活血化瘀,或清肝降火,或祛风除湿,或清肺化痰,随证治之。

(3)老宜用通:治疗老年疾病总的治疗原则。老宜用通是指在治疗老年患者时,宜多用疏通脏腑气机、活血化瘀、理气通络的治疗方法。此法为穆毅继承发扬太白草医药泰斗李白生的临床经验总结而成。根据老年人脏腑虚弱、气血运行不畅的生理病理特点,在治疗疾病时,不论选用何法,调畅气机、通利血脉应贯穿始终。临证遣方用药,针对头部血脉不通而致的头晕、头昏、头痛,常用大救驾、红毛七、川芎、白芷等药以活血通窍;心血不通而致的胸痛、胸闷,常用大救驾、金刷把、狮子七、凤尾七、木通、太白韭等以通利心脉;治五劳七伤所致的筋骨病痛中,常佐以大黄、木通,意在通利血脉,推陈出新。穆毅尤擅长使用木通利水、清心,治老年人疑难杂病常获良效。

总之,"少宜用平,中宜用削,老宜用通"是草医治疗疾病的总原则,穆毅结合自己的临床经验,针对不同的疾病灵活运用,并总结出"少宜用平,中宜用削,老宜用通"相应的药物,将其推广应用并发扬光大。

(四)立法配方方面

立法配方方面有"阴阳配伍""药队配伍""群君群臣,巧用佐药,使药为和""药随引转"等。

1.阴阳配伍

阴阳配伍是由性质相反的两类药物,如表里、寒热、升降、补泻等配伍组方的方法,称为阴阳配伍。此种用法,往往用于表里同证,或上热下寒,或上寒下热,或升降失常,或虚实夹杂诸症中。如前所说的红黄消积散即属于此。但更重要的是,这是巧用佐药的一种方法,往往是一药为主,一药为佐,用量截然不同,甚至相差甚远。如"脾三味",长胜七 15g,地椒10g,老龙皮 6g,长胜七的用量是老龙皮的 2.5 倍,这是为协助增强脾的运化功能而设。长胜七性温味香,功能健脾助运;地椒性温味辛,功能温中理气。脾主健运,喜燥恶湿,用长胜七健脾助运,故用量大,用地椒顺应脾喜燥之性而用量中等,老龙皮以防水湿太盛,只起预防作用,故用少量以佐之,在正常情况下,若用量重反有反客为主之嫌。但若浮肿腹胀,湿困脾土,老龙皮当须量重利水解困,应另当别论。

2.药队配伍

药队配伍是由3～5种药物组成一组药队,以针对某一病邪或某一病证,或适应某一功能的一个小方剂,是太白草医组方的基础方。药队配伍是穆毅根据前人经验,并结合自己的临床经验而成,因多以三味药组成,故多称"穆三味",现将穆毅主编的《太白山草医草药》中记载的"穆三味"介绍如下。

(1)顺脏药队:指能顺应五脏生理功能,以改善五脏疾病状态的药队,称为顺脏药队。每脏对应三味主药。

心三味:红毛七、大救驾、红景天。

脾三味:长胜七、地椒、老龙皮。

肺三味:枳壳、桔梗、鱼腥草。

肾三味:金丝带、隔山撬、黄柏。

肝三味:虎杖、透骨消、地锦草。

(2)应证(症)药队:指对应疾病证候或症状,运用相应功效的药物进行治疗的药队,称为应证(症)药队。每证(症)对应三味主药。

淋三味:透骨消、八月瓜、桂枝。

风三味:长春七、太白羌活、川芎。

息风三味:钮子七、大救驾、茱苓草。

流感三味:晕鸡头、苍术、偏头草。

妇三味:捆仙绳、凤尾七、女儿茶。

寐三味:大救驾、金刷把、淡竹叶。

晕三味:晕鸡头、葛根、钩丁。

鼻三味:女儿茶、辛夷、苍耳子。

腰三味:铁扁担、莱菔子、穿山龙。

郁三味:女儿茶、郁金、大救驾。

肝劳三味:金柴胡、白芍、桦黄。

心劳三味:红景天、景天三七、手儿参。

脾劳三味:手儿参、地胡椒、飞天七。

肺劳三味:空桶参、手儿参、葫芦七。

肾劳三味:偏肾阳虚用金丝带、隔山撬、肉桂。偏肾阴虚用太白洋参、头发七、黄柏。

形损三味：人参、红景天、熟地黄。

神损三味：大救驾、金刷把、石菖蒲。

筋损三味：百花七、鸡血藤、见血飞。

脉损三味：红毛七、见血飞、大救驾。

肉损三味：木瓜、飞天七、地椒。

皮损三味：长春七、祖师麻、桂枝。

骨损三味：穿山七、竹根七、飞天七。

3.群君群臣，巧用佐药，使药为和

"群君群臣，巧用佐药，使药为和"是太白草医对君臣佐使的灵活用法。群君群臣是太白草医组方的又一特色。所谓群君群臣是指针对病情组方时，采用多味药物、药队或经典小方剂为君药和臣药，组成方剂，便于临床使用的一种组方方法。太白草医遵循君臣佐使的组方原则，运用群君群臣、药随引转、巧用佐药、使药为和等以组方遣药。如太白腰痛方治疗"腰肌疼痛，疼痛以睡至半夜或黎明，或弯腰后直起时疼痛显著者"。方由穿山龙、铁扁担、莱菔子、见血飞、鸡血藤、百花七、木瓜、泽兰、飞天七、地椒、尸儿七、太羌组成，水煎温服。全方以腰三味(铁扁担、莱菔子、穿山龙)、筋损三味(百花七、鸡血藤、见血飞)活血通络为君，以肉损三味(木瓜、飞天七、地椒)舒筋解肌为臣，同时腰三味又有通气散结之效，在方中还有佐药之意，取铁扁担、莱菔子通气之功。再使以尸儿七补肾止痛，以防肾气为损；太羌祛风止痛，以防风邪乘虚而入。诸药合用，具有活血通络、通气散结、止痛之效。全方体现了草医群君群臣之意，方中君臣佐使各司其职，有攻有守，目标一致，齐心合力，此乃用药如用兵之道也。盖腰部疼痛，非肾虚精亏所致，多由强力扭伤、岔气所致，未能及时修复，筋肉腠理气机逆乱，非通气不能理顺，若病程日久，定致气滞血瘀，还当以大剂活血之品方可。

《道德经》云："治大国如烹小鲜。"穆毅常说："治病配方，如烹小鲜。"明确诊断后，贵在立法组方；组方之要，贵在君臣佐使，职司分明，气味相投，相得益彰，方能针对病因病机。若药性不和，犹如一国之中，君臣不和，焉能御乱。一方之中，数药相合，犹如小烹，酸甜苦辣，分量适宜，且要适合不同人群口味，才称美食佳肴。配药组方，理应如此，草医组方，有以下特点：一为矫味，即以不同药物矫正个别药物异味，如老虎草、扫帚七、大救驾等，用藿香或偏头草去其异味，以防入口导致恶心呕吐。二为调性，即用不同性质药物牵制或改变另外药物的药性，达到协调的目的，如肾三味用黄柏的寒性牵制金丝带的热性。三为增效，即用药效相类似的药物联合应用，以增强药力药效，如四红丹用蝎子七、荞麦七、秤杆七、朱砂七四味涩药联合应用以增强止泻、止痢、止血、止带的目的。四为解毒，用一种药物解除另一种药物的毒性，以保证疗效，如祖师麻或炮制，或加少许生姜，或组方，以解除祖师麻封喉之弊。

4.药随引转

药随引转更是穆毅总结的太白草医的又一大传统方法。其核心在"引"，而"引"有两层

含义。一是方引。在方中，君药、臣药不变的情况下，加用不同的佐药或使药以改变该方治疗病或证的作用，是太白草医独有的用药方法。二是药引，也称药引子，是指能引导其他药物的药力到达病变部位或某一经脉，或使其治疗作用改变的药物，在诸药中起向导的作用，为众多中医所应用。因以前之草医，身带药物走方行医，药味仅有几十种，所以往往多用"引子药"以求药达病所。如以肺三味为例，桔梗上行宣肺，枳壳下行肃降，一升一降，以顺应肺之功能；而鱼腥草性平，大有肃清痰饮、补肺护肺之功，以治肺部各种疾病。如外感风寒，感冒咳嗽，可配长春七、太羌、偏头草之类；如遇外感风热初起，可配六月雪、晕鸡头、薄荷之类；如痰黄而稠，配用桑白皮、栀子之类。如身边少药，可嘱病家随地取材，自备药材，如外感风寒咳嗽，嘱病家在肺三味基础上加生姜 3 片、大葱 2 寸；如外感风热，嘱病家加桑叶 10 片、生萝卜 3 片；如患者咳黄痰，嘱病家加桑叶 10 片、淡竹叶 10 片、蒲公英 1 撮。

以上草医理论是穆毅总结历代道医及其以恩师李白生为首的百余位老草医经验，结合他本人 50 多年的临床实践整理而成，临床应用效果好，有纲领性的指导意义。

三、临证经验

（一）重视太白七药的临床应用

太白七药是太白草药中以七命名的药物，穆毅非常重视太白七药的临床应用，常常运用于以下几个方面。

1.减肥

太白七药具有中医学药食同源的原理，性质平和，具有养生、保健、减肥的太白七药早已被普遍食用，这些药能够减轻体重，根据中医治疗肥胖的原则、成因、体质等分为四大类，各有不同的减肥作用。胃热湿阻型，用清热利水的黄花三七、灯台七、长春七、花脚七、麦穗七、狮子七、鸡爪七等。脾虚湿阻型，用温阳健脾利湿的朱砂七、盘龙七、扣子七、蜈蚣七、疙瘩七等。肝郁气滞型，用疏肝理气的长春七、茴香七等。肝肾阴虚型，用滋阴补肾的头发七、铁丝七等。

2.抗癌

太白七药种类繁多，而可能具有更强抗癌活性的同属同种植物无疑具有极大的潜在研究与开发价值。如临床治疗胃癌的长春七、茴香七、朱砂七；治疗淋巴结核及淋巴瘤、淋巴癌的桃儿七、灯台七；治疗鼻咽癌，有抗癌、抗菌、消炎的蝎子七、和尚七、秤杆七、五花七等。

3.止痛

大多太白七药具有活血祛瘀、通经止痛、利湿消肿、祛风除痹等功效，专治风寒湿痹、跌打损伤、劳损、劳伤等，如金牛七、铁牛七、长春七、茴香七等。

4.止咳平喘

太白七药多具有止咳化痰、平喘益气、定神定志之功效,主要用于各种咳嗽、胸闷、气喘、咳吐痰涎等,如芝麻七、扁担七等。

5.和胃

对慢性胃溃疡等胃肠道疾病,太白七药多具有健脾和胃、补血温阳之功效,主要用于胃痛、腹痛、泄泻、痢疾等,如朱砂七、盘龙七、扣子七、长春七、茴香七、疙瘩七等。

(二)用草医药理论指导临床

穆毅结合草医药特点,在中医辨证施治的原则指导下,在阴阳五行、升降浮沉、归经补泻等中医药理论的基础上,总结、归纳和发展了草医药理论,在临床中常将草药与中药配合应用,为丰富中医药理论和诊疗体系做出了独特的贡献。

(1)太白宫颈炎外用片治疗宫颈糜烂:该方以收敛止血、祛腐生肌的太白山草药朱砂七为君药,以尸儿七止血生肌之效以扶助君药而为臣药,并以清热止带止痒的枯矾等药为佐使。诸药合用,共收祛腐生肌、止血止带之效,经过数十年的临床应用,疗效显著。

(2)太白鼻炎汤治疗慢性鼻炎:该方由女儿茶 30g、鹅不食草 10g、苍耳子 10g、白芷 10g、辛夷 10g、薏苡仁 15g、白蒺藜 10g、玉竹 10g、百合 12g、偏头草 10g、蝉衣 10g、生甘草 6g 组成。每天 1 剂,水煎 2 次混合,分 2 次服用。太白鼻炎汤以太白草医学之药队配伍法组方。以女儿茶、辛夷、苍耳子(鼻三味)为君,以祛邪通窍、散结散郁;以白芷、蝉衣、白蒺藜、鹅不食草、偏头草五味风药为臣,疏散表邪,以升为主;百合、玉竹、薏苡仁为佐,补肺固表,以降肺气;使以生甘草调和诸药。

(3)顺肺汤治疗肺癌:该方由太白红芪 20g、手儿参 12g、红景天 12g、百合 12g、玉竹 12g、桔梗 10g、枳壳 10g、鱼腥草 12g、长春七 6g、长胜七 10g、生姜 3 片、大枣 3 枚组成。该方以太白红芪、手儿参、红景天(气三味)为君,直补肺气,以充卫气、宗气之不足;臣用百合、玉竹不热不燥,润补娇脏,顺其特性;佐用桔梗、枳壳、鱼腥草(肺三味),以桔梗助肺宣发、枳壳助肺宣降,巧用鱼腥草不寒不热,性平味辛,专清肃肺内过剩之水气留饮,软化饮凝将成之痰结,三味相佐,使肺宣降有序,气道通畅;使以长春七通表以防外邪入侵,长胜七理气兼敛。诸药合用,顺应肺脏之性,补益卫气、宗气,助其宣降之能,去其痰饮之郁。更有长春七守表御敌,防外邪于初来之时,鼓卫气于常备不懈;还使长胜七理气兼敛,使其补气而不滞气,理气而不耗气。以补其气、顺其性、助其能、通其气、防其变,合而为一,虽名顺肺,实为补肺也。临床使用时常常加入桦黄、桑黄、白花蛇舌草等效果更好。

(4)中风:钮麻息风汤治疗肝阳偏亢、风痰阻络型中风,该方由钮子七 10g、天麻 10g、钩丁 10g、金刷把 30g、追风七 10g、太白黄三七 6g 等组成。太白金茶汤加减治疗风痰瘀血、痹阻经络型中风,该方由金刷把 30g、药王茶 10g、红石耳 10g、朴松实 10g、石菖蒲 20g、黄芪 20g、当归 10g、太羌 6g 等组成。太白鹿寿逐玉汤加减治疗气虚气滞、脉络瘀阻型中风,该方由黄芪 60g、鹿寿茶 30g、红石耳 10g、石菖蒲 30g、朴松实 10g、金刷把 30g、红花 15g、桃仁 15g、水蛭 6g 等组成。

(5)胃脘痛:三参建中汤加减治疗脾胃虚寒型胃脘痛,该方由手掌参 15g、大头党 15g、黄芪 30g、炒白术 15g、干姜 12g、太白米 6g 组成,大枣 7 枚为引,水煎服;中焦虚寒甚者,加肉桂 6g、附子 6g。参合白术砂仁汤加减治疗脾胃虚弱型胃脘痛,该方由大头党 15g、手掌参 15g、炙百合 10g、山药 10g、炒白术 15g、黄芪 15g、炒扁豆 10g、砂仁 10g、朱砂七 10g、炒索骨丹 10g、炙甘草 10g 组成,大枣、生姜为引;久泻气虚重者,加黄芪 60g、大头党 30g;血虚者,加凤尾七 10g、头发七 10g 组成。柴沉舒肝和胃汤加减治疗肝胃不和型胃脘痛,该方由金柴胡 15g、小沉香 10g、炙朱砂七 10g、盘龙七 10g、炒索骨丹 15g、老龙皮 15g、红石耳 10g、广木香 6g、炒白术 10g、炙甘草 6g、木通 3g 组成;若心烦易怒、胃有烧灼感、口干者,加太白黄连 6g、白芍 10g。洋参石斛汤加减治疗胃阴不足型胃脘痛,该方由太白洋参 15g、太白金石斛 15g、红石耳 10g、太白黄精 10g、八月瓜 10g、长胜七 10g、手掌参 15g、生甘草 6g 组成;兼有热者,加清热解毒之品,如加太白黄连 6g、荬苓草 10g。

(6)加味活血通利散治疗柯莱斯骨折后遗症:该后遗症主要表现为关节僵硬、疼痛甚至伴有局部肌肉萎缩。该方在活血通利散的基础上加飞天七、祖师麻、透骨消、铁棒锤、追风七、铁扁担。将诸药加水 4000mL 煎沸 30 分钟,加陈醋 2 两,先熏,后用药渣敷于患处,并配合轻柔按摩,每日 1 或 2 次,每次 30～40 分钟,15 天为 1 个疗程。1 或 2 个疗程后,关节肿胀、疼痛消失,大多数患者关节功能基本正常,皮肤感觉正常。

(7)通肺涤痰汤治疗慢性阻塞性肺疾病(简称慢阻肺):该方由大头翁 12g、五味子 12g、穿山七 10g、葫芦七 10g、紫苏子 10g、白芥子 6g、桔梗 10g、枳壳 10g、鱼腥草 12g、干姜 6g 组成。该方以大头翁化痰,五味子敛肺止咳,穿山七化痰止咳,三药共为主药,以通肺涤痰;以紫苏子降气平喘、化痰止咳,白芥子利气豁痰,葫芦七化痰止咳,三药共为臣药,以宣肺化痰止咳;佐以肺三味(枳壳、桔梗、鱼腥草)顺肺娇性,宣肺降气;使以干姜温肺化饮,有"病痰饮者,当以温药和之"之意也。诸药合用,有通肺涤痰、止咳平喘之效。

典型病例

病例 1:王某某,女,55 岁。

初诊:2015 年 5 月 15 日。患者两手手指关节变形、疼痛 20 年,加重 2 年。20 年前冬季,患者用冷水洗衣服后,出现双手指关节酸困疼痛,未在意,随后逐渐加重,2 年前指关节收缩变形,晨起僵硬,活动后缓解,受冷后关节疼痛明显。在当地县医院就诊后诊断为"风湿性关节炎",口服西药,有所缓解,现来诊要求中药外用治疗。刻下见双手指关节变形、肿胀,无皱纹,手指不能紧握,关节疼痛明显,晨起僵硬,活动后稍微缓解。舌淡,苔白,脉细涩。

【辨证依据】 久病迁延难愈,正虚邪恋,痰、瘀、湿互相阻滞于关节,则关节活动受限、肿胀、疼痛。

【中医诊断】 痹病(痰瘀湿阻证)。

【西医诊断】 风湿性关节炎。

【治法】 方药予以金牛七5g,铁牛七5g,长春七5g,铁扁担5g,祖师麻5g,红毛七10g。2剂。高浓度白酒3斤浸泡7天,外擦患处,切忌内服。

二诊: 2015年5月30日。患者外擦患处1周后,自觉关节疼痛明显减轻,肿胀稍减,晨僵改善。嘱其继续外擦,切忌内服。

病例2:李某某,女,56岁。

初诊: 2019年2月5日。胃痛、胃胀、胃灼热5年余,加重1周。患者于5年前无明显诱因出现胃胀痛,在当地诊所按急性胃炎治疗,口服奥美拉唑等缓解。5年来时犯时止,饮食不洁时可加重,1周前受凉后胃痛加重,在当地医院行胃镜检查示浅表性胃炎伴糜烂。现来诊要求中医治疗。刻下见胃痛隐隐,时有时无,食后胃胀明显,有烧灼感,呃逆,嗳气,纳差,身困,大便不畅。舌淡,苔白,脉沉涩。

【辨证依据】 气行则血行,气郁于胃,则胃隐胀痛;郁而化热,则有烧灼感;胃气上冲,则呃逆;脾胃虚弱,升降失司,运化失常,则纳差、身困、大便不畅。

【中医诊断】 胃脘痛(脾胃虚弱,气机瘀滞证)。

【西医诊断】 慢性胃炎。

【治法】 方药予以碱制朱砂七12g,炒秤杆七10g,木香10g,太白米1g,枇杷芋10g,石霜10g,娑罗子10g,五味皮15g,桦黄10g,红石耳6g,青蛙七6g。8剂,水煎,每日1剂,早、晚分服。

二诊: 2019年2月26日。胃痛减轻,胃胀、烧灼感偶尔出现,呃逆、嗳气消失,纳食增加,身不困,大便正常。予以上方8剂,水煎,每日1剂,早、晚分服。

病例3:刘某某,女,23岁。

初诊: 2019年12月20日。患者胃痛、胃胀、胃酸1年余。1年来患者胃痛、胃酸间断出现,受凉则犯,1周前在当地医院行胃镜检查示浅表性胃炎,现来诊要求中药治疗。刻下见胃胀痛,反酸,间断出现,纳差,身困,二便正常。舌淡,苔白,脉虚弱。

【辨证依据】 脾胃虚寒,寒主收引,则胃痛;胃气不舒,气郁于胃,则胃胀;郁而化热,热则反酸;脾胃虚寒,运化失常,则纳差、身困。

【中医诊断】 胃脘痛(脾胃虚寒型)。

【西医诊断】 慢性胃炎。

【治法】 治当温中健脾。方药予以炙朱砂七12g,炒秤杆七10g,木香10g,太白米1g,

婆罗子 10g,地椒 10g,长胜七 10g,长春七 10g,枇杷芋 6g,五味子 15g,红石耳 6g。8 剂,水煎,每日 1 剂,早、晚分服。

二诊:2019 年 12 月 30 日。患者服药后胃胀、胃痛、胃酸均缓解,身困改善,纳食增加,要求继续巩固治疗。予以上方 8 剂,水煎,每日 1 剂,早、晚分服。

三诊:2020 年 6 月 10 日。患者因体检来我院,告知胃病已半年未犯。

病例 4:柴某某,女,69 岁。

初诊:2019 年 12 月 3 日。患者恶心、呃逆 1 年余,加重 1 周。1 年前患者受凉后出现恶心、呃逆、胃胀不舒,食后明显,口服奥美拉唑、温胃舒等缓解,受凉后又犯。1 周前,患者不慎淋雨后恶心、呃逆加重,故前来就诊。现症见间断性呃逆,恶心,纳差,时而吐出胃内容物,吐后胃部不舒服,身困,纳差,胃脘部压痛,大便不畅,小便正常。舌淡,苔白,脉细。

【辨证依据】 患者受凉,寒邪客胃,致脾气不升,胃气不降,升降运化失调,宿食内停,气机不畅,则恶心、呃逆;久病伤气,食物不能化生成精微,故身困、纳差。

【中医诊断】 胃反(寒邪客胃,升降失调证)。

【西医诊断】 胃食管反流。

【治法】 方药予以枇杷芋 6g,婆罗子 10g,五味子 12g,地椒 10g,老龙皮 10g,生朱砂七 10g,代赭石 20g,半夏 10g,砂仁 10g,党参 12g,炙黄芪 20g,大黄 6g,生姜 3 片,大枣 3 枚。10 剂,水煎,每日 1 剂,早、晚分服。

二诊:2019 年 12 月 15 日。患者服药后呃逆、恶心大减,纳食增加,胃脘部不舒缓解,身困减轻,大便正常,胃脘部压痛不明显。舌淡,苔白,脉沉。予以上方 10 剂,水煎,每日 1 剂,早、晚分服。

病例 5:陈某某,男,35 岁。

初诊:2016 年 4 月 19 日。患者便结不下 1 年余,伴便后鲜血 1 周。患者 1 年前吃火锅后出现大便干结,两天一行,随后加重,三四天排便 1 次,便干难下,口服芦荟胶囊稍有改善,停药后又犯。近一周工作繁忙,饮食不规律,大便秘结加重,一周未解,使用开塞露后,排便量少,便干不畅,粪便夹有少量鲜血,身稍困,口干,腹胀。舌淡,苔白,脉沉细。

【辨证依据】 患者喜食辛辣,致胃肠积热,气机郁滞,肠腑损衰,津液耗伤,宣达传导失职,糟粕内停而不得下。

【中医诊断】 便秘(气阴不足证)。

【西医诊断】 便秘。

【治法】 治当补气滋阴,润肠通便。方药予以九牛七 3g,生朱砂七 10g,木香 10g,当归 20g,肉苁蓉 15g,麦冬 15g,黄芪 20g,生白术 15g,槐米 3g。10 剂,水煎,每日 1 剂,早、晚分服。

二诊:2016 年 5 月 5 日。患者服药 20 剂后,大便基本正常,每天排便 1 次,成形顺畅。鲜血未再出现,口干、腹胀消失。治法、方药不变,10 剂,水煎,每日 1 剂,早、晚分服。后续以九牛胶囊维持治疗。

病例 6：金某某，女，38 岁。

初诊：2019 年 4 月 5 日。患者腹泻 3 个月伴腹痛 1 周。3 个月前，患者行人工流产后出现腹泻(每日 2 或 3 次)，不成形。1 周前受凉后出现腹痛，肠鸣，大便次数增多(每日 3 或 4 次)，不成形，稀水便夹有食物残渣，时有食后则便，粪便无黏液及脓液，身困，纳差，时有恶心，经人介绍前来就诊，要求中药治疗。现症见腹泻，每日 3 或 4 次，不成形，肠鸣，稀水便夹有食物残渣，身困，纳差，时有恶心。舌淡，苔白，脉沉。

【辨证依据】 人流后体虚，感受风、寒、湿邪，素有脾胃虚损，复因精神紧张、情志不和，肝气郁结，木克脾土，肝郁脾损，脾胃功能衰退，清浊二气不循常道、运化失常而成泄泻。

【中医诊断】 泄泻(脾胃虚弱,肝木不和证)。

【西医诊断】 腹泻。

【治法】 治当健脾和胃，疏肝固涩，止泻。方药予以太白肠药，每次 50 粒，每日 3 次，饭前口服；再予以生朱砂七 12g，秤杆七 10g，蝎子七 10g，荞麦七 10g，五味皮 10g，枇杷芋 10g，太白米 1g，白芍 15g，长春七 10g，党参 20g，干姜 10g，炙甘草 6g，大枣 3 枚。30 剂，水煎，每日 1 剂，早、晚分服。

二诊：2019 年 5 月 10 日。患者服药 30 剂后，大便基本正常，每日 1 次，基本成形，腹痛、肠鸣缓解，身困减轻，纳食增加，恶心时有，食后时有胃胀，舌淡，苔白，脉沉。遂于上方加红石耳 10g。10 剂，水煎，每日 1 剂，早、晚分服。

病例 7：王某，男，28 岁。

初诊：2016 年 10 月 18 日。患者婚后 3 年，其妻一直未孕，性欲稍差，同房时举而不坚，早泄，身困，腰腿困，怕冷，手足冰凉，心烦，睡眠差，无尿急、尿频、尿不尽等。B 超检查示前列腺、双肾未见异常；精液检查示精子活率为 28%，来我科要求中药治疗。

【辨证依据】 肾阳不足，命门火衰，则性欲差、同房时举而不坚、早泄；气血两虚，则神倦乏力、身困、精少稀薄；病久未愈，肝气不舒，郁而化火，火扰心神，心神不安，则心烦。

【中医诊断】 不育症(肾精不足证)。

【西医诊断】 不育症。

【治法】 治当补肾填精。方药予以金丝带 6g，隔山撬 10g，尸儿七 10g，八月瓜 10g，凤尾七 10g，牛毛七 10g，无娘藤 12g，蜈蚣(冲服)1 条，枸杞子 20g，菟丝子 30g，五味子 12g，车前子 6g。30 剂，水煎，每日 1 剂，早、晚分服。

二诊：2017 年 1 月 16 日。患者服药后身困、腰困改善，手足冰凉减轻，睡眠可，阳痿、早泄亦减轻，今日复查精子活率为 45%，要求继续治疗。继于上方加蛇床子 10g，30 剂，水煎，每日 1 剂，早、晚分服。

三诊：2017 年 3 月 16 日。患者性欲基本正常，阳痿、早泄明显减轻，身不困，睡眠可，腰困消失,手足冰凉缓解,继续治疗。予以二诊方 30 剂,水煎,每日 1 剂,早、晚分服。

四诊:2017 年 5 月 20 日。患者来医院复查,告知其妻已怀孕。

病例 8:杨某,男,32 岁。

初诊:2019 年 4 月 8 日。10 天前,患者受凉吹风后,于今日晨起,嘴角右歪,喝水、刷牙漏水,故前来我科就诊。刻下见左侧额纹消失,左鼻唇沟变浅,嘴向右歪,伸舌居中,左眼闭合不全。舌淡,苔白,脉弦。

【中医诊断】 面瘫(脉络空虚,风邪入中证)。

【西医诊断】 中风。

【治法】 治当疏风散寒,活血通络。方药予以红毛七 10g,偏头草 10g,长春七 10g,红升麻 12g,祖师麻 3g,制马钱 1g,羌活 10g,当归 12g,赤芍 12g,白附子 10g,白僵蚕 10g,全蝎 10g,钮子七(冲服)3g。10 剂,水煎,每日 1 剂,早、晚分服。局部针灸,采用四对透穴法,每日 1 次。

二诊:2019 年 4 月 18 日。患者左侧额纹恢复,喝水已不漏水,嘴歪明显减轻,鼻唇沟加深,舌淡,苔白,脉沉。于上方加炙黄芪 40g,10 剂,水煎,每日 1 剂,早、晚分服;局部针灸,采用四对透穴法,每日 1 次。

三诊:2019 年 4 月 30 日。患者双侧额面部基本对称,喝水正常,眼闭合正常,舌淡,苔白,脉沉。予以二诊方 10 剂,水煎,每日 1 剂,早、晚分服。

病例 9:赵某某,女,53 岁。

初诊:2016 年 7 月 8 日。患者多年前劳累后腰痛,休息后缓解,或贴膏药后亦缓解,1 周前干重活受凉后腰痛加重,并抽至腿痛,时发麻,来我科要求中药治疗。X 线片示腰椎间盘突出并增生。现症见腰痛,抽至双下肢,受凉加重,弯腰受限。舌淡,苔白,脉沉。

【辨证依据】 风、寒、湿三邪侵袭腰部,痹阻经络,经络不通,不通则痛;寒主收引,湿性黏滞,则弯腰受限。

【中医诊断】 腰痛(寒湿腰痛证)。

【西医诊断】 腰椎间盘突出症。

【治法】 方药予以长春七 10g,祖师麻 3g,透骨消 20g,太羌 6g,独活 10g,土木香 3g,伸筋草 6g,桃儿七 3g,见血飞 15g,百花七 30g,鸡血藤 20g,甘草 6g。10 剂,水煎,每日 1 剂,早、晚分服。

二诊:2016 年 7 月 30 日。患者服药后腰痛大减,腿痛消失,弯腰自如,要求继续治疗。遂予以上方 10 剂,水煎,每日 1 剂,早、晚分服。

病例 10:张某某,女,30 岁。

初诊:2012 年 2 月 20 日。患者于 1 周前劳累后出现白带多、阴痒,在家清洗后稍缓解,今来我科要求中药治疗。刻下见阴痒明显,带下色白稍黄,质黏,有异味,小腹胀痛,小便灼痛。舌红,苔厚,脉沉。尿液检查示白细胞(＋＋＋)、尿蛋白(－－)、红细胞(＋)。

【辨证依据】 湿热蕴结于下,损伤任、带二脉,故带下量多色黄、质黏、有异味;湿热下注,则小便灼痛。

【中医诊断】 带下病(湿热下注证)。

【西医诊断】 阴道炎伴尿路感染。

【治法】 方药予以桂枝20g,八月瓜15g,透骨消30g,雄黄七15g,盘龙七10g,老虎草20g,生朱砂七10g,无娘藤20g,野菊花10g,长春七6g。7剂,水煎,每日1剂,早、晚分服。

二诊:2021年2月28日。阴痒止,白带明显减少,小便灼痛减轻,小腹稍不舒。今日化检尿常规正常,继续治疗。予以上方7剂,水煎,每日1剂,早、晚分服。

乔 燕

医家简介

乔燕,女,1978年生,陕西杨陵人,本科学历,中医内科主治医师,中药学执业药师。她现任杨陵仁和中医医院中医内科主任、太白草药专科副主任、杨凌示范区太白草医药学会副会长,为太白草医第二十六代传承人、杨陵区太白草医药非遗项目主要传承人、太白草医药学术流派主要传承人之一。

乔燕于1999年毕业于陕西中医学院中西医结合专业,随后师从著名草医药专家穆毅学习太白草医药知识,在杨陵仁和中医医院从事中医临床医疗工作至今,协助穆毅编写了《太白本草》《太白山草医草药》两本著作。

2018年12月,陕西省中医药管理局批准在杨陵仁和中医医院成立太白草医药学术流派传承工作室(建设)项目,乔燕作为项目主要传承人之一,积极参与该项目的建设工作,目前已在国内中医药类杂志发表论文10余篇,参与编写的《太白四论——医论、药论、方论、病论》已完成初稿。

传承情况

1999年,乔燕拜穆毅为师,学习太白草医药知识,现常用太白草医药治疗胃肠疾病、肺系疾病、月经病、不孕不育、更年期综合征、乳腺疾病等临床常见病。

临床经验

乔燕在临床上擅长应用中医、太白草医理论及中药、太白草药治疗胃肠疾病、肺系疾病、妇科杂病等,并开展了中药熏洗、中药外敷、冬病夏治口服丸药、穴位贴敷、中草药穴位督脉灸、耳穴压豆疗法等中医传统特色疗法。

魏苏雄

魏苏雄,男,1963 年生,陕西杨陵人,主治医师。他于 2007 年至今任杨陵仁和中医医院骨伤科主任,从事临床工作 30 余年,完成人工关节置换术(其中最大年龄 94 岁)、腰椎减压内固定、腰椎间盘突出症、常见骨折手术等 1000 余例,术后配合太白草药治疗,未发生 1 例感染和骨髓炎病例,减少了抗生素的应用及副作用的发生。他还参与了《太白本草》的编写工作,在省级刊物发表论文 3 篇,其中核心期刊 1 篇。

传承情况

1980 年 7 月至 1983 年 7 月,魏苏雄在宝鸡中医学校学习,以穆毅主编的《太白山本草志》作为学习资料,开始接触太白草医药,并跟随穆毅学习中草药知识;2009 年正式拜穆毅为师,深入学习太白草医药知识;并分别于 2010 年、2013 年参加了由杨陵仁和中医医院承办的陕西省中医药管理局中医继续教育项目"太白草药医学传承学习班"。

临床经验

在临床工作中,魏苏雄运用太白草医病因病机"郁、损、衰"理论以及"老宜用通""群君群臣""喜用血药"等理论,结合《道德经》《周易》《五运六气学说》等,使用中药及太白草药对颈椎病、腰椎间盘突出症、增生性脊柱炎、强直性脊柱炎、骨关节炎、骨髓炎、慢性鼻炎、咽炎、骨不连、复发性口腔溃疡等疾病进行治疗,并对部分癌症患者行放疗、化疗、手术治疗等取得了良好效果。特别是运用太白草医的七因学说和观象学说理论,在骨关节炎的发病机制上提出了独特的见解,其发病机制为关节部位的经络气血因各种原因郁滞,日久致关节周围神经、血管、组织受损,如迁延治疗,可导致关节疼痛、肿胀、功能障碍,其主要原因是生物学因素导致的关节机械性改变,使关节稳定性下降,关节周围组织损伤,是由筋及骨的变化过程,是因郁致损、因损致衰,导致经、筋、肌、骨病变的病理经过。在治疗中,针对郁、损、衰的不同阶段,早期以祛邪、疏通关节经络气血为主,中期以扶正活血通络、疏通关节经络气血为治,后期以补益气血、强筋壮骨为要,同时配合穴位注射和关节冲洗,以促进患者关节功能恢复。

何富强

医家简介

何富强,男,1963 年生,陕西宝鸡人,大专学历,中医内科副主任医师,太白草医药学术流派传承工作室主要传承人,太白草医第二十六代传承人。他于 1982 年 7 月至 1993 年 4 月在宝鸡通洞卫生院工作;1993 年 5 月至 1999 年 12 月在宝鸡坪头中心卫生院工作;2000 年 1 月至 2017 年 12 月在宝鸡市陈仓区妇幼保健院工作;2018 年 1 月起在杨陵仁和中医医院跟随太白草医药流派代表传承人穆毅学习太白草医药临床运用。何富强曾荣获"陕西省卫生系统创先争优先进个人""全国农村妇女'两癌'检查工作先进个人"等荣誉,多次在上级医院进修学习;参与了穆毅老师《太白山草医草药》《太白四论——医论、药论、方论、病论》的编写工作;在省级以上刊物发表论文 10 余篇,其中医学核心期刊 3 篇,有关草医药知识的论文 4 篇。

传承情况

何富强于 1979 年 9 月至 1982 年 6 月在宝鸡中医学校就读,学习期间跟随穆毅老师开始接触太白草医药知识;1986 年至 1989 年在陕西中医学院就读;2010 年 5 月参加了杨陵仁和中医医院组织的"太白草药医学传承学习班",学习太白草医药知识。他从事中医临床工作 30 余年,间断学习太白草医药知识 10 余年。

临床经验

何富强曾协助穆毅挖掘整理太白草医药基础理论,并多次办班培训指导草医临床。他熟练掌握太白草药"表、风、清、利、气、血、涩、补""四梁八柱""天罡药""地煞药""太白七药""应季药""顺脏药""观药尝药""形色气味"等理论;能运用太白草医药的七因学说,即风、寒、暑、湿、郁、损、衰解释疾病的病因病机,以和冠八法、善用风药、喜用血药、早用涩药、少宜用平、中宜用削、老宜用通等为治疗原则,以药队配伍、阴阳配伍、群君群臣、巧用佐药、使药为和、药随引转等立法配方治疗疾病。他临床经验丰富,擅长治疗内科疾病,兼治小儿、妇科疾病。

何富强临床擅用太白米、朱砂七、秤杆七、红石耳、地椒等太白草药随证加减治疗慢性胃炎;应用蝎子七、荞麦七、朱砂七、地胡椒等太白草药随证加减治疗慢性结肠炎;应用太白七药治疗风湿病;使用桦黄、桑黄随证加减治疗各种结节、囊肿疗效较好。他熟练掌握并能较好地运用穆毅自创的一系列草药治疗疾病,如心三味(红毛七、大救驾、红景天)治疗心系疾病;脾三味(长胜七、地椒、老龙皮)治疗脾胃病;肺三味(枳壳、桔梗、鱼腥草)治疗肺系疾病等。

穆可丰

医家简介

穆可丰,男,1977 年生,陕西杨陵人。他于 2000 年 6 月毕业于陕西中医学院中西医结合专业,大专学历,中医师。

传承情况

2000 年 6 月至今,穆可丰分别在杨陵区李台乡卫生院、杨陵区中医医院、杨陵仁和中医医院工作,并跟随穆毅学习中医药及太白草医药知识,跟随魏苏雄学习骨伤疾病的治疗;分别于 2010 年、2013 年参加了"太白草药医学传承学习班";2015 年 3 月至 2016 年 3 月,在陕西中医药大学参加了第 11 期全科医师培训。

临床经验

穆可丰熟练掌握了石膏固定技术、常见骨折手法复位技术、关节脱臼整复技术等技能,配合中药及太白草药治疗四肢骨折及脱位、伤筋、扭伤等疗效较好。

张志旭

医家简介

张志旭,男,1965 年生,陕西周至人,毕业于陕西中医学院中西医结合专业,中医执业全科医师。1986 年,他拜穆毅等人为师学习并从事中医临床工作,至今从医已 30 余年,主要在周至县四屯镇渭永村卫生室工作,曾从业于西安铭德中医院、杨陵仁和中医医院。临床以治疗脱发为主,兼治妇科、内科等杂病。

传承情况

张志旭于 1987 年 7 月至 1988 年 9 月毕业于西周中草医学校;1988 年 9 月至 1990 年 12 月在周至县中医院工作;1991 年 1 月至 1994 年在渭永村卫生室工作;1994 年至 1997 年在陕西中医学院攻读中医大专(全日制);2001 年 7 月至 2004 年 9 月在陕西省建筑职工大学学习西医临床(全日制);2005 年 1 月至 2008 年 1 月在陕西中医学院攻读中西医结合本科

(业余);2010年1月至2011年1月在陕西中医学院学习中医全科(全日制);目前主要在周至县四屯镇渭永村卫生室执业,曾在西安铭德中医院、杨陵仁和中医医院执业。

张志旭曾师从李白生、穆毅、肖学忠、毛水龙等人学习草医药知识,发表论文10余篇,参与编写《太白本草》《草医草药》《陕西道地药材》《周至中医药》等书籍。

临床经验

1.内服用药

张志旭临床治疗脱发以自拟的生发饮为主,按临床表现加减化裁。

生发饮的组成:头发七、金丝带、太白洋参、红毛七、当归、川芎、鸡血藤、丹参、骨碎补、桑寄生、菟丝子、野木瓜、冬桑叶、灵芝、太白羌活等。

具体加减化裁如下。

(1)血虚:加二色补血草、天麻、桑椹、阿胶、炒白芍、熟地黄等。

(2)气虚:加黄芪、人参、锦葵、野棉花根、手儿参等。

(3)脾虚湿盛:加盘龙七、秤杆七、老龙皮、锦葵、党参、炒白术、茯苓、炒山药、炒薏苡仁、益母草、牛毛七、桑白皮、荷叶、藿香等。

(4)失眠:加太白花、小救驾、金刷把、远志、药王茶、夜交藤、合欢皮、酸枣仁、茯神、龙齿、九节菖蒲、琥珀、珍珠母等。

(5)肝气郁结:加金柴胡、八月瓜、郁金、香附、枳壳、枇杷芋、玫瑰花、凌霄花、金刷把、栀子等。

(6)肝肾阴虚:加侧柏叶、桑椹、制首乌、枸杞子、黄精、山茱萸、黑芝麻、黑豆、熟地黄等。

(7)肾阳虚:加韭菜籽、芦巴子、淫羊藿、鹿茸、紫石英、肉桂、蛇床子等。

(8)肝火上炎:加太白龙胆草、太白黄连、栀子、制首乌、野菊花、茵陈、山茱萸、猪鬃七、凤尾七等。

(9)血虚风燥:加防风、太白黄连、黄柏、长春七、生地黄、牡丹皮、栀子等。

(10)气滞血瘀:加八月瓜、金刷把、皂角刺、朱砂七、桦黄、枳壳、香附、郁金、莪术、三棱、红花、三七等。

2.外用药

外用配合自制育发康喷剂。育发康喷剂由头发七、红毛七、骨碎补、何首乌、鸡血藤、川芎、侧柏叶等经酒精浸提而成。育发康喷剂分为1号、2号。1号用于斑秃、普秃、全秃及湿性脂溢性脱发(头油过多,由皮脂腺分泌过旺引起)。2号用于头发稀疏及干性脂溢性脱发(头发皮屑过多,头油少,头发干枯,由皮脂腺分泌不足引起)。一般1个月为1个疗程。斑秃、普秃可于6个月内,全秃及头发稀疏者可于12个月内基本见效。

饮食宜忌:治疗期间少食辛辣肥厚之品,多吃蔬菜、水果、粗粮、高蛋白的食品,调理情志,解除精神压力,保持乐观心态。

冯　勇

医家简介

冯勇,男,1963年生,陕西周至人。他于1979年6月在户县天桥乡卫生院赤脚医生培训班学习1年;1981年1月至1982年1月在西安市户县白庙卫生院实习;1984年拜户县清凉山道观刘承喜道长为师学习中医外治技术。

传承情况

2004年9月至今,冯勇在杨陵区中医医院及杨陵仁和中医医院工作,其间拜穆毅为师,学习太白草医药知识,并参加了两期"太白草药医学传承学习班"。

临床经验

冯勇擅长手法按摩,并配合太白草药治疗,对颈椎病引起的头痛、头晕、失眠、呕吐、肩周疼痛、手足麻木、屈伸不利、腰椎间盘病变、椎管狭窄、下肢抽搐麻木、强直性脊柱炎、骶髂关节炎及股骨头坏死等疗效显著,在杨陵及周边地区影响较大,吸引了省内外患者就诊,日接待患者近百人。

杨洪波

医家简介

杨洪波,男,1978年生,陕西洋县人,中医执业医师。1997年至2001年,他随父亲杨锦录学习中医、太白草医知识,在秦巴山区采摘草药,随后独立诊治;2002年至2005年在南宁广西民族医药研究院学习;2006年至2007年,在中国中医科学院进修学习;2008年至2011年在汉中洋县成立神农嗣药医、杨氏医疗诊所。

传承情况

2009年,杨洪波拜穆毅为师,学习太白草医药,参加了两期"太白草药医学传承学习班",能熟练应用太白草医药治疗疾病;2011年考取了传统医学确有专长证;2012年考取了中医助理医师资格证;2014年考取了中药执业药师资格证;2017年考取了中医执业医师资格证。2012年至2015年,杨洪波任陕西永福中医糖尿病医院业务院长。

临床经验

杨洪波传承并发扬的"太白草医隔药透灸""太白草医九龙针直接灸""太白草医内服外敷治白疕""太白草医针刺美容术"等通过了国家中医药管理局中医药传统医药知识保护。他于2016年开始在西安六君子堂国医馆坐诊,2019年创立西安莲灯推拿馆。他擅长运用太白草药对颈椎病、乳腺增生症、失眠、银屑病、痤疮、湿疹、脾胃病、痛风、肿瘤(前、中期及放、化疗期)进行治疗。

李 永

医家简介

李永,男,1986年生,陕西杨陵人,大专学历,针灸科医师。他于2004年9月至2007年6月就读于北京外事研修学院针灸骨伤推拿专业。

传承情况

李永于2007年7月至2011年10月在深圳福田中医院针灸推拿科进修学习贺氏三通法和新医正骨;2011年至今在杨陵仁和中医医院中医科工作,曾拜穆毅为师,学习太白草医药。

临床经验

李永擅长运用针刺、艾灸、刺血、火针、古九针、刮痧、拔罐、敷贴药等中医传统特色疗法,配合太白草药,对颈椎病、腰椎病、强直性脊柱炎、骶髂关节炎、股骨头坏死、伤筋病、中风后遗症、面瘫等疾病进行治疗,疗效显著,在当地有一定的影响,日诊疗患者近百人。

姚君锋

医家简介

姚君锋,1968年生,陕西西安人,大专学历,毕业于河南开封医学专科学校临床医学专业。

1990 年,姚君锋跟师秦有忠系统学习中医药知识,后受太白草医药学术流派代表传承人穆毅学术理论的感召,开始钻研太白草医药学术理论,并拜穆毅为师,进行了更加系统的学习和研究。

临床经验

姚君锋擅长运用太白草医药治疗肿瘤、妇科疾病、哮喘、肾病、肝病、皮肤病、胃肠疾病、不孕不育、再生障碍性贫血等。

陈 鑫

医家简介

陈鑫,男,祖籍陕西杨陵,1984 年毕业于宝鸡中医学校(穆毅任班主任),后被分配至陕西机床厂职工医院,从事中西医临床工作。他于 1988 年在西安交通大学第一附属医院参加了"陕西省卫生厅第二期急诊学习班"的学习;1989 年 4 月至 8 月在西安市第一医院内科进修;1989 年 9 月至 1990 年 8 月参加了"陕西省卫生厅主治学习班"的学习;自 2007 年至今,在杨陵仁和中医医院工作,任内科主任。

传承情况

陈鑫于 1981 年就读于宝鸡中医学校,穆毅时任班主任。陈鑫在接受中医学知识的同时,对穆毅讲述的太白草药流传故事和太白草医的特殊疗效产生了浓厚兴趣,经过多年的学习,成为太白草医第二十六代传承人,曾与穆毅老师探究太白草医的基本理论、四梁八柱的用药规律,总结出喜用血药、早用涩药等的用药特点,以及"晕三味""胆三味""淋三味"等的药物配伍,并且协助穆毅老师编写完成了《太白本草》《太白山草医草药》两本著作。

临床经验

经过 40 余年医学理论的学习、讨论,以及对临床工作经验的体会和总结,陈鑫发现,临床中以中西医结合配合太白草药运用,在治疗心血管病、心律失常、心功能不全、慢性阻塞性肺疾病、消化系统疾病、肾脏疾病等常见病、多发病方面有较好的疗效。

長安醫學

索引　代表性传承人/持有者

（按姓氏拼音排序）

索引

代表性传承人/持有者

索 引

代表性传承人/持有者